世界卫生组织技术报告丛书

996

世界卫生组织 药品标准专家委员会

第 50 次技术报告

世界卫生组织　编

金少鸿　宁保明　王铁杰　主译

报告汇集了国际专家组的观点 并不代表世界卫生组织的决定和主张的政策

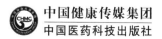

中国健康传媒集团 中国医药科技出版社

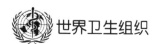

世界卫生组织

图书在版编目（CIP）数据

世界卫生组织药品标准专家委员会第 50 次技术报告／金少鸿，宁保明，王铁杰译．—北京：中国医药科技出版社，2022.7

（世界卫生组织技术报告丛书）

ISBN 978 - 7 - 5214 - 3157 - 5

Ⅰ.①世… Ⅱ.①金… ②宁… ③王… Ⅲ.①世界卫生组织 - 药品管理 - 质量管理 - 技术报告 Ⅳ.①R954

中国版本图书馆 CIP 数据核字（2022）第 068870 号

美术编辑　陈君杞

版式设计　友全图文

出版　**中国健康传媒集团** | 中国医药科技出版社

地址　北京市海淀区文慧园北路甲 22 号

邮编　100082

电话　发行：010 - 62227427　邮购：010 - 62236938

网址　www. cmstp. com

规格　710 × 1000mm $^1/_{16}$

印张　17 $^3/_4$

字数　282 千字

版次　2022 年 7 月第 1 版

印次　2022 年 7 月第 1 次印刷

印刷　三河市万龙印装有限公司

经销　全国各地新华书店

书号　ISBN 978 - 7 - 5214 - 3157 - 5

定价　**78.00 元**

版权所有　盗版必究

举报电话：010 - 62228771

本社图书如存在印装质量问题请与本社联系调换

获取新书信息、投稿、为图书纠错，请扫码联系我们。

主译　金少鸿　宁保明　王铁杰

译者　（以姓氏笔画为序）

王琰	王宇	王洋	王立新
王亚琼	王知坚	邢以文	吕昭云
朱俐	朱培曦	刘阳	刘慧
刘凯双	刘晨曦	刘新宇	闫研
江坤	许明哲	阮昊	孙逍
孙小溪	孙春艳	李军	李婕
李煜	吴珊珊	余振喜	邹文博
闵春艳	张娜	张才煜	陈沫
陈航	陈悦	陈安东	陈春梅
邵鹏	范秋英	季雪	金一宝
周颖	周建良	郑金琪	赵瑜
胡帆	姜红	洪利娅	姚静
姚尚辰	袁松	袁媛	耿颖
贾秀虹	顾倩	钱建钦	倪维芳
殷果	郭宁子	黄巧巧	黄芒莉
黄逸文	庾莉菊	彭涛	程巧鸳
鲁辉	强淑萍	楼永军	鲍实
熊靖			

序

1948 年第一次世界卫生大会批准建立了统一药典的专家委员会 (Expert Committee on the Unification of Pharmacopoeias)，1951 年更名为国际药典专家委员会 (Expert Committee on the International Pharmacopoeia)，1959 年再次更名为药品标准专家委员会 (Expert Committee on Specifications for Pharmaceutical Preparations)，该委员会最初的作用是起草和编纂《国际药典》。随着世界卫生组织（WHO）在全球疾病控制和预防方面的协调能力和影响力的不断增强，尤其是在艾滋病、SARS、禽流感、结核病、疟疾等严重威胁人类健康和安全的全球性疾病方面，更是发挥了不可替代的作用。作为成立最早的委员会之一，药品标准专家委员会的工作范围也不断扩大，涉及药品生产质量管理规范（GMP）、药品管理方面的法规性指导文件、假药和劣药的处理。另外，该专家委员会还制定了药品检验实验室质量管理规范（WHOGPCL）等大量的有关质量控制和质量保证体系方面的专门指导原则。

本人于 1996 年当选为 WHO 药品标准专家委员会委员，参加了 2001～2017 年历次专家委员会会议，从 2003 年起 WHO 药品标准专家委员会每年举行一次会议并出版相应的技术报告。从 2003 年起，我们分别翻译出版了第 36 次、第 39～46 次等 9 部 WHO 药品标准专家委员会技术报告。

2010 年 6 月 21～24 日，由世界卫生组织和国际药学联合会（FIP）联合主办，原中国药品生物制品检定所（NICPBP）（现中国食品药品检查研究院）承办的儿童用药研发培训班在京举行。参加培训的 50 名代表分别来自于中国、印度尼西亚、泰国、韩国、越南、中国香港等 6 个国家和地区的药品监管部门、制药厂商和临床研究机构。WHO 的技术报告作为培训的教材之一，受到与会代表的肯定。

2015 年，药品标准专家委员会成立 50 周年，集结成册的 WHO 药品标准专家委员会技术报告受到 WHO 的高度评价。

感谢 WHO 授权翻译出版本技术报告的中文版。

感谢中国食品药品检定研究院李波院长、张志军副院长及化药所张庆生所长、许明哲研究员等对技术报告翻译工作的大力支持。

衷心感谢给予支持和帮助的有关药品检验部门的领导和同行们。

本报告供国内药品研发、质量控制和质量保证、药品检验、药品注册和监督人员参考。

金少鸿

2019 年 3 月

世界卫生组织药品专家委员会

日内瓦 2015 年 6 月 12 – 16 日

专家委员会委员[1]

Professor Saleh A. Bawazir, Consultant, College of Pharmacy, King Saud Unit, Riyadh, Saudi Arabia (*Rapporteur*)

Professor Theo G. Dekker, Professor Emeritus, Research Institute for Industrial Pharmacy, North – West University, Potchefstroom, South Africa

Professor Jos Hoogmartens, Leuven, Belgium (*Co – chairperson*)

Professor Jin Shaohong, Chief Expert for Pharmaceutical Products, National Institutes for Food and Drug Control, Beijing, People's Republic of China

Professor Henning G. Kristensen, Vedbaek, Denmark

Ms Gugu N. Mahlangu, Director – General, Medicines Control Authority of Zimbabwe, Harare, Zimbabwe (*Chairperson*)

Dr Justina A. Molzon, Bethesda, MD, USA

Mrs Lynda Paleshnuik, Arnprior, Ontario, Canada

Dr Jitka Sabartova, Prague, Czech Republic (*Rapporteur*)

临时顾问[2]

Professor Erwin Adams, Laboratorium voor Farmaceutische Analyse, Leuven, Belgium

Dr Marius Brits, Director, WHO Collaborating Centre for the Quality Assurance of Medicines, North – West University, Potchefstroom, South Africa

Dr Monica da Luz Carvalho Soares, Expert Health Regulation, Brazilian Health Surveillance Agency (ANVISA), Brasilia, Brazil

---

1　未能参加：Ms Nilka M. Guerrero Rivas, Technical Director, Radiopharmacy, Radiofarmacia de Centroamérica, SA, Ciudad del Saber, Panama; Dr Toru Kawanishi, Director General, National Institute of Health Sciences, Tokyo, Japan; Dr Adriaan J. van Zyl, Cape Town, South Africa.

2　未能参加：Dr Jean – Louis Robert, Luxembourg; Dr Jan Welink, Medicines Evaluation Board, Utrecht, Netherlands.

Mr David Churchward, Expert Good Manufacturing and Distribution Practice Inspector, Inspection, Enforcement and Standards, Medicines & Healthcare products Regulatory

Agency (MHRA), London, England

Dr Alfredo García Arieta, Head of Service on Pharmacokinetics and Generic Medicines, Division of Pharmacology and Clinical Evaluation, Department of Human Use Medicines, Agencia Espanola de Medicamentos y Productos Sanitarios (AEMPS), Madrid, Spain

Dr John Gordon, Wolfville, Nova Scotia, Canada

Dr Olivier Le Blaye, Inspector, Trials and Vigilance Inspection Department, Agence nationale de sécurité du médicament (ANSM) et des produits de santé, Saint – Denis, France

Dr John Miller, Ayr, Scotland

Professor Alain Nicolas, Radiopharmacist, Pharmacie, Hospital Brabois Adultes, Vandoeuvre, France

Mr Salim Akbaralli Veljee, Director, Food and Drugs Administration, Directorate of Food and Drugs Administration, Goa, India

Mr John Wilkinson, Director of Devices, Medicines & Healthcare products Regulatory Agency (MHRA), London, England

Ms Caroline Munyimba – Yeta, Director, Operations (Plant), NRB Pharma Zambia Limited, Lusaka, Zambia

联合国办公室代表 [1]

United Nations Children's Fund (UNICEF)

Dr Peter Svarrer Jakobsen, Quality Assurance Specialist, UNICEF Supply Division, Copenhagen, Denmark

特别组织及相关机构代表 [2]

World Trade Organization (WTO)

Ms Daria Novozhilkina, Research Associate, Intellectual Property Division, Geneva, Switzerland

---

1　未能参加: United Nations Development Programme (UNDP), New York, NY, USA.

2　未能参加: United Nations Industrial Development Organization (UNIDO), Vienna, Austria; World Intellectual Property Organization (WIPO), Geneva, Switzerland; World Bank, Washington, DC, USA; International Atomic Energy Agency (IAEA), Vienna, Austria.

政府间组织代表 [1]

Council of Europe

Dr Stefan Almeling, Deputy Head, Laboratory Department, European Directorate for the Quality of Medicines & HealthCare (EDQM), Strasbourg, France

European Medicines Agency (EMA)

Mr Andrei Spinei, London, England

非政府组织代表 [2]

Active Pharmaceutical Ingredients Committee (APIC)

Dr Landry Le Chevanton, Team Leader, Global Regulatory Affairs and Quality Management, DSM Nutritional Products Ltd, Switzerland

The Stop TB Partnership

Dr Nigorsulton Muzafarova, Product Quality Officer, Global Drug Facility (GDF), Geneva, Switzerland

Dr Kaspars Lunte, Team Leader, Sourcing and Special Project, GDF, Geneva

International Federation of Pharmaceutical Manufacturers and Associations (IFPMA)

Dr Betsy Fritschel, Director, Quality & Compliance, Johnson & Johnson, New Brunswick, NJ, USA

Ms Valérie Faillat – Proux, Regulatory Affairs Senior Director, Access to Medicines & Malaria Programme, Sanofi, Gentilly, France

International Generic Pharmaceutical Alliance (IGPA)

Dr Koen Nauwelaerts, Quality and Regulatory Affairs Manager, EGA – European Generic and Biosimilar Medicines Association, Brussels, Belgium

International Pharmaceutical Excipients Council (IPEC)

Dr EckartKramer, SE Tylose GmbH & Co., Cologne, Germany

---

1 未能参加: World Customs Organization (WCO), Brussels, Belgium; European Commission (EC), Directorate – General for Health and Consumer Protection, Brussels, Belgium.

2 未能参加: Commonwealth Pharmacists Association (CPA), London, England; Global Fund to Fight AIDS, Tuberculosis and Malaria, Geneva, Switzerland; International Society for Pharmaceutical Engineering (ISPE), Tampa, FL, USA; World Self – Medication Industry (WSMI), Ferney – Voltaire, France.

International Pharmaceutical Federation（FIP）

Ms Zuzana Kusynová, Policy Analyst and Project Coordinator, The Hague, Netherlands

观察员[1]

Dr C. Michelle Limoli, Senior International Health Advisor, Center for Biologics Evaluation and Research, US Food and Drug Administration, Silver Spring, MD, USA

Ms Wei Ningyi, Associate Researcher, Division of Chemical Drugs, National Institutes for Food and Drug Control, Beijing, People's Republic of China

Dr Gabriela Zenhausern, Senior Case Manager, Sector Authorisation, Swissmedic, Berne, Switzerland

Professor Zhang Mei, Deputy Director and Vice Chairman, Institutesfor Food and Drug Control, Jiangsu, People's Republic of China/ Antibiotic Subcommittee, Chinese Pharmacopoeia Commission, People's Republic of China

药典委员会[2]

Farmacopéia Brasileira

Mr Varley Dias Sousa, Coordinator, Coordination of Brazilian Pharmacopoeia, Brazilian Health Surveillance Agency（ANVISA）, Brasilia, Brazil

British Pharmacopoeia

Ms Helen Corns, British Pharmacopoeia and Laboratory Services, Medicines & Healthcare products Regulatory Agency（MHRA）, London, England

Pharmacopoeia of the People's Republic of China

Dr Wang Fei, Beijing, People's Republic of China

European Pharmacopoeia[3]

Council of Europe, Strasbourg, France

1　未能参加：Pharmaceutical Inspection Co – operation Scheme（PIC/S）, Geneva, Switzerland.

2　未能参加：Farmacopea Argentina; Indian Pharmacopoeia Commission; Indonesian Pharmacopoeia Commission; Pharmacopoeia of Ukraine.

3　9. See under*Council of Europe.*

Japanese Pharmacopoeia

Dr Yoshihiro Matsuda, Deputy Director, Pharmaceutical and Medical Devices Agency, Division of Pharmacopoeia and Standards for Drugs, Office of Standards and Guidelines Development, Pharmaceuticals and Medical Devices Agency, Tokyo, Japan

Pharmacopoeia of the Republic of Korea

Dr Kwangmoon Lee, Deputy Director, Drug Research Division, Pharmaceutical Standardization Research and Drug Research Division, National Institute of Food and Drug Safety Evaluation, Ministry of Food and Drug Safety, Chungcheongbuk – do, Republic of Korea

State Pharmacopoeia of the Russian Federation

Dr Elena Sakanyan, Director, Centre of Pharmacopoeia and International Collaboration, Scientific Centre for Expert Evaluation of Medicinal Products of the Ministry of Health of the Russian Federation, Moscow, Russian Federation

Ms Olga Gubareva, Head, International Cooperation Department, Moscow, Russian Federation

United States Pharmacopeia

Dr Kevin Moore, Manager, Pharmacopeial Harmonization, Rockville, MD, USA

Dr Kelly S. Willis, Senior Vice President, Global Public Health, Rockville, MD, USA

来自 WHO 大区办公室的代表 [1]

Regional Office for the Western Pacific

Ms Uhjin Kim, Essential Medicines and Health Technology, Division of Health Systems, WHO Regional Office for the Western Pacific, Manila, Philippines

WHO 秘书处 [2]

Health Systems and Innovation (HIS)

---

[1] 未能参加: Regional Office for Africa; Regional Office for the Americas; Regional Office for the Eastern Mediterranean; Regional Office for Europe; Regional Office for South – East Asia.

[2] 未能参加: Traditional and Complementary Medicine (HIS/Service Delivery and Safety (SDS) /TCM).

Dr M. – P. Kieny, Assistant Director – General

Essential Medicines and Health Products (HIS/EMP)

Mr C. de Joncheere, Director, Essential Medicines and Health Products (*EMP*)

Regulation of Medicines and other Health Technologies (EMP/RHT)

Dr L. Rago, Head

Technologies, Standards and Norms (EMP/RHT/TSN)

Dr D. J. Wood, Coordinator

Medicines Quality Assurance (EMP/RHT/TSN)

Dr S. Kopp, Group Lead, Medicines Quality Assurance (*Secretary*)

Dr H. Schmidt, TSN

Dr H. Chen, TSN (*volunteer*)

International Nonproprietary Name (INN/RHT/TSN)

Dr R. G. Balocco, Group Lead

Policy, Access and Use (EMP/PAU)

Ms Bernadette Cappello

Prequalification Team (EMP/RHT/PQT)

Mr M. McDonald, Coordinator

Mr J. R. H. Kuwana

Mr D. Mubangizi, Group Lead, Inspections

Ms T. Muvirimi

Regulatory Systems Strengthening (RSS/RHT/RHT)

Dr M. Ward, Coordinator

Safety and Vigilance Team (EMP/RHT/SAV)

Miss P. Bourdillon – Esteve, Analyst

Global TB Programme (GTB)

Dr C. Gilpin, Laboratories, Diagnostics and Drug – Resistance (*LDR*)

Dr L. Nguyen, LDR

Prevention of Noncommunicable Diseases (PND)

Dr Dongbo Fu, Technical Officer, National Capacity

Ms M. Zweygarth (report writer)

利益申明

Members of the WHO Expert Committee on Specifications for Pharmaceutical Preparations and temporary advisers reported the following:

Dr E. Adams, Dr M. Brits, Mr D. Churchward, Dr T. Dekker, Dr A. Garcia Arieta, Dr J. Gordon, Professor J. Hoogmartens, Professor Jin S., Dr O. Le Blaye, Dr J. Molzon, Dr A. Nicolas, Ms L. Paleshnuik, Dr J. Sabartova, Dr M. Da Luz Carvalho Soares and Mr S. Akbaralli Veljee reported no conflict of interest.

Professor S. Bawazir reported that he is in the process of establishing a new consultancy.

Professor H. G. Kristensen reported that he has provided testimonies as an independent expert in questions on validity and for infringement of patents at courts in Denmark, Norway and Sweden. In all cases testimony related to drug formulations. No items conflict with the subjects of the meeting.

Ms G. N. Mahlangu reported that she would receive an out – of – pocket allowance from her current employer, the Medicines Control Authority of Zimbabwe, in accordance with the travel allowances schedule for sponsored travel.

Dr J. Miller reported that he has acted as a consultant for national authorities. Ms C. Munyiamba – Yeta reported that she was employed by the Zambian Regulatory Authority for seven years until 2014. For the moment she works as an independent consultant.

Mr J. Wilkinson reported that he was employed with the European Medical Devices Industry Association until December 2012.

The interests summarized above do not give rise to a conflict of interest such that the expert concerned should be partially or totally excluded from participation in the Expert Committee on Specifications for Pharmaceutical Preparations. However, following WHO's policy, they were disclosed within the Committee so that other members were aware of them. All other members of the Expert Committee declared no relevant interests.

Many of the Expert Committee Members have extensive governmental experience and expertise – including consulting with WHO –

in the areas that are the subject of the Expert Committee agenda, and which were considered very relevant and important for the challenging tasks faced by the Committee. It was suggested that the Secretariat should provide more detail on the type of conflict to be reported in the declarations of interest for regulatory authorities. The Secretariat agreed to follow up this suggestion with the WHO Office of the Legal Counsel.

目录

1 前言

2015 年 10 月 12 ~ 16 日，世界卫生组织药品标准专家委员会（The WHO Expert Committee on Specifications for Pharmaceutical Preparations）在日内瓦召开会议。基本药物与健康产品司（Essential Medicines and Health Products，EMP）司长 Cornelius de Joncheere 先生代表世界卫生组织总干事欢迎各位与会代表。

de Joncheere 先生欢迎来自各 WHO 大区的专家和顾问，以及各国际组织的观察员与代表。他感谢与会专家及其团队在药品质量标准制定方面所做的突出贡献，并指出本次会议是专家委员会成立 50 周年之际召开的会议。专家委员会曾以统一药典专家委员会的名义在 1947 年举行了第一次会议，并继续国际联盟技术专家的工作。专家委员会的工作范围也从《国际药典》标准的制修订扩展到药品生产质量管理规范（GMP）及相关领域。目前工作范围涵盖了药品质量的各个方面，并重点为从研发到患者用药的全生命周期构建质量保障体系。一项名为"提升药品质量和拯救生命——纪念 WHO 改善全球药品质量 50 周年"的新闻活动在 2015 年 10 月 15 日举行。

目前，WHO 的标准制修订工作比以往更加重要，并在防范利益冲突的规则下加强了专家的遴选。专家委员会系统是 WHO 标准工作的支柱。技术指导原则已经在线刊登并被广泛使用。通过专家委员会收载的 75 个药品质量保证相关指导原则以及《国际药典》在线版本居于 WHO 网页查询首位。[1]

药品标准专家委员会的工作与生物药品标准化专家委员会（ECBS）、国际非专利药品名称（INN）专家咨询委员会等 WHO 其他组织紧密相连。这些机构与本届委员会、基本药物的遴选和使用专家委员会同时举行会议，同时也与世界上其他药典委员会之间保持了同样紧密的联系。

健康体系是 2015 年世界卫生大会的重点问题之一。除了应对埃博拉疫情采取持续应急措施、建立防范未来突发公共卫生事件的预案外，大会还通过了抗击抗生素耐药的全球行动计划和全球疫苗行动计划。在药品领域，正如打击假/冒/伪/劣（SSFFC）药品的工作机制一样，采取创新的方法开发新药也是一项重要议

1　http://www. who. int/medicines/areas/quality_ safety/quality_ assurance/en/

题。在 2015 年 9 月启动的可持续发展目标（SDGs）中，健康是全球发展的一项中心议题。健康相关目标 – SDG3 – "确保健康生活，提升各年龄层的幸福感"，这包括提高优质、可负担药物的可及性以及促进必需药品的研发。

专家委员会选举 G. N. Mahlangu 女士作为主席，J. Hoogmartens 教授作为共同主席，S. A. Bawazir 教授和 J. Sabartova 博士作为大会报告起草人。Mahlangu 女士随后主持了本次会议。按照 WHO 专家委员会所强调的规章制度，本次报告第 10 页列出的利益声明提交给参会的各方代表。

公开会议

大会主席对各位会员、技术顾问和观察员参加专家委员会的公开会议表示欢迎。公开会议的召开是为回应早期外交使团表现出的兴趣而安排的。使团中没有专家委员会代表。

专家委员会秘书处阐述了委员会在履行 WHO 强制标准方面的作用，并解释了 WHO 专家委员会的运行体系。在标准工作中，委员会制定了药品质量保证的规则，并对全球卫生紧急情况和国际组织的需求做出响应。作为组织架构的一部分，专家委员会是总干事的最高咨询机构。制订了利益声明等新规则和程序，规范专家委员会邀请专家和参会代表的管理工作。世界卫生组织药品标准专家委员会负责维护《国际药典》，并就涉及药品质量保证的所有问题提供指导。这些指导方针是与合作中心、国际协会和组织等众多国际合作机构协商后制定的。会议强调参会代表是以专家身份参与有关工作。

秘书处感谢所有合作者在 WHO 标准制修订方面的贡献。

2 一般政策

2.1 重大药品质量的保证

基本药物遴选和使用专家委员会

基本药物遴选和使用专家委员会选择民众健康亟需的药物，同时考虑疾病流行性、药物的疗效和安全性以及成本效益。但是，治疗的绝对费用不能成为排除符合既定遴选标准药物的理由。WHO 基本药物目录（EML）成人版和儿童版每两年更新一次。

现行基本药物目录（EML）包含了416种成人用药和289种儿童用药。2015年增补本新增了16种治疗癌症的新药、4种单一成分的抗病毒药、2种治疗丙型病毒性肝炎的复方抗病毒药物，以及4种治疗耐药结核药和1种治疗潜伏结核感染的药物。其他增补的药物还包括新的避孕药物、凝血药物、治疗乙型病毒性肝炎药物和一些现有药物的新剂型。值得注意的是，决定不建议将治疗新生血管性眼病雷珠单抗、新型口服抗凝剂，以及治疗心血管疾病的所谓多效药物（polypill therapy）列入EML目录。

EML目录包括一些生物药物，并需要在未来制定一个增补生物类似药的程序。本届专家委员会的所有申请和建议均在WHO网站上公布。

药品标准专家委员会对报告进行了记录。

监管支持

委员会报告了基于世界卫生组织规范性指南对药品监管的支持行动最新情况。WHO是全球最大的监管培训提供者之一，涵盖了监管的所有环节，包括检查、审评产品数据和药品上市后的监督。基于共识的规范和标准的广泛应用，成功推动创建了东非共同体协调项目、南部非洲发展共同体地区和其他类似的协调倡议和合作网络。联合审评和检查活动也在增加。2014年亚太经合组织监管协调指导委员会牵头制定并经专家委员会批准的药品审评质量管理规范（GRP）等，由委员会建立的监管规范（GXP）文件对上述活动发挥了进一步的支持作用。

药品标准专家委员会对报告进行了记录。

生物制品标准化专家委员会（ECBS）

生物制品标准化专家委员会与药品标准专家委员会同期召开会议。生物制品标准化的方向是由三个战略目标推动的，这些目标由WHO以往的工作形成，即：

（1）确保突发公共卫生事件的应急保障

（2）逐步实现生物治疗产品的可及性

（3）加强全球化监管体系

在应对公共卫生突发事件方面，埃博拉疫情暴发期间的经验教训让人们意识到，要建立快速的监管方式，使受感染的民众获得所需的药品。WHO在加快埃博拉疫情国家候选药品临床试验的过程中，发挥了至关重要的作用。在全球监管机构的空前支持下，疫苗、诊断试剂和潜在治疗方法的有效性数据在创纪录的短时间内完成。基于埃博拉疫情期间的经验教训，建立了新的研发（R&D）框架蓝图，并适当优先考虑合适的候选药品，以便在未来发生紧急情况时能迅速作出协调一致的全球措施。中东呼吸综合征（MERS）冠状病毒的研发路线图将作为这一新框架的试点。计划于2016年提交该蓝图至世界卫生大会（WHA）。

药品标准专家委员会对报告进行了记录。

2.2 国际合作

联合国儿童基金会（UNICEF）

联合国儿童基金会成立于1946年，其核心宗旨是保护和促进儿童的权利、健康和营养，抗击人类免疫缺陷病毒/获得性免疫缺陷综合征（HIV/AIDS）。位于丹麦哥本哈根的联合国儿童基金会供应部门确保高品质、价效的药品和其他物资能迅速到达儿童和他们的家庭。2014年，UNICEF提供的产品总价值为33.8亿美元，其中包括价值14.8亿美元的疫苗和2.51亿美元的药品。互联网上公开了一份采购的产品目录，其中包括一系列重大健康需求的药品。

UNICEF在检查、评估产品数据和监测供应商时，采购机构（MQAS）遵循WHO标准质量保证体系。会议向专家委员会介绍了在产品评估和现场检查基础上，对产品和供应商进行认证的UNICEF系统。产品通过在MQAS指南中发布的产品问卷进行评估。疫苗、抗逆转录病毒药物、抗疟药物和治疗肺结核的药物必须通过WHO认证，并采取适当措施保证提供的产品符合认证标准。UNICEF确认制造商是否符合WHO的GMP指南，并与WHO认证小组（WHO/ PQT）和其他组织进行联合检查。自2006年起，UNICEF一直是国际药品检查合作组织（PIC/S）的合作伙伴。

2015年，UNICEF工作的优先领域包括加强管理以确保物资及时交付、支持受援国采购和监管的措施、供应商的长期管理、参加基本药物会议以及WHO相关疾病的项目、确保WHO成员国相关药品的可及性和药品质量的专项行动、执行药品标准专家委员会的决议。药品标准专家委员会对报告进行了记录。

药典协调组织

由《欧洲药典》（EP）、《美国药典》（USP）和《日本药典》（JP）组成的药典协调组织（PDG）会议于2015年6月30日至7

月 1 日在日本东京举行。据报道，目前工作方案的 36 个通则中的 29 个，62 个辅料药品标准中的 48 个已经完成协调，并就目前 PDG 已经开展的一些其他项目进行了深入讨论。取得的重要进展包括某些药品的色谱条件方法已完成协调。颜色、电导率和蛋白质测定的通则已经进入 PDG 阶段 4（公开征求意见阶段）。《欧洲药典》和《日本药典》正在协调递送剂量均匀度的通则。生物技术药物的检测方法也在协调中。上述三个药典网站公布了阶段 4 文件。WHO 是药典协调组织（PDG）的观察员。

为了提高协调活动的透明度，PDG 将为参与协调的药典机构获取相关工作信息提供便利，比如为各机构在协调期间就草案发表意见提供便利。在增加透明度方面，第六届 WHO 世界药典国际会议提出了信息共享的倡议。

药品标准专家委员会对报告进行了记录。

医疗器械监管框架

在过去的 20 年，医疗器械已经成为一个极其多样化和复杂的产品领域，拥有数量众多的制造商和大量的全球销售量。世界卫生大会第 67.20 号决议敦促成员国加强包括医疗设备在内的国家药品监管体系。一项成员国管理体系现状的调查显示，几乎半数的国家未建立医疗器械的监管体系，许多国家建立的监管体系的能力也非常有限。

尽管医疗器械与药品通常由同一个国家监管机构管理，但医疗器械与药品在许多重要的方面不尽相同。不同监管机构间存在合作的机会。除 WHO 体外诊断（IVDs）认证（WHO／PQT）指南外，WHO 的医疗器械指南不多。为了支持各成员国建立医疗器械监管体系，WHO 已开始制订监管框架模板供国家监管机构使用。

会议提议药品标准专家委员会审议医疗器械监管框架的制定工作。

专家委员会指出，目前尚无足够的专业知识和资源来执行这项额外的工作。因此，建议建立一个适当的专家小组。秘书处将据此展开后续工作，并设法从现有 WHO 专家咨询团队中确定所需的专家。

3 质量控制——质量标准和检验方法

3.1 《国际药典》

3.1.1 增修订情况

第五版《国际药典》

《国际药典》第五版已经于 2015 年 8 月发布，目前已经有 CD 版本。新版药典前言表明收载了 32 个新增及修订的原料和制剂标准。经与《欧洲药典》协商，本版药典将两个《欧洲药典》通则转化为《国际药典》内容。药典电子交互界面增加了一个功能，用户可生成用于保存或打印的 PDF 文档。秘书处对所有为第五版药典做出贡献的人员表示诚挚的感谢。

专家委员会对报告进行了审议，并对秘书处取得的成果表示祝贺。

色谱固定相的商品名称

秘书处开始在质量标准修订过程中发布适用的色谱固定相商品名称，为用户提供参考信息。目前这个目录已经可以在 WHO 的网站浏览[1]并且将持续更新以便与《国际药典》收录的新药品标准保持一致。会议同意《国际药典》将提供一个交叉引用的目录，指导用户更好地使用该信息。

3.1.2 2015—2016 年工作计划

优先制定的新标准

《国际药典》提出要优先收录 WHO 基本药物目录中的基本药物，WHO 发布的认证品种或其他联合国（UN）和（或）WHO 文件推荐的治疗特殊疾病和（或）项目所需的药物。

委员会听取了关于质量标准制修订工作计划程序的报告，报告指出，与成员国、WHO 项目和其他合作伙伴的期望目标相比，可用的资源有限。对于未来质量标准的收载，将优先权考虑 WHO/PQT 目录中的药物、联合国妇女和儿童救生商品

1　2. http：//www. who. int/entity/medicines/publications/pharmacopoeia/2015 – 08 – 26trade – names_ stationary_ phases – QAS15 –640_ 04092015N. pdf? ua = 1

委员会（UNCoLSC）认定的救命药，以及目前没有公开质量标准的药物。与优先收载的药品标准配套的通用文本正在起草中。

秘书处将跟进早期 WHO/PQT 与《中国药典》在全球基金项目下的合作进展，该项目旨在将相关药品标准收录到《国际药典》，目前已经建立了 50 多个质量标准。

质量标准的增订和删减

本着上述原则，提请增订 31 种高优先权的药物制剂（FPPs）质量标准（表 1）。还需要建立与这些制剂相关的原料药质量标准。《国际药典》不再收载 WHO 基本药物目录删除的 10 个品种（表 2）。由于不再收载的部分药物可能仍然是某些国家的基本药物，因此，将这些质量标准转移到公众可以浏览并下载的《国际药典》"以往收载品种"项下。

表 1 建议优先增订的制剂质量标准

复方阿巴卡韦/依法韦仑/拉米夫定片
复方阿巴卡韦/拉米夫定/奈韦拉平分散片
复方蒿甲醚/苯芴醇分散片
双氢青蒿素哌喹分散片
青蒿琥酯阿莫地喹片
青蒿琥酯甲氟喹片
青蒿琥酯咯萘啶片
青蒿琥酯直肠用胶囊
复方阿扎那韦/利托那韦片
度鲁特韦片
复方依法韦仑/拉米夫定/替诺福韦片 恩替卡韦口服溶液 恩替卡韦刻痕片
复方戊酸雌二醇庚酸炔诺酮注射液
依曲韦林片
氟胞嘧啶缓释片

复方拉米夫定替诺福韦片
利奈唑胺口服混悬液
莫西沙星片
庚酸炔诺酮注射液
对氨基水杨酸颗粒剂
丙硫异烟胺片
吡嗪酰胺分散片
雷特格韦片
利巴韦林糖浆
西咪匹韦胶囊
索非布韦片
特立齐酮胶囊
特立齐酮片
扎那米韦吸入粉雾剂

表2 建议删除的品种

氨苄西林胶囊
秋水仙碱片
马来酸麦角新碱片
吲哚美辛片
盐酸哌替啶片
己二酸哌嗪片
枸橼酸哌嗪片
泼尼松龙磷酸钠注射液
注射用泼尼松龙琥珀酸钠
丙磺舒片

委员会对上述工作计划表示赞同。

3.2 包括儿童用药和放射药品的质量标准

3.2.1 孕产妇、新生儿、儿童和青少年用药物

氯己定二葡糖酸盐溶液和氯己定二葡糖酸盐外用溶液/凝胶

委员会获知用于氯己定二葡糖酸盐溶液和脐带护理外用溶液/凝胶的标准正在修订。这些药品在联合国妇女和儿童救生商品委员会（UNCoLSC）2010 年报告中被列为重要的、可降低新生儿死亡率的低成本介入方式；2013 年，7.1% 的氯己定二葡糖酸盐溶液/凝胶被加入 WHO 儿童用基本药物目录。委员会将及时更新这两个质量标准的进展。

委员会对报告进行了记录。

雌二醇环戊丙酸酯

为了与《国际药典》的工作计划相衔接，建议增订雌二醇环戊丙酸酯质量标准。2015 年 2 月，收到了来自世界卫生组织合作中心的草案。2015 年 4 月，在快检技术、抽样及药品质量标准会议上讨论了草案，并在 2015 年 5 月公开征求意见。在吸收反馈意见并进行修改后，药品标准草案提交委员会审议。

对草案进行修改后，委员会采纳了该质量标准。

左炔诺孕酮

2015 年 1 月，《国际药典》建议对左炔诺孕酮质量标准进行修订。2015 年 4 月，修改后的草案在筛查技术、抽样及药品质量标准会议上进行讨论，并且在 2015 年 5 月进行公开咨询；评论主要针对右旋异构体是否应该订入质量标准这个问题。修改后的质量标准递交至委员会进行讨论。

委员会采纳了修改后的达成一致的质量标准。同时，委员会授权使用《欧洲药典》发行的左炔诺孕酮系统适用性 1 对照品和左炔诺孕酮系统适用性 2 对照品（见 4.2.1）。

硫酸镁和硫酸镁注射液

委员会接到通知，世界卫生组织合作中心重新对硫酸镁和硫酸镁注射液药品标准的适用性进行了评估，并且得出结论，认为质量标准不需要修订。

委员会对此表示赞同。

米索前列醇、米索前列醇分散颗粒和米索前列醇片

　　收载米索前列醇、米索前列醇分散颗粒和米索前列醇片的质量标准对 WHO 成员国来说非常重要；米索前列醇片被联合国妇女和儿童救生商品委员会（UNCoLSC）认定为救命药。2014 年，世界卫生组织合作中心收到米索前列醇质量标准第一版草案，在第 49 次会议上向委员会提交了初稿。2015 年 1 月对这个草案进行公开征求意见，2015 年 4 月在快检技术、抽样及药品质量标准非正式协商会议上进行了讨论并修改。与此同时，还建立了米索前列醇片和分散颗粒质量标准草案。这些草案在第 50 次会议上全部提交给专家委员会，专家小组对收到的意见进行了审阅。

　　专家委员会采纳了经会议修改后达成一致的三个品种的质量标准，并且将进一步进行公共咨询和小组专家审阅。这将有助于秘书处在下一版《国际药典》发布这些质量标准。

　　已同意将米索前列醇分散颗粒的质量标准收载在原料药项下。

炔诺酮和炔诺酮片

　　2014 年专家委员会第 49 次会议建议《国际药典》修改炔诺酮质量标准，并增订炔诺酮片质量标准。2014 年 10 月至 2015 年 6 月，完成了初稿，并且在 2015 年 7 月公开征求意见。根据收到的意见，草案进行了修改并提交给专家委员会。

　　专家委员会采纳了这两个质量标准，并授权使用《欧洲药典》炔诺酮系统适用性对照品（见 4.2.1）。

3.2.2　抗疟药

蒿甲醚注射液

　　为了与同类药物的质量标准限度保持一致，委员会就放宽蒿甲醚注射液含量限度的建议进行了讨论。与此同时，委员会收到企业的建议，希望对有关物质项目进行改进。世界卫生组织的一个合作中心同意对该问题进行进一步研究，并将结果递交给委员会。

　　委员会同意对含量限度进行放宽，同时同意将该标准在下一版《国际药典》收载。

3.2.3　抗结核药物

环丝氨酸和环丝氨酸胶囊

　　有企业建议对环丝氨酸和环丝氨酸胶囊质量标准进行修订。

一个合作实验室开展了很多补充实验，对建议的修改意见进行了评估。2015 年 7 月收到了修改后的质量标准草案，并在 2015 年 8 月公开征求意见。修改后的质量标准已提交委员会讨论。

委员会通过了会议修订后的标准。

3.2.4　热带病药物

甲苯达唑和甲苯达唑咀嚼片

委员会接到了对甲苯达唑和甲苯达唑咀嚼片的一些修订计划。有关进展情况将及时报送委员会。

专家对这个信息进行了记录。

3.2.5　慢性病药物和精神类药物

卡马西平、卡马西平片、卡马西平咀嚼片及卡马西平口服混悬液

2014 年 12 月，世界卫生组织的一个合作中心递交了卡马西平和相关制剂的质量标准草案。这些草案在 2015 年 4 月的快检技术、抽样及药品质量标准非正式会议上进行了讨论。2015 年 7 月，公布草案并征求意见；收到的意见主要针对杂质项下列出的杂质为降解杂质还是合成杂质。卡马西平和相关制剂的质量标准提供给了专家委员会。但是，考虑到潜在杂质的归属问题，《国际药典》秘书处建议对杂质项目进行重新设计，会后将对该质量标准再次进行征求意见，2016 年初由专家小组对反馈意见进行审阅。

委员会建议对质量标准进行再次征求意见并进行修订，在吸收意见并达成一致后收载该质量标准。

3.2.6　其他抗感染药物

盐酸克林霉素和盐酸克林霉素胶囊

2014 年 12 月起，克林霉素盐酸盐和克林霉素盐酸盐胶囊的药品标准草案从相关的世界卫生组织合作中心收到。2015 年 1 月公开征求意见，并于同年 4 月的药物快检技术，抽样和质量标准非正式磋商会上进行了讨论，然后提交给委员会。

专家委员会通过了修定后的质量标准。

氟胞嘧啶和氟胞嘧啶静脉滴注

氟胞嘧啶和氟胞嘧啶静脉输注的药品标准草案已于 2014 年

12 月公布并征求意见。2015 年 4 月召开的药物快检技术、抽样和质量标准非正式磋商会议对草案进行了讨论。修订后的草案已提交给委员会。

专家委员会通过了拟议的质量标准。

3.2.7 其他药物

氢溴酸右美沙芬和右美沙芬口服溶液

在使用被左美沙芬污染的右美沙芬咳嗽糖浆发生严重事件后，第 49 次专家委员会会议决定修订氢溴酸右美沙芬药品标准。根据上述药品污染事件情况，委员会通过了修订后的氢溴酸右美沙芬标准，该标准特别声明：应采用适当的手性方法测定手性杂质左美沙芬，按氢溴酸左美沙芬计，含量不得过 0.1%。

修订后的氢溴酸右美沙芬标准草案已经建立了可用于左美沙芬检查的色谱方法。该草案于 2015 年 1 月发布并征求意见，2015 年 4 月的非正式磋商会议再次进行了修订。同时，也起草了右美沙芬口服液标准并于 2015 年 8 月发布征求意见。

左美沙芬的限度检查不是该制剂常规出厂检验的项目，因此，标准项下未收载该方法。但在该标准中有一项声明：当对样品中的左美沙芬含量进行检查时，应符合规定。即左美沙芬含量不得过 0.1%，并提供《国际药典》补充信息部分（见下文）中列出的左美沙芬限度检查方法。

委员会通过了上述两个药品标准。

含右美沙芬产品中左美沙芬的限度检查

对于含有右美沙芬的制剂，《国际药典》补充信息项下将收载左美沙芬限度检查的补充检验方法，使质量控制实验室能够对可能含左美沙芬的产品进行检测。2014 年，专家委员会成员对该补充检验方法的起草报告进行了审核。含左美沙芬和右美沙芬的混合对照品仍在研制中。2015 年 4 月非正式磋商会议对该检查方法进行了讨论，在国家质量控制实验室进行复核后，于 2015 年 8 月公布该方法并征求意见。截至 2015 年 9 月 25 日，未收到意见。

委员会通过了该草案。

3.2.8 放射药品[1]

根据委员会 2013 年通过的更新和提交程序，国际原子能机构（IAEA）对放射药品的质量标准进行了审阅和更新。2014 年，国际原子能机构举行了协调会议。2015 年初，根据专家时间和资源制定了工作重点和时间表。预期将于 2015 年 10 月完成质量标准的修订工作。

《国际药典》对放射药品标准及相关文件的修订工作进展进行了介绍。根据委员会的咨询程序，依沙美肟锝（^{99m}Tc）、氯化亚铊（^{201}Tl）碘化钠（^{131}I）溶液，以及一个放射药品通则等多个放射药品标准草案已提交委员会并公开征求意见。专家审议了以下标准，并准备提交世界卫生组织审定：枸橼酸锝（^{99m}Tc）、琥珀酸锝（^{99m}Tc）、硫化锝（^{99m}Tc）胶体和甲溴苯宁锝（^{99m}Tc）。下列标准拟由指定的专家进行最终审核，预计将于 2016 年 1 月完成：甲氧基异丁基异腈锝（^{99m}Tc）、锡胶体锝（^{99m}Tc）、高锝酸盐（^{99m}Tc）、焦磷酸锝（^{99m}Tc）、戊二酸锝（^{99m}Tc）、替曲膦锝（^{99m}Tc）、中子锝（^{99m}Tc）和锝（^{99m}Tc）巯替肽。

根据最近的国际原子能机构协调研究项目（CRP）的结果，国际原子能机构计划在 CRP 合作单位的协助下对回旋加速器生产的 ^{99m}Tc 质量标准进行审核。此外，专家将起草一份关于临时制备放射药品的新标准。

专家委员会记录了这一报告。

3.3 通则

抗生素效价测定法

目前，已经制备了 5 个国际化学对照品（ICRS）作为二级标准品用于《国际药典》通则 3.1 "抗生素效价测定法"。为了确保这些标准品的持续适用性，必须采用多实验室参加、耗时费力的协作标定方法，定期监测这些标准品的效价。此外，还有 21 个品种项下规定了抗生素的效价测定法，但尚未建立合适的标准品。

在 2009 年的会议上，专家委员会决定在抗生素品种项下，应尽可能采用色谱法含量测定替代微生物效价测定法。

1　3. 国际原子能机构代表未能参会，WHO 秘书处陈述了国际原子能机构提交的书面报告

自 2009 年以来，抗生素含量物理化学测定方法的建立工作取得了重大进展。鉴于上述情况，《国际药典》秘书处提出：

（1）停止在抗生素品种效价项下使用五种 ICRS，并删除 ICRS 说明书项下的效价值；

（2）修订四个抗生素品种的标准，用已有药典液相色谱法替代微生物效价测定法；

（3）修订四个抗生素品种的标准，用世界卫生组织的国际抗生素标准品（ISA）代替 ICRS，或者，最好由采用效价法的药典委员会采用 ISA 制备二级标准品，这样可以促进各药典间的资源共享；

（4）根据科学领域已经发表的色谱方法，起草了 14 个品种从效价法转化为物理化学测定法的调研报告，提请药品和生物制品标准化专家委员会共同讨论并批准；以及

（5）删除含有五种原料药之一的品种。第十九版世界卫生组织基本药物目录不再收载含有这些物质的药物制剂，也不再招标采购这类药物制剂。

委员会同意上文第（1）、（2）、（4）和（5）点所述的建议（见表 3）。关于第（3）点所述的提案，委员会同意应给予专家更多的时间，确定每个品种对应的标准品。受这些决定影响的相关 ICRS 和标准见表 3。

表 3　推荐使用标准品进行效价测定的抗生素

（1）不再用于抗生素效价测定的 ICRS，删除相应的效价标示值
制霉菌素 （ICRS0369）
硫酸罗替霉西汀 （新霉素 B） （ICRS0355）
硫酸庆大霉素 （ICRS0319）
盐酸壮观霉素 （ICRS0415）
硫酸链霉素 （ICRS0416）

（2）用液相色谱法替代效价测定的品种
红霉素乙基琥珀酸盐
乳糖酸红霉素
红霉素硬脂酸酯
盐酸四环素

（3）应确定 ICRS 以外的标准品的品种[a]
注射用两性霉素 B
硫酸博莱霉素
注射用卡那霉素
硫酸卡那霉素

（4）应考虑建立理化法替代效价法测定可行性报告的品种	
两性霉素 B	硫酸卡那霉素
注射用两性霉素 B	制霉菌素
硫酸博莱霉素	制霉菌素片
红霉素琥珀酸乙酯片	硫酸庆大霉素
红霉素硬脂酸酯片	硫酸链霉素
硫酸卡那霉素	注射用链霉素
注射用卡那霉素	硫酸巴龙霉素
（5）应删除的品种	
杆菌肽	红霉素（游离碱）
杆菌肽锌	硫酸新霉素
盐酸博莱霉素	脱水土霉素
盐酸金霉素	盐酸土霉素

[a] 委员会同意应给予专家更多的时间确定各品种相应的标准品。

醋酸汞的替代

为降低分析人员和环境的风险，《国际药典》秘书处致力于在测定方法中消除汞盐的使用。以往采用醋酸汞滴定弱碱性药物，现在这种滴定法已经过时，可以用更安全、更好的滴定技术替代，比如用高氯酸的无水醋酸溶液直接滴定。作为逐步淘汰含汞方法的第一步，世界卫生组织合作中心已经在以往使用醋酸汞的 47 个标准中，列出了其他药典中的替代方法。秘书处建议制定一个指南文件，为《国际药典》原料药项下过时滴定方法的替代，及相关含量测定方法的建立提供指导。

委员会记录了进展情况。

关于原料药及其制剂有机杂质指南的起草说明

考虑到当前《国际药典》对杂质限度的处理原则和相关指南，起草了原料药及其制剂有机杂质指南说明。

指南说明建议稿旨在取代《国际药典》补充信息项下的"制剂中的有关物质"文本。第一稿由《国际药典》秘书处于 2015 年 1 ~ 3 月根据专家组的意见编写，并于 2015 年 4 月在药物快检技术、抽样和质量标准咨询会议上进行了讨论。草案已经于 2015 年 4 月公开征求意见，收到的意见由秘书处整理。修订后的建议草案已提交给委员会。

委员会审议了修订后的草案，并提供了进一步的反馈意见。同意成立一个工作小组，落实在讨论中提出的一些具体意见。工作组在会议期间举行会议，并向委员会报告了进一步的修订建议。委员会同意在工作组内并和有关专家进一步讨论修改后的文件。应对该文本进行非正式磋商，然后再次公开征求意见，并附修订说明。委员会将在下次会议上审议修订后的草案。

4 质量控制——国际标准物质（国际化学对照品和红外对照图谱）

4.1 国际化学对照品（ICRS）进展与 ICRS 委员会报告

国际化学对照品（ICRS）作为《国际药典》中规定的物理化学检测用一级标准物质，也可用于标定法定二级标准物质。国际化学对照品用于原料药及制剂的鉴别与纯度检测、含量测定或检测方法的确认。国际化学对照品由专家委员会正式批准。

欧洲药品质量管理局（EDQM）是负责建立、存储、分发与监测《国际药典》用国际化学对照品的合作中心。2014 年，指导委员会举行了 3 次电话会议，2015 年举行了 2 次电话会议。根据2014 年 3 月批准的工作计划，ICRS 委员会批准发放下列国际化学对照品。

2014 年，对 17 个国际化学对照品进行了期间核查，2015 年对 13 个国际化学对照品进行了期间核查，均未见异常结果。EDQM 欢迎《国际药典》将日期与版本号加入药品标准的决定，这将有利于《国际药典》用国际化学对照品的质量保证。

目前正在开展硫酸卷曲霉素标准物质的建立工作，确保最近批准的卷曲霉素质量标准项下检测方法的顺利进行；同时还在研制右美沙芬系统适用性用对照品，以确保此次委员会会议批准的左美沙芬的限度检查可顺利进行。

秘书处衷心感谢 EDQM 在建立、存储与分发国际化学对照品、提供相关指导方面的贡献，感谢 ICRS 委员会在国际化学对照品研制报告审核与批准方面的贡献，感谢 ICRS 协作标化实验室的贡献。专家委员会对报告进行了记录并感谢 EDQM 的重要贡献。专家委员会对报告进行了审议并批准了下列国际化学对照品（表4）。

表 4　ICRS 委员会批准的国际化学对照品

α‐蒿甲醚 ICRS1
依非韦伦 ICRS2
依非韦伦杂质 B ICRS1
利托那韦 ICRS2
硫酸阿巴卡韦 ICRS2
对乙酰氨基酚 ICRS3
蒿甲醚 ICRS2
利福平 ICRS3
司他夫定杂质 F ICRS1

译者注：国际化学对照品的批号格式为 ICRS＊，＊为阿拉伯数字，表示批次，ICRS1 为首批，以此类推。

4.2　通则

4.2.1　标准物质与对照图谱

第 49 次专家委员会会议建议《国际药典》在紫外分光光度法含量测定和其他定量检测项下，当吸收系数法满足要求时，应尽量采用吸收系数法并减少 ICRS 的使用。因此，提议对标准物质与对照品图谱通则进行修订。

新增的修订内容反映了近期 ICRS 委员会与合作中心（EDQM）专家就国际化学对照品的讨论意见。《国际药典》秘书处于 2015 年 1～3 月起草了一份经专家反馈后的修订草案。2015 年 4 月 13～15 日举行的快检技术、抽样与药品质量标准会议对草案进行了讨论，并在 2015 年 5 月进行公开征求意见。在吸收反馈意见后，2015 年 10 月向专家委员会提交了该草案。

除了其他变更之外，修订后的通则阐述了其他药典对照品在《国际药典》标准项下应用的原则。在修订后文本中添加了适用于上述原则的标准物质目录附件。标准物质目录包括炔诺酮和左炔诺孕酮标准项下的对照品（见 3.2.1）。为了方便持续更新，委员会建议将该目录作为一份动态文件在 WHO 网站发布并在《国际药典》标准物质通则中给出链接。

委员会通过了经过议定的修订文本。

5 质量控制——国家实验室

5.1 外部质量保证评估计划

外部质量保证评估计划（EQAAS）是一个由 WHO 提供的针对化学质量控制实验室的质量控制管理系统的外部评价。自 2010 年以来由 EDQM 协助组织。

委员会对 EQAAS 项目第 6 期结果进行了更新。与第 5 期项目不同，为减轻发放与接收样品的负担，发放的样品用于两项研究。约 40 家实验室参与了第 6 期研究。样品分析正在进行中，预计将于 2015 年底获得结果。

在开展 EQAAS 研究时，秘书处与 WHO/PQT 质量控制实验室认证部门保持密切联系。EQAAS 计划的第 7 期准备工作已开始。

委员会对报告进行了记录。

5.2 疑似假冒伪劣药品的检测指南

2014 年 10 月，委员会对疑似假冒伪劣（SSFFC）药品的检测指南纲要草案提供了建议并通过。

2015 年 4 月召开的快检技术、抽样及药品质量标准的非正式讨论会上审议了相关文件，目前正在起草简明的 SSFFC 药品检测指南草案。讨论会后形成了第一次草案并向相关专家征求意见。

委员会建议继续开展指南制定工作。

6 质量控制实验室的认证

6.1 质量控制实验室认证的更新

质量控制实验室的认证程序建立于 2004 年。认证是自愿参与的，同时面向公共及私人质量控制实验室。截至 2015 年 10 月，共有 38 个 WHO 认证实验室分布在 WHO 的 6 个区域。2015 年，又有两个实验室通过了认证，一个位于乌干达，一个在印度。

作为提升能力建设的一项措施，已将同行评议计划推荐给参与认证的实验室。亚美尼亚、加纳及尼日亚已经参加了该计划的培训，马达加斯加正准备开展下一步训练计划。目前还收到了企业相关的实验室申请，未来修订认证文件时应考虑是否对这类实验室开放申请。

委员会对报告进行了记录。

6.2 WHO 质量监测项目的更新

抗逆转录病毒药物的质量监测项目始于 2015 年第三季度，目前正在进行中，收集的样本来源于五个国家。抗疟药物的调查工作将从 2016 年第一季度开始。本次调查计划在药物制剂光谱库开发的初始阶段涵盖了青蒿素联合疗法，因此可用快检方法检测潜在的假冒伪劣产品。

专家委员会对于此次报告表示感谢。

7 质量保证——合作倡议

7.1 世界药典国际会议

2012 年，WHO 与 23 个国家和地区的药典委员会代表召开了首次世界药典会议。与会者承诺致力于全球药典标准的协调，将制定药典质量管理规范（GPhP）指导协调工作，该规范的目标是建立统一的药典标准制修订策略（见 7.2）。对于公众健康而言，统一的标准已经变得越来越重要。统一的标准有助于全球打击伪劣药品，减少为满足不同药品生产与检测标准而产生的费用，使得更多的人群可以获得优质药品。

世界药典国际会议已经成为由 WHO 与成员国药典会联合举办的定期会议。2015 年举行了两次会议：2015 年 4 月 20～22 日，美国药典委员会（USP）与 WHO 在美国罗克维尔联合举办了第 5 次世界药典国际会议。2015 年 9 月 21～22 日，中国国家药典委员会（ChP）与 WHO 在中国苏州联合举办了第 6 次世界药典国际会议暨 2015 年中国药典科学年会。通过标准全球化扩大药物在全球范围的可及性是 9 月会议的研讨主题。

12 个 WHO 成员国的药典代表及超过 30 个官方药典机构参加了苏州会议，在第 6 次会议期间，根据收到的全球反馈意见（见 7.2），拟将新起草的 GPhP 指导原则定稿。

《日本药典》（JP）的代表宣布第 7 次 WHO 世界药典国际会议将由日本药典与 WHO 共同组织，会议将于日本药典成立 130 周年即 2016 年 9 月 13～15 日在东京举行。

专家委员会对报告进行了记录并感谢药典委员会与秘书处对这一成果的重要贡献。

7.2 药典标准质量管理规范

药典标准质量管理规范（GPhP）主要是为药典标准的制修订确定政策和途径，并最终实现标准的协调。GPhP 为国家和区域药典机构制定了一系列的指导原则，有助于药典标准的合理规划和制修订。

在过去三年，世界药典大会已起草了 GPhP 文本（见 7.1）。鉴于第三稿草案文本的长度，2014 年决定将其分为主文本和技术附录，这些附录由专门下组负责起草。技术附录是在 GPhP 文本以及 JP、EP 和其他药典文本的基础上起草。随后，大幅精简后的主文本第四稿草案于 2014 年 9 月征求意见，并于 2014 年 10 月在法国斯特拉斯堡举行的世界药典第四次会议上进行了讨论。2014 年 10 月至 2015 年 3 月，再次全球征求意见；2015 年 4 月，在美国华盛顿举行的第五次世界药典国际会议上进行了讨论。2015 年 4 月 20～22 日，就草案收到的反馈意见于进行了讨论，为第五稿草案做准备，并将第五稿草案分发给各药典组织征求意见。收到来自包括 5 个国际协会在内的 15 个组织的意见，2015 年 9 月在中国举行的第六次世界药典国际会议上进行了讨论，形成了第六稿草案，并进入公示环节。

在第 49 次会议上，专家委员会听取了 GPhP 文件起草方面的进展报告，并批准了一份关于 GPhP 目的和意义的概念性文件。在第 50 次会议上，向专家委员会提交了指南文件主文本的最终修订草案以及在公示期间收到的反馈意见。

委员会对接收到的意见进行了反馈。委员会通过了吸收反馈意见并修订后的指南文件（附录 1）。根据文件的复杂性和可获得的资源，将继续开展其他章节和附录的起草工作。委员会祝贺秘书处对该文本起草取得的成果，这是药典规范向期望的协调目标迈出的重要一步。

7.3 FIP—WHO 技术指导原则：缺乏儿童专用药品时健康护理专业人员的考虑要点

受 WHO 委托，2011 年 WHO 基本药物遴选与使用专家委员会的儿童用药小组考虑起草一个关于临时调配儿童药品的指南文件。专家委员会认为，在某些情况下临时调配儿童用药可能是必要的，但同时也关注不当制备所带来的风险。WHO 药品标准专家委员会第四十六次、四十七次、四十八次和第四十九次会议均对修订后的文件进行了审议。

该草案与"WHO 儿童用药的研发：处方考虑要点"文本内容保持一致，同时包含了早期草案的部分内容，比如关于调配制剂的潜在问题的附件草案、关于 GMP 方面的章节以及旨在为广大执业者提供指导的专业术语表。在 2014 年会议上，专家委员会审议了草案和收到的意见，并决定 WHO、国际药物联合会（FIP）和其他有关方面联合举行会议对文本进行进一步讨论。随后，该草案于 2015 年 5 月 13～14 日在儿科药物制剂非正式会议上进行了讨论，并于 2015 年 6 月发布修订后的草案公开征求意见。在收到并整理反馈信息后，草案吸收了反馈意见进行了修订。修订后草案已于 2015 年 10 月在第 50 次会议上提交委员会，并注意到部分反馈意见需要委员会专业以外的专家指导。

委员会讨论了拟议的草案和反馈意见，采纳补充意见后通过了该指南文件（附录 2），同时建议由适当的专家对相关部分进行进一步修订。委员会感谢为这一非常重要的指南文件起草做出贡献的编委和专家。FIP 感谢 WHO 及专家委员会协助起草并通过该指南。

8　质量保证——药品生产质量管理规范（GMP）

8.1　WHO 生物制品 GMP 的更新

生物制品 GMP 指南首先由生物制品标准化专家委员会（ECBS）批准作为药品 GMP 的附录，并于 1992 年在 WHO 技术报告中发布。该指南文件得到各国监管机构的广泛应用，并且是疫苗认证的强制要求。为了反映指南发布以来的重大进展以及生物制品生产企业对 GMP 的观点，2008 年起草了修订大纲。起草小组起草了修订草案，并在 2014 年 7 月举行的生物制品 GMP 会议上讨论了该文本。2015 年公开征求意见，之后在 2015 年 10 月与药品标准专家委员会会议同期召开的生物制品标准化专家委员会（ECBS）会议上提交 ECBS 专家。

修订后的指南文件拟作为"WHO 药物 GMP：主要原则（WHO 技术报告系列，第 986 号，2014 年，附录 2）"的附录，并参阅疫苗等特定生物制品的 WHO 其他指导原则和建议。修订后草案以及关于修订概要、主要变更和更新的文本也一并提交ECBS 委员会。

专家委员会审议了该报告，并同意在获得 ECBS 批准后，采纳该指南文本（附录3）。

8.2　WHO 原料药 GMP 问题和答案的更新

2010 年，专家委员会批准了 WHO 原料药 GMP（WHO 技术报告系列，第 957 号，2010 年，附录 2），该文本与人用药品注册技术要求国际协调会议（ICH）文本一致，协调后的文本得到多个国家和区域机构的认可。当时批准的 GMP 文本的附件 2 旨在消除歧义和不确定性，协调小分子药物和生物技术产品原料药检查规范。

为了明确检查过程中的技术问题和协调预期，国际药品检查合作组织（PIC/S）通过其原料药专家组及 ICH 专家资源，成立了工作组，就原料药 GMP 指南起草"问题与解答（Q&As）"文本。WHO 作为观察员并通过 PIC/S 以及 ICH 的相关工作组参与文件起草工作。ICH Q&As 于 2015 年 6 月 10 日获得批准[1]。在 2015 年 6 月 29 日至 7 月 1 日举行的"数据管理、生物等效性、GMP 和药品检查研讨会"期间，讨论了"WHO 原料药 GMP 指南"（工作文档 QAS/15.626）的文本，与会者一致建议将目前的附件 2 由 ICH Q7 原料药 GMP：Q&As 替代并参见 ICH 网站。

专家委员会同意了这项提议。

8.3　WHO 关于 GMP—验证的更新

认证部门（PQT）认为需要对出版的关于 GMP 验证的补充指导原则（WHO 技术报告系列第 937 号，2006 年，附录 4）进行修订，并于 2013 年初发布了草案公开征求意见。修订的重点是附录 7（非无菌工艺验证），该附录已在 2014 年 10 月召开的第 49 次会议上由委员会修订并通过。

委员会获悉，将对验证指南及其相关附件开展持续的修订和更新工作。委员会注意到更新，并建议继续开展这项工作。

1　http：//www.ich.org/fileadmin/Public_ Web_ Site/ICH_ Products/Guidelines/Quality/Q7/ICH_ Q7 - IWG_ QA_ v5_ 0_ 14Apr2015_ FINAL_ for_ publication_ 17June2015.pdf

8.4 检查报告模板的更新

为适应当前的监管形势并与 2014 年 4 月举行的"药品生产的检查、GMP 和风险管理指南非正式研讨会"讨论的文本格式一致，建议更新"GMP 检查报告指南"（WHO 技术报告系列，第 908 号，2002 年，附录 5）和 GMP 证书模板（WHO 技术报告系列，第 908 号，2002 年，附录 6）。修订的目的是促进 GMP 检查机构使用文件格式的一致性，从而实现工作协调和信息共享，并使文件符合当前 WHO GMP 文件的要求与格式（WHO 药品 GMP：主要原则，WHO 技术报告系列，第 986 号，2014 年，附录 2）。

2014 年 10 月，由 PQT 编写的检查报告模板更新大纲提交给了专家委员会；委员会讨论了大纲，并通过了该建议。WHO/PQT 的检查员起草了修订建议文本，并于 2015 年 6 月 29 日至 7 月 1 日在日内瓦召开的"数据管理、生物等效性、GMP 和药品检查非正式研讨会"上进行了讨论。修订后的指南草案和检查报告模板于 2015 年 8 月发布并征求意见。收到了反馈意见并将再次修订后的草案提交委员会第 50 次会议。

专家讨论了修订后的指南草案和检查报告模板，并提出了意见。会议认为，该模板应包括与 WHO GMP 文本模块检查项相对应的观察模块，可参考美国食品药品监督管理局（FDA）关于药品生产检查方案中的 6 个系统。

委员会经修订后通过了该指南（附录 4）。

8.5 检查员会议的更新和建议

8.5.1 关于非无菌药物制剂 GMP 的加热、通风和空调系统补充指导原则

委员会收到了关于更新非无菌药物制剂 GMP 的加热、通风和空调系统补充指导原则的进展报告（WHO 技术报告系列，第 961 号，2011 年，附录 5）。在 2015 年 6 月 29 日至 7 月 1 日召开的"数据管理、生物等效性、GMP 和药品检查研讨会"上，讨论了该指导原则的修订草案。修订草稿考虑了目前工程技术领域的进展以及在检查期间执行本指导原则方面的经验。

根据研讨会期间及 PQT 检查员的反馈意见，对该指导原则进行了进一步的修订。与此同时，文本还要与其他相关指导原则，特别是正在修订中的"关于 GMP 验证的补充指导原则"（WHO

技术报告系列，第 937 号，2006 年，附录 4）保持一致。GMP 验证指导原则的修订稿于 2015 年 9 月公开征询意见。已经收到大量反馈意见，并将在下一次研讨会中进行讨论。

专家委员会记录了这一报告。

8.5.2　药品检查中风险分类

在对生产场地、合同研究机构和质量控制实验室检查期间，需要根据对患者的风险和相关 GXP 的合规程度，对检查中发现的问题进行分类。提供检查风险分类指南不仅有助于检查员采用协调统一的标准，也有助于提高 GXP 现场检查的总体合规性。在 2015 年 6 月 29 日至 7 月 1 日举行的"数据管理、生物等效性、GMP 和药品检查研讨会"上，讨论了"检查中发现的问题风险分类"工作文件草案。草案已提交委员会第 50 次会议。考虑到其他组织也正在起草该领域的指导原则，此次非正式会议的与会者建议 WHO 参与相关组织正在进行的活动，以便能够与各检查机构保持一致，促进信息与检查报告的分享。

委员会赞同这项建议。

8.6　关于数据与记录管理规范的指导

近年来，在 GMP、药品临床试验管理规范（GCP）和药品非临床研究质量管理规范（GLP）检查中发现，与数据管理的问题不断增加。监管机构越来越重视用于作出监管决定而提交的数据完整性。对患者、行业和监管机构等所有健康产品监管领域的利益攸关方，符合科学进步和监管发展形势的良好数据管理都是至关重要的。

2014 年 4 月举行的非正式磋商会首次讨论了关于数据管理规范的新指南文件的提案。在第 49 次会议上，委员会讨论并通过了一份概念性文件和拟议的指南大纲。PQT 检查员、数据管理专家及国家检查员密切合作起草了一份文件，该文件在 2015 年 6 月 29 日至 7 月 1 日举行的"数据管理、生物等效性、GMP 和药品检查研讨会"上进行了讨论。根据会议期间收到的反馈意见，同时考虑到 WHO 有关指导原则、行业规范及监管要求，对草案进行了进一步修订。该指南引入了基于风险的策略，并提供了数据管理的应用实例。该草案在提交委员会第 50 次会议前，于 2015 年 9 月发布并公开征求意见。委员会建议与 PIC/S 开展进一步的合作，以便对拟议的指南文件进行进一步修订，目的是与正在建立的 PIC/S 数据管理规范接轨。

认识到这一指南受到的广泛关注和迫切需要，委员会同意，基于目前的审核意见以及未来专门小组的修订意见，并在出版前将最终的文件分发给专家委员会审核后，通过了该指南（附录5）。

9 质量保证——药品分销与贸易

9.1 起始物料的贸易与分销质量管理规范

WHO 建立贸易与分销管理规范（GTDP）指南，是为了保证起始物料和药品在全球药品市场流通过程中的质量和可溯源性。该指南于 2003 年颁布。2012 年召开的第 47 次专家委员会认为，有必要在 WHO 关于药品起始物料的 GTDP 指导原则和国际药用辅料协会（IPEC）发布的药用辅料分销质量管理规范（GDP）中增加新的进展和理念，其中药用辅料的分销管理规范（GDP）与WHO 文件一致。

2013 年 7 月，IPEC 提交了对 WHO 指导原则修订和更新的建议，该建议随后经过数次评议，并在第 48 次和 49 次专家委员会上进行了讨论。草案根据专家意见进行了修订，2015 年 3 月再次发布该草案并征求意见。2015 年 7 月和 8 月，专家委员会的专家小组对反馈意见进行汇总。修订后的草案提交第 50 次专家委员会。

专家委员会同意，应成立一个专家小组审核收集到的意见，并对指导原则进行进一步修订。在本次会议上，修订后的草案提交给了专家委员会成员。经专家小组做进一步的讨论后，专家委员会通过了该指导原则。修订后的最终文件包含在附录 6 中。

9.2 WHO 关于国际贸易中药品质量的认证计划—问答

WHO 药物制剂的认证计划是一个国际性自愿协议，1969 年首次被世界卫生大会批准，旨在为各参与国提供国际贸易中的药品质量信息，根据该计划，WHO 将提供药品证书（CPP）在内的相关文件模板。

WHO 药物制剂认证计划历经数次修订，每次修订方案均得到世界卫生大会的认可。为了对该计划修订后的内容进行说明，作为临时措施，起草了"问答"文件。2010 年，WHO 对成员国使用该计划的情况进行了调查。调查收到的反馈显示，该计划被认为是成员国间交换监管信息的重要工具，但是，在当前的监管和产业环境下，需要对该计划进行进一步的调整，同时需要更多成员国的积极参与，使该计划得到更好的应用。因此，在2014年第49次会议上，专家委员会提议更新问答文件。国际制药企业协会联合会（IFPMA）的药品认证（CPP）网络小组提交了一份修订文件，修订文件于2015年8月公布并征求意见。2015年9月，工作小组对收到的意见进行审议，2015年10月，工作小组将修订后的文件提交给专家委员会。专家委员会审议了修订后的问答文件，听取了WHO监管系统强化小组和部分参会组织参与该计划的相关经验。

专家委员会通过了修订后的问答文件。此外，专家委员会建议，2016年11月27日至12月2日在南非开普敦（Cape Town）召开的第17次国际药品管理机构会议（ICDRA）上，可以在会议期间倡议成员国对认证计划的有效运行提供积极支持。

9.3 药品质量监测的指南

经过2010年和2011年专家委员会的推荐，已经形成了两个指南文件草案。这两个文件反映了WHO/PQT部门在实施质量监测调查，监测成员国市场上流通的药品质量方面的丰富经验。应专家委员会建立抽样程序的要求，2012年，起草了"关于抽样和市场监督程序的建议"。2014年，建立了第二个草案文件，标题为"关于药品质量监测方案内容的建议"。该草案文件阐述了实行质量监测必需的步骤，并给出了实例，提出了在不同情况下适用的标准操作规程。在2014年的会议上，草案文件提交给了专家委员会。同年，专家委员会注意到该草案文件的重要性，建议将草案文件作为科学参考资料保留，并起草一份更简短的实用指南。

2015年7月，关于实施药品质量监测的指导原则草案公布并征求意见。吸收反馈意见后的修订草案与收到的意见一并于2015年10月提交给专家委员会。

专家委员会审议了草案文件和反馈意见，并给出了专家委员会的意见。专家委员会补充了修定意见后通过了该指导原则（附录7）。

9.4 监测和监督项目的进展

2012年9月至2013年1月,开展了WHO全球监测和监管系统的探索性研究,目前,WHO监测和监督项目已成为给成员国打击假冒伪劣药品(SSFFC)工作计划的一部分,该工作计划由世界卫生大会决议WHA65.19发起。参与该项目的成员国数量在稳步增加,到2015年10月,已有112个成员国参与。

项目采用了最少的问卷设置、最快速预警表格进行报告。报告通过国家监管机构的联络点提交给WHO。2012年以来,已经提供了900份涉嫌假冒伪劣药品的报告,发布了12起假冒伪劣药品的国际药品预警,这些事件对公众健康造成直接重大威胁。疑似假冒伪劣药品的报告涉及各类药品。报告中常见的药品包括抗疟药物和抗生素。鉴于不断出现的抗疟药物和抗生素耐药性问题,上述发现令人担忧。

收到预警报告,WHO将在24~72小时内立即提供技术支持。预警报告将上传到数据库进行数据分析,确定SSFFC事件性质,评估该事件的规模、范围、影响程度和危害。对假冒伪劣药品的发现和报告也可以防止未来此类危害。采取有效措施加强监管系统,提高利益相关各方在打击假冒伪劣药品方面的意识和参与度。今后的行动将进一步加强参与国监管机构联络点之间的交流,巩固全球NRAs监管网络。

专家委员会记录了该报告。

10 优先需要的基本药物和原料药的认证

10.1 WHO认证项目的进展

认证项目由WHO、联合国艾滋病规划署(UNAIDS)、UNICEF和联合国人口基金会(UNFPA)于2001年共同发起。

专家委员会了解了认证项目工作小组的工作流程和活动概况。

在药品认证方面,乙型病毒性肝炎和丙型病毒性肝炎治疗药物已经具备认证条件,两个药物制剂认证申请的筛选工作正在进行中,已经与几个制药公司举行了预备会议。如有需要,也将开放其他治疗领域的药品认证。近年来,WHO认证评估时间已经显著缩短。对于特殊的药物品种和认证要求,WHO已经为申请者提供了指南。到 2015 年 10 月 12 日，总共有 426 个品种通过了认证。从 2013 年开始，WHO 根据参与国分享的认证信息，通过合作注册程序，加快了认证药品的注册。

在原料药的认证方面，专家委员会获悉，目前为止已有 82 个原料药通过了认证。2015 年，有新的原料药生产企业参与了认证项目，因此改善了药物的可及性和竞争力。三个与丙型病毒性肝炎相关的原料药申请正在进行中。总体上看，原料药和药物制剂的认证申请数量都比较稳定，表明生产企业持续有兴趣参与认证项目。

认证项目小组广泛参与相关合作倡议。在 WHO 内部，认证项目小组与《国际药典》等许多其他项目和部门保持紧密联系。在原料药认证审签表格中包含了标准文本，允许《国际药典》获取与原料药主控文件相关的数据。《国际药典》中的相关药品标准为生产企业推进产品认证提供了有力支持；比如，修订后的环丝氨酸药品标准得到了认证申请者的高度赞赏。认证项目小组还建立了轮转交流项目，使得各成员国的监管人员可以与 WHO 认证评审员或检查组一起工作 3 ~ 6 个月。该交流项目极大地促进了监管能力建设和合作交流活动的顺利实施。

秘书处感谢认证项目小组为专家委员会建立的指导原则做出的重要贡献和反馈。

专家委员会记录了报告。

10.2 WHO 认证小组与国家监管机构关于加快 WHO 认证药物和疫苗审批和注册的合作程序

WHO 认证小组与国家监管机构加快 WHO 认证药物审批和注册的合作程序，旨在利用 WHO/PQT 已完成的工作，支持成员国监管机构对上市许可申请进行有效评估。合作程序是在获得认证参与者同意的基础上，通过分享认证评估和检查报告展开。2012 年首次采用该合作程序（WHO 技术报告系列，981 号，2013 年，附录 4），现在已经成功地应用于药品领域。

建议对合作程序进行修订，并将适用范围扩大到疫苗。利益相关各方讨论了合作程序的修订文本，2014 年的会议上，向专家委员会提交了合作程序的修订文本。2015 年 7 月，发布了合作程序的工作文件并征求意见。2015 年 10 月，修订后的文件和收到的意见一并提交给了专家委员会。

专家委员会通过了修订后的合作程序，标题为"WHO 认证部门与国家监管机构关于加快 WHO 认证药物和疫苗审批和注册的合作程序（修订版）"（附录 8）。

11 监管指南

11.1 关于开展体内生物等效性研究机构的指南

为保证多来源（仿制药）药品的可替代性，生物等效性研究是该类药品注册和认证的基本要求。这些研究应符合 WHO GCP、WHO GLP 及质控实验室质量管理规范的相关要求。

《WHO 2006 关于开展体内生物等效性研究机构的指南》（WHO 技术报告系列，第 937 号，2006 年，附录 9）的更新版本中的新增内容，已在 2014 年 4 月的非正式研讨会上进行了讨论。2014 年 10 月，向专家委员会提交了一份工作文件，委员会对指南的修订工作表示支持。该指南修订草案由 WHO/PQT 检查员及国家检查员进行进一步的修订，并于 2015 年 5 月公开征求意见。在 2015 年 6 月 29 日至 7 月 1 日召开的"数据管理、生物等效性、GMP 和药品检查的非正式研讨会"上对收到的意见进行了讨论。在参考修订后的《多来源（仿制药）药品：建立可替代性的注册要求指导原则》（WHO 技术报告系列，第 992 号，2015 年，附录 7）、新增的数据管理规范（见 8.6）指导原则，以及 2006 年以来 PQT 在生物等效性研究评估和检查的经验基础上，形成了第二版草案。该指导原则增加了生物分析方法内容，并列举了检查中反复出现的问题。修订草案已于 2015 年 10 月提交给了专家委员会。该指南强调了管理层的职责，应确保开展高质量研究所需的适当的场地、设备和质量体系。

专家委员会讨论了修订文本，同意按照反馈意见进行的修改，并通过了修订后的指导原则（附录 9）。

11.2 WHO 多来源药品变更的一般指导原则

在药品生命周期内，药品上市许可持有人对上市后药物制剂的质量、安全性和有效性负责。药物制剂上市后，生产企业会因多种原因希望对该制剂进行变更。这些变更可能需要获得国家药品管理机构的批准。WHO 成员国对注册药品变更管理控制的程度和策略不尽相同。

2013 年 10 月，专家委员会同意起草《监管机构关于多来源药品变更管理的指导原则》。2013 年 10 月至 2014 年 2 月起草了该指导原则并在第 49 次专家委员会会议讨论之前公开征求了意见和建议。根据收到的反馈意见，对指导原则作了相应修订，阐述了监管当局基于风险－效益和各国立法环境，对变更进行管理的主要原则。该指导原则旨在帮助国家监管机构建立批准后变更管理的规范，并提出了变更分类和报告程序，供监管机构参考。新草案于 2015 年 6 月再次进行了公开征求意见。根据反馈意见修订后的草案已提交至第 50 次专家委员会会议。考虑到该指导原则可能会被更广泛范围的读者应用，建议删除文本名称中的"多来源"。专家委员会讨论了上述修订建议，决定保留原来的文件名称。

专家委员会审议了该指导原则和馈意见，最终通过了修订后的指导原则（附录 10）。

11.3 豁免多来源（仿制药）药品体内研究的评估原则修订进展

2014 年，专家委员会通过了修订后的多来源药品可替代性指导原则。多来源（仿制药）药品往往通过体内生物等效性研究证明其安全性和有效性，该研究可证明与对照药品（参比制剂）的治疗等效性。豁免体内研究是一种根据体外等效证据，而不是基于体内生物等效性试验数据，批准药品上市的审批流程。目前的豁免体内研究指导原则—根据生物药剂学分类系统（BCS）的原料药渗透性和溶解性收录在《WHO 基本药物目录中普通释放固体口服制剂豁免体内生物等效性研究的建议》（WHO 技术报告系列，第 937 号，2006 年，附录 8）。该建议文本设置了专门的章节，阐述豁免体内生物等效研究的一般原则，同时还列出了WHO 基本药物目录中不同类别原料药的 3 个列表。

2014 年专家委员会审议了指南修订进展并建议将指导原则文本与表格拆分，将表格以单独的动态文件形式与 WHO 基本药物目录（EML）保持同步更新（见 11.4）。这一策略与对照药品目录的处理方法一致（见 11.5）。

作为这些讨论的跟进，WHO 秘书处要求德国的 WHO 合作中心起草豁免体内研究指导原则的修订草案。该文本草案已递交第 50 次专家委员会会议。

专家委员会讨论了指导原则修订草案并提出了相关意见。该文件将进一步修订并以工作文件的形式公开征求意见。

11.4 可豁免体内研究的 WHO 基本药物品种目录更新

作为对第48届专家委员会会议的跟进，WHO 秘书处与德国的 WHO 合作中心协商后认为需要根据 WHO 基本药物目录的更新情况，开展豁免体内研究药品目录的补充研究。根据 WHO 基本药物目录的更新情况，列出了需要优先开展补充研究的原料药目录。WHO 合作中心提交了单独的豁免体内研究的药品建议目录，作为豁免体内研究指导原则的动态附件（见11.3）。目录强调指出，良好可靠的参考文献和研究数据是 BCS 分类的重要保障。目录增加了现有研究结果的新参考文献。该合作中心正在开展进一步的研究，药品目录也将作相应的更新。该目录递交给专家委员会，拟在公开征集意见之前得到委员会的反馈意见。

专家委员会建议该列表需根据专家委员会会议的意见进行进一步修订，并建议公开征求意见。该目录将递交至下一次专家委员会会议进行讨论。

11.5 多来源(仿制药)药品等效性评价用国际对照药品目录的更新

本文的对照药品系指是临床上拟用多来源药品进行替代的药物制剂。1999 年，专家委员会通过了一份文件，该文件包含了一份用于生物等效性研究的国际对照药物制剂目录，并提供了用于确定对照药物制剂的决策树。

2014 年，专家委员会决定将对照药品遴选指导原则与对照药品目录分列，并同意了修订的《多来源（仿制药）药品等效性评价用对照药品遴选指导原则》（WHO 技术报告系列，第 992 号，2015 年，附录 8）。专家委员会建议寻求国际仿制药监管合作组织（IGDRP）成员国的协助，确认国际对照药品目录中的相关品种，IGDRP 是旨在分享仿制药审批信息的药品监管机构合作网络。专家委员会委员也应邀对国际对照药品目录进行审议并向秘书处提交修订意见或建议。

根据上述讨论和反馈意见，专家委员会起草了一份新的对照药品目录草案，同时还附有关于修订程序和对照药品遴选标准的说明。新的遴选标准的最大变化是可以从多个上市国家选择对照药品，因为，很多药品除了生产企业所在国家，也会在其他国家上市。新的目录及修订说明已提交专家委员会进行讨论，并征求对于拟定更新方案的反馈意见。

专家委员会建议在公开征求利益相关方意见前，进行进一步审议和完善，确保目录的权威性和适用性，然后作为工作文件在WHO网站公布。专家委员会将在下一次会议中讨论如何维护该目录。

11.6 药品监管质量管理规范

药品的监管原则和法律框架对于成员国至关重要。根据 2010 年第 14 届 ICDRA 关于征集管理规范的建议以及 WHO 在监管体系评估期间收到的各国监管机构的反馈，启动了旨在建立 WHO 药品监管质量管理规范（GPR）指导原则的项目。WHO 促使监管当局之间开展合作，并对十多年来收集到的各国监管当局的反馈意见进行了审议，以了解各国药品监管机构的主要需求。

提议的 GPR 指导原则拟涵盖所有的医药产品和相关技术，制定高水平的原则，根据需求、时机和可用资源，制定与 2014 年专家委员会批准的 GRP 文件类似的一系列配套文件。借鉴其他机构的工作或合作管理规范的概念是此项工作的一个重要方面。按照惯例，该指导原则草案将进入咨询程序，并计划于 2016 年递交 ECBS 和药品标准专家委员会共同审议。

专家委员会讨论了该提案并注意到该框架的重要性。专家委员会支持建立该指导原则。

12 命名、术语和数据库

质量保证术语

在参考相关指导原则的基础上，秘书处对专家委员会通过的一系列指南文件收录的术语和定义进行了整理。秘书处的报告指出，该数据库一直在持续更新。目前的更新版本正在审核中，定稿后将在世界卫生组织（WHO）网站发布。

委员会记录了该更新。

国际非专利药品名称（INN）

国际非专利药品名称（INN）项目将为每个药物指定一个全球通用的唯一名称。2015 年，创纪录地收到了来自生产企业的 239 份 INN 药品名称申请，其中 196 个 INN 药品名称已经发布，包括 94 个生物药。INN 名称申请中的生物制品数量及比例都在提高。

INN 项目提出了生物药识别码（BQ）计划，该计划就是在通用 INN 名称外，给每个特定质量系统下采用特定工艺生产的生物药指定一个二级识别码。BQ 计划将覆盖所有原研生物药和生物类似药。BQ 计划正在参与者中进行大范围讨论。BQ 建议稿以及提供详细技术信息的问答文件将一并提交给 INN 专家组，并在 2015 年 10 月召开的第 61 次会议上进行讨论。

细胞治疗产品（细胞制剂）是另一种复杂且快速增长的生物药品，目前还没有国际统一的命名系统。目前有些监管机构已经给细胞制剂进行了命名。INN 专家组正在研究制定适用于细胞制剂的命名计划。

专家委员会记录了该报道。

药物结构式书写指南的修订

对《国际药典》和 INN 目录收载的药物结构式书写指南，由专家委员会第 34 次会议（TRS，863，附录 1，1996 年）起草并通过。本次会议讨论了该指导原则是否需要结合实际情况进行修订，更新后的指南将有助于该领域的协调。

委员会对此表示支持，并建议立即启动 WHO 药物结构式书写指南的修订工作。

13 总结和建议

世界卫生组织药品标准专家委员会为总干事提供药品质量保证方面的咨询。基于广泛协商机制，委员会提供独立的专家建议和指南，保障世界卫生组织所有成员国的药品都符合相同的质量、安全和有效性标准。1947 年，首次专家委员会会议以"药典统一专家委员会"的名义召开。随着时间推移，制定药品标准的工作范围从质控检验标准延伸到药品的研发、生产、监管和供应，保证病人使用的药品质量符合要求。

2015 年 10 月 12 ～ 16 日，在日内瓦举行的第 50 次会议上，专家委员会听取了 WHO 生物制品标准化专家委员会、WHO 基本药物遴选和使用专家委员会以及 INN 专家组的工作进展报告。关于国际合作方面，联合国儿童基金会（UNICEF）报告了以 WHO 指南为标准的，药品供应和质量保证工作进展；药典协调组织（PDG）报告了药典标准协调工作的进展。

在质量控制方面，专家委员会通过了建议的药典标准制修订工作计划，审议了《国际药典》中新增和修订的药品标准，以及用于药品质量控制检验的通则。委员会获悉，《国际药典》第五版已于 2015 年 8 月在世界卫生组织网站上发布，并提供 CD 版本。委员会一共通过了下列 22 个文件。委员会还批准了由欧洲药品质量管理局（EDQM）协作中心研制的 9 个国际化学对照品（ICRS）。专家委员会还听取了外部质量保证评估计划（EQAAS）的进展报告，报告显示已经成功完成前面 6 期的能力验证研究项目，2016 年将开展第 7 期项目。向会议报告了世界药典国际会议的进展情况，该会议由各药典委员会轮流与 WHO 共同主办。这些会议有助于药典标准质量管理规范的建立，该规范已由第 50 次专家委员会会议通过。该规范可为药典标准的良好设计、制修订提供指导，并促进全球药典标准的协调统一。

在质量控制相关领域，专家委员会通过了新的数据和记录管理规范指南、建立药品上市后变更的国家监管要求指导原则、药品质量监管实施指南，并与国际药学联合会（FIP）合作建立了缺乏儿童专用药品时的处方调配指导性文件。专家委员会听取了世界卫生组织药品认证进展报告，认证已持续吸引申请者，有更多原料药制造商参与。新通过认证的药物中包括治疗乙型病毒性肝炎和丙型病毒性肝炎的药物。目前，26 个药品监管机构正与世界卫生组织合作，对通过世界卫生组织认证的药品，加快注册流程。本次会议中还讨论并通过了将上述协作程序进行修订后扩展至通过认证的疫苗。质量控制实验室的认证工作也在进展中，目前正在进行两项药品质量监测项目，一项是关于抗艾滋病药物，另一项是关于抗疟药物。委员会还听取了世界卫生组织监管支持部门的进展情况，该机构为监管系统提供模块化评估工具和能力建设指导意见，同时也听取了来自成员国的针对药物质量问题报告的监测和监督项目进展。委员会意识到目前需要建议一个医疗器械的监管框架，委员会还讨论了世界卫生组织通过专家委员会机构参与该项工作的可能性。

专家委员会第 50 次会议通过的决定和建议如下。

通过并推荐使用的指导原则：

■ 药典质量管理规范（附录 1）

■ FIP - WHO 技术指导原则：缺乏儿童专用药品时健康护理专业人员的考虑要点（附录 2）

■ 药品生产质量管理规范指南：现场检查报告，包括附件 1：药品生产质量管理规范检查报告模板（修订）（附录 4）

■ 数据和记录管理规范指南（附录 5）

■ 药品起始物料的贸易与分销质量管理规范（附录6）

■ WHO 关于国际贸易中药品质量的认证计划：问答（Q&A）（修订）

■ 药品质量监测实施指导原则（附录7）

■ 世界卫生组织（WHO）认证工作组与国家监管机构在 WHO 认证药品和疫苗的评估和加快国家注册之间的合作程序（修订）（附录8）

■ 实施体内生物等效性研究机构指南（修订）（附录9）

■ WHO 多来源药品变更指导原则（附录10）

专家委员会还批准了由生物制品标准化专家委员会于2015年10月16日通过的生物制品 GMP（附录3）。

《国际药典》收录的药品标准：

孕产妇、新生儿、儿童和青少年用药

■ 丙酸雌二醇

■ 左炔诺孕酮（修订版），使用《欧洲药典》左炔诺孕酮系统适用性1化学对照品和左炔诺孕酮系统适用性2化学对照品

■ 米索前列醇

■ 米索前列醇分散体（米索前列醇与羟丙甲纤维素的混合物）

■ 米索前列醇片

■ 炔诺酮（修订），使用《欧洲药典》炔诺酮系统适用性对照品

■ 炔诺酮片，使用《欧洲药典》炔诺酮系统适用性对照品

抗疟药物

■ 蒿甲醚注射液（修订）

抗结核药物

■ 环丝氨酸（修订）

■ 环丝氨酸胶囊（修订）

用于慢性疾病和精神类疾病的药物

■ 卡马西平

■ 卡马西平片

■ 卡马西平咀嚼片

■ 卡马西平口服混悬液

其他抗感染药物

■ 盐酸克林霉素

- 盐酸克林霉素胶囊
- 氟胞嘧啶
- 氟胞嘧啶静脉注射液

其他药物
- 氢溴酸右美沙芬
- 右美沙芬口服溶液

《国际药典》增补内容：
- 含右美沙芬制剂中左美沙芬的限度检查

一般政策

关于对照品和对照图谱的通则

委员会同意停止将部分 ICRS 用于微生物测定，将部分药品标准中的微生物测定法用理化分析方法取代，并删除部分目前采用微生物测定法的药品标准，但对于不再列入 WHO 基本药物目录（第 19 版）的品种或邀请企业投标的相关药品，这些效价测定法仍然适用。

国际化学对照品（ICRS）

委员会批准了下列由欧洲药品质量管理局（EDQM）协作中心标化并经 ICRS 专家组审核通过的 ICRS：

- α–蒿甲醚 ICRS 1
- 依法韦仑 ICRS 2
- 依法韦仑杂质 B ICRS 1
- 利托那韦 ICRS 2
- 硫酸阿巴卡韦 ICRS 2
- 对乙酰氨基酚 ICRS 3
- 蒿甲醚 ICRS 2
- 利福平 ICRS 3
- 司他夫定杂质 F ICRS 1

建议

专家委员会在质量保证（QA）相关领域提出了下列建议。相关行动的进展将在下次委员会会议上进行汇报。委员会建议秘书处与相关专家合作开展下列活动。

《国际药典》
- 按照工作计划，继续在《国际药典》中收载由国际原子能机构（IEAE）起草的放射性药品标准等药品标准、通用方法及补充信息。

■ 对于目前采用 ICRS 进行微生物效价测定的 5 个药品标准，确定可能的标准物质，上述品种尚未确定合适的替代标准物质或理化分析方法。

■ 继续修订"活性药物成分及其制剂中有机杂质指南说明"草案，以取代《国际药典》补充信息章节项下的"药物制剂成品中的有关物质"文本。

质量控制—国家实验室

■ 继续制定"疑似假冒伪劣药品的检测指导原则"。

质量保证—药品生产质量管理规范（GMP）

■ 在 WHO GMP 中交叉引用 ICH Q7 指导原则：活性药物成分 GMP 指南 – 问题与解答。

■ 继续修订 GMP 验证补充指导原则及相关附件。

■ 继续修订非无菌药物制剂的加热、通风和空调系统 GMP 补充指导原则。

■ 与巴西卫生监督管理局（ANVISA）、欧洲药品管理局（EMA）、国际药品检查合作组织（PIC/S）等正在起草该领域相关指南的组织开展合作，继续修订关于药品检查中的风险分类工作文件草案。

规范与监管合作

■ 继续修订"豁免 WHO 基本药物中普通释放口服固体制剂体内生物等效性的前提条件"。

■ 进一步审议可豁免体内研究的药品目录，并将更新后的目录公开征求意见。

■ 进一步审核修订后的国际对照药品目录，在公开征求意见前，确保其一致性和适用性，并将其作为工作文件在 WHO 网站发布。

■ 持续推动建立药品监管规范的高水平指南文件，由药品标准专家委员会和生物制品标准化专家委员会联合批准。

■ 研究建立医疗器械监管专家组的可行性，在现有专家咨询组中增加具备适当资质的专家。

命名、术语和数据库

- 在 WHO 网站上继续提供经专家委员会审定的有关术语和定义的数据库。
- 继续《国际药典》化学药品结构式书写指南的修订工作。

致谢（略）

附录

附录1 药典质量管理规范

1. 背景
2. 药典质量管理规范的目标和范围
3. 术语
4. 药典质量管理规范的意义
5. 实施
6. 药品标准的建立
  6.1　总体考虑
    6.1.1　药典标准的收载
    6.1.2　公开和透明的程序
    6.1.3　协调
    6.1.4　法律地位
    6.1.5　符合药典标准
    6.1.6　分析要求
    6.1.7　判定标准
  6.2　技术指南
    6.2.1　原料药标准
    6.2.2　制剂标准
7. 分析检测步骤和方法

1. 背景

药典的核心作用就是通过创建公开的公共标准保障药品质量，保护公众健康。通过控制原料药、制剂（FPPs）和相关物料的质量，药典标准为药品使用者或采购者提供独立的判断产品质量的工具，为监管机构提供支持，保护公众的健康。

目前全球有 49 部药典（2015 年 WHO 提供的药典目录数据）。这些药典收载的技术方法和药品品种方面均有差异。药典植根于各个国家和地区的监管环境，反映了监管机构批准的药品标准的水平。

早在一个世纪前，就开始了药典的协调工作。1948 年，世界卫生组织成立，就将药典协调作为使命。《国际药典》就是在上述背景下诞生的，这也是全球第一个药典协调活动。此后陆续开展了其他的药典协调活动。

药典协调组织（PDG）将药典协调定义为：当一个药用物质或者产品通过协调后的标准方法检测后，会得到相同的结果，不同的用户可做出相同的接受或拒绝该产品的决定。

随着科学和医学实践的不断发展、全球化进程的演进以及假冒伪劣（SFFC）产品的存在，上述情形要求药典要不断修订药品标准和技术通则。通过加强各药典委员会和监管机构间的协调和合作，与制药工业界的良好互动，有助于解决资源的局限性，更好面对新挑战。

2002 年 6 月 24 日，在中国香港召开的第 10 届国际药品监管机构会议（ICDRA）上，进行了主题为"药典标准—需要全球解决方案吗？"的会外会议，这次会议再次重启了全球范围内药品质量标准的国际协调倡议。2004 年在马德里举行的第 11 届ICDRA 会议上，监管机构对上述议题进一步开展了讨论。在随后几年的其他国际会议上，药典协调都是研讨的主题之一。

在 WHO 的协调组织下，国际研讨的主要成果之一就是建议制定药典质量管理规范（GPhP），推进药典协调工作。

得益于 WHO 药品标准专家委员会完善的国际标准制修定流程，该专家委员会主持起草了药典质量管理规范。该流程包括国际协商程序，使所有利益攸关方和用户能够参与到药品标准制修订过程中。最终的指南文本将根据程序，提交给世界卫生组织的194 个会员国和相关药典机构。

2. 药典标准质量管理规范的目标和范围

GPhP 指南的主要目标是确定药典标准制修订的策略和路径，实现药典协调的最终目标。

GPhP 提供了一系列原则，帮助国家药典机构（NPAs）和地区药典机构（RPA）合理规划、制修订药典标准。

虽然这些原则也可能适用于其他产品，但 GPhP 规范重点关注的是原料药和制剂的质量标准制修订。

3. 术语

本文件中的术语均参照 WHO 术语，各药典也可采用各自的命名政策。

活性药物成分（原料药）用于生产药物制剂的物质或其混合物，当其被使用时，即成为该药物制剂的活性成分。这些物质具有药理学活性，或能直接影响疾病的诊断、治愈、缓解、治疗和预防，或能影响身体的结构和功能。

剂型 片剂、胶囊、酊剂、栓剂和注射剂等药物产品的最终形式。

辅料 除原料药和包装材料外，用于药物制剂生产的其他物质或化合物。

制剂成品 完成包装和贴签工序等药品生产所有程序的药物制剂产品。

使用期 当多剂量药品打开包装、复溶、稀释后的使用期限。

药用物质 除了包装材料外，任何用于药物制剂生产并有规定质量标准的化学物质，包括原料药和药用辅料。

有效期 按照药品标签上规定的条件储存，质量符合药品标准的保存期限。药品标准是依据多批次产品的稳定性研究结果确定的，根据有效期可以确定每批产品的失效日期。

4. 药典质量管理规范的意义

药典质量管理规范（GPhP）旨在促进药典之间的合作、工作共享、标准协调，促进国家药典机构（NPA）和区域药典机构

（RPA）对公开标准的互相认可。此外，创建药典质量规范还可实现下列目标：

1 加强全球范围内的药典合作；

2 让利益相关者更好地了解药典标准制修订的透明过程；

3 加强国家药典机构（NPAs）/区域药典机构（RPAs）与利益相关者（如监管机构，制药行业）的合作，促进药典标准的协调，减少重复工作；

4 增加优质药品的可及性与可负担性。

通过制定通用规范，GPhP 可以促进一种药典标准被其他药典收载或修订后收载，通过比目前需要的更少的工作，主动协调各方要求。GPhP 应最终能推动实现药典标准的协调一致。

5. 实施

虽然国家药典机构（NPAs）和区域药典机构（RPAs）实施 GPhP 基于自愿原则，但建议和鼓励实施该规范，因为高水平的参与会最终使利益相关方和患者受益。

6. 药品质量标准的建立

制定一个药品的质量标准，需要相关信息和候选样品。这些信息可能来自捐赠者、文献、公共资源、其他药典、药典实验室，或者药品监管机构的政府药品质控实验室。标准草案公开征求意见时，应给利益相关方足够的时间进行审议。

鼓励各药典机构加入 WHO、ICH 和 PDG 的协调行动计划工作。

6.1 总体考虑

药典标准是药品质量保证的重要工具，按质量标准检验可对上市原料药和制剂的质量进行评价。药典收载的品种一般是经国家监管部门批准或其他合法途径上市的化学药品、生物制品和草药的制剂（FPP）成品及相应的原料。有些药典还收载天然药物、保健品和医疗器械的质量标准。GPhP 原则同样适用于人用药品和兽药的原料及其制剂。对于人用药品和兽药，可能会有不同的要求，请参见 ICH 兽药国际协调会议（VICH）。

药典标准是对药物制剂成品及其原料药、辅料的质量进行综合评价的依据。药典标准为公众提供了公开的标准，制剂成品及其成分在货架期内应符合标准规定。因此，在生产制剂前，所用的原料药及其辅料应符合药典要求。药物制剂成品在整个货架期内均应符合药典质量标准的要求。药典标准是药品许可体系内的通用标准，药品生产企业、供应商、购买者以及患者代表均执行这一标准。

在制定药典标准时，应重点考虑保证原料药及其制剂质量所需的检测方法和判定限度。制定药典标准时应避免限制市场准入，比如制定的标准有利于某一个企业而将其他企业产品排除在外。

ICH 指导原则 Q6A（质量标准：新药及其制剂的检测程序和判定限度：化学药品）可以作为药典标准起草的基础。参与的各药典应尽量实现标准的统一，以具体品种或通则的方式体现均可。然而，不同的国家或区域监管机构可能会制定不同的限度要求。各国药典机构和区域药典机构可根据各自的法规，在统一的标准基础上增加检验方法。

药典标准允许开展独立检测，是标准"安全网"的重要部分，有助于确保制剂的质量，安全和有效性。药典标准与 GMP 标准密切相关。

对于制剂、原料药和相关药用材料，药典应为其适时提供公开的标准，为患者提供质量稳定的药物，使他们受益并得到帮助。药典标准通常以监管机构[1]批准的药品货架期质量标准，或未获得许可的产品（例如：由国家/地区监管机构规定的医院制剂或其他产品）标准为基础。

药典质量标准可以运用各种经过验证的分析方法，使有资质的分析人员采用标准中规定的技术和设备完成药品的检验工作。

药典标准是基于科学和数据的公共标准，并由可靠的检测结果和验证数据支撑。

药典尊重标准捐赠者的知识产权，认可保护第三方机密信息的重要性。药典致力于与监管机构（药品监管部门，官方药品质控实验室和检查机构）、制药行业（制造商和行业协会）、学术界、医疗保健专业人员、患者团体，及其他利益相关者共同制定公共标准。

---

1 对于《国际药典》，系指经 WHO 认证机构审定的货架期标准。

6.1.1 药典标准的收载

（a）药典通则或药品标准均由药典的专家机构按照公开的规则和程序进行批准，批准的程序括公共协商、利益冲突和保密原则。

（b）药典采用的标准物质也需要经过药典专家机构的批准。

6.1.2 公开透明的过程

药典标准应基于当前的科学知识，并能反映药物及其制剂的质量。在药典标准的制修订过程中，要保证过程的公开和透明，包括以下方面：

i. 通过适当及时的公告和征求意见，使利益相关者参与药典标准的制修订；

ii. 利益相关者能及时参与药典标准的制修订，解决重大公共卫生问题；

iii. 药典制修订的透明度，使公众能公开了解工作程序；

iv. 通过论坛、研讨会和其他互动方式，与利益相关者保持良好的沟通；

v. 及时答复用户的询问；

vi. 为用户提供药典标准制修订流程和最终标准的学习和培训的机会；

vii. 及时进行药典勘误；

viii. 必要时，及时修订和（或）撤回药典标准。（不再收载的药品标准的法律地位取决于各国的监管体系）

6.1.3 协调

药典应尽可能将品种和通则的标准协调一致。协调的途径包括但不限于下列方法：直接收载或修订[1]现有标准；合作共同建立一个新的标准（前瞻性统一）；由2个或更多的药典机构共同修订一个标准（双边或多边协调）；通过协调行动计划建立或修订标准（如药典讨论组织）。

6.1.4 法律认可

药典标准的法律地位和执行情况，取决于各个国家或地区的

1　文本来源应当注明。

立法环境。

6.1.5 符合药典标准

药典收载的药用物质或制剂成品（FPPs），在货架期内必须符合药典项下的规定。品种项下的含量和检查方法是药典标准依据的法定方法。检测者也可根据各自国家和地区的法律规定，采用其他的替代方法。替代方法应经验证，证明至少与药典检测方法等效。获得监管机构批准的替代方法可用于常规的产品检验检测，但需要提供采用替代方法的依据、验证数据以及药典方法与替代方法检测结果的比较。

当发生质疑和争议时，应以药典法定方法为仲裁方法。

6.1.6 检测要求

药典检测方法和设定的标准限度是药品质量的合规性要求，符合药典标准并不意味着全面保证药品的质量。

为发挥产品检验的最大作用，建议在可能的情况下，根据方法的可行性和费用，尽量采用多种不同的检测方法对产品进行检验。

6.2 技术指南

本文件的技术指南是参与协调统一的各药典机构共同认可的最低要求。各国家或地区药典可根据监管需要确定是否在其药典中补充上述要求。

6.2.1 原料药标准

在起草原料药标准前，应尽可能多地收集该物质的相关信息。以下是需要获取的重点信息：
- 药物的来源；
- 药物的制备方法（必要时）；
- 药物组成是混合物还是单体；
- 是否有不同的物质存在方式（如酸、碱或盐）；
- 可用于鉴别药物的理化特性（如溶解度、旋光度）；
- 是否有不同的物理形态（如晶型或多晶型），因为这些特性会影响药物的作用；
- 是光学异构单体（如对映异构体）或异构体的混合物（如消

旋体）；

■ 是否有无水物、不同水合物或溶剂化物等存在形式。

在一个药品标准里的药用物质可能是相似的一组化合物。对于一组相似药用物质可起草一个通则以描述其共性，通则适用于该组所有相似物质并能识别单一组分。

6.2.1.1 标准名称

在药典标准中应采用 WHO 确立的国际非专利名称（International Nonproprietary Name，INN）或关联国际非专利名称（modified INN，INNM），各国/地区药典也可以采用各自的命名原则。

6.2.1.2 标准中的原料药基本信息

原料药的药典标准应包含以下信息：

■ 结构式；

■ 实验式/分子式和相对分子量（后者是根据国际相对原子质量表（International Table of Relative Atomic Masses）的数值计算，在适当的情况下应考虑结晶水）；

■ 化学文摘登记号（CAS 号）；

■ 化学名称；

■ 可能存在的异构体（应明确是异构单体还是异构体的混合物）；

■ 对于光学异构体，应采用 R/S 系统确定非对称中心的绝对构型，或通过其他合适的系统确定。（例如碳水化合物和氨基酸类）；

■ 水合物或溶剂化物。在适当的情况下，通过适当的技术确定水合或溶剂化的程度，以便清楚地区分出水合物、溶剂化物以及含有不同量的水或溶剂的物质）

——对于确定为水合物或溶剂化物的，应给出结晶水或溶剂的含量范围；

——对于可形成多结晶水或可变溶剂化物的，应给出最高结晶水或溶剂的含量；

——当药物既有非水合物（或非溶剂物）又有水合物（或溶剂物）形式时，如果这些物质都被使用，彼此也能被良好区分时，可根据各国或地区的监管要求，将每一种化合物形式均认定为单独的药物。

在临床上，会用到结构和组成明确的化合物，甚至会用到混合物。在这种情况下，需要准确说明复方或和混合物中的每一种成分，并给出相应的化学结构和组成比例。

6.2.1.3 含量

药品的含量必须在含量测定限度范围之内。在特定情况下，含量限度可以只给出低限，含量限度应考虑方法的精密度及可接受的药物纯度。含量限度通常以干燥物、无水物和（或）无溶剂物表示。

在设定原料药（API）的含量限度时，应考虑以下方面：

- 制备方法，这决定了合理的纯度要求；
- 分析方法的精密度和准确度；
- 如果一个分离手段同时用于有关物质和含量测定时，应当考虑杂质的最大允许量和分析误差；
- 对样品储存过程中降解程度进行评价（因为限度值要适用于整个货架期而不仅是出厂检验）；
- 至少 3 批的多批次检验结果。如可能，应采用不同来源和不同时期的多批结果为宜。

6.2.1.4 药物的性状

对本项下的描述不应过度解释，也不应视为法定要求。也可包含注意事项。

性状主要涉及以下几方面：

- 外观；
- 溶解性；
- 稳定性影响因素；
- 引湿性；
- 固态性质；
- 其他必要的特征

6.2.1.5 鉴别

在鉴别项下列出的检测方法不是对药物的化学结构或组成进行全面的确认，而是在一定的保证度下，证明该物质就是标签标示的活性成分。鉴别的专属性应能区分具有相似结构的药物。当考察一个鉴别系列方法时，不管是否是药典收载的品种，希望在检测该药物的类似物时，能利用系列鉴别方法中几个鉴别试验的组合，成功地将一个物质与上述类似物中的其他物质区分开来。应避免由已知杂质引起的假阳性反应。

一些标准中的纯度检查试验也可能适用于鉴别，可通过交叉引用的方式加以利用。当区分相关物料的特性也是纯度或组分控制的参数时，上述方法就尤为重要。在某些情况下，采用有机杂质检查法可以将待测物与类似物、普通或危险的非法掺杂物质。

对于类似的药物，鉴别中可以增加方法的选择性和区分力，使鉴别方法能识别一组药物的中每一个成分。

6.2.1.6 杂质和其他检查项

输液用或透析液用等特殊用途的药物，会增加特定的检测方法；对特定用途药物，同样的检测方法也可能有特殊的限度，在检测方法中应说明方法或限度的适用范围。

6.2.1.6.1 有机杂质

本部分内容主要针对化学药物中杂质的控制。

为了提高透明度，可在信息中包含通过检查控制的杂质信息，对于已知杂质和某类杂质，还应给出与规定限度相当的量值（例如百分含量或 ppm）。

只要能从生产单位获得必要的信息和样品（药物及其杂质），药典标准中就应规定获批上市药品中可能存在的杂质的检测方法和限度。

在有机化学药品的标准中，通常都有控制有机杂质的"有关物质检查"项（或名称不同而目的相同的检查项）。需要控制的有机杂质包括中间体、合成副产物、天然来源药品的共提取物以及降解产物。

药典的原料药标准应参考 ICH 指导原则 Q3A（R2）（新药中的杂质）和相关指导原则中确定的原则，并遵守监管机构的政策和规定。对于发酵及衍生的半合成产品，应有限度地应用上述原则，但应包含适用于这些物质的限度要求。同样的原则也适用于辅料。

具有特殊效力或毒性的杂质。除上述要求之外，应当特别关注具有特殊效力或可产生毒性或未知药理作用的杂质。在此情况下，应符合基因毒性杂质的控制要求。

药典标准应考虑到一个药物会涉及多个合成路线和纯化过程，使标准能适用于不同工艺的杂质谱控制。

药典纯度检查项的目的就是通过一个分离方法，对不同工艺路线或降解途径形成的杂质进行控制。在选择杂质检测方法的实验条件，特别是检测系统时，应避免不必要的过度严格指标。

当收载某个色谱方法时，应提供在色谱图上确证所有指定杂质的可靠方法。

6.2.1.6.2 无机杂质

无机杂质包括试剂、配体、催化剂、元素杂质、无机盐及助滤剂等其他材料。当存在已知杂质时，应通过专属的检查方法进行控制。

6.2.1.6.3 残留溶剂

在任何情况下，都需要参照 ICH 指导原则 Q3C（杂质：残留溶剂指导原则）对残留溶剂进行控制。

6.2.1.6.4 其他检查

应考虑但不限于以下检查：

- 外源性 阴离子和（或）阳离子；
- 干燥失重；
- 半微量水分测定（卡尔费休法）；
- 微量水分测定（库仑滴定法）；
- 硫酸灰分/炽灼残渣；
- 不挥发物；
- 无菌；
- 微生物；
- 细菌内毒素。

6.2.1.7 含量

除以下特殊情况外，药典标准中通常应包括含量测定：

- 所有可预测的杂质都能被检测和控制，且方法的精密度较高；
- 特定的足够精密且与含量测定类似的定量试验；
- 所有的检查已经能充分保证药物的质量（这种情况通常为非活性的原料，例如乙醇和水）。

在某些情况下，有必要进行多项含量测定，例如：当药物有两个组成成分，两者不是以完全固定的比例存在时，在这种情况下，只测一个组分的含量无法确保药物整体的含量。

但是对于比例确定的成盐药物，仅对一种成分（主要是药物活性成分）进行分析就足够了。

6.2.2 药物制剂标准

可将适用于某种具体制剂（而非适用于一种特定处方）的通用检查项和限度标准进行归类，比如片剂的含量均匀度、脆碎度和崩解时限检查。这些检查项可以制剂通则的形式收载，以片剂为例，相关检查项适用于所有的片剂。

对特定类剂型的检验项目就是一组能证明制剂具有适当的质量水平的特性检查方法。比如说，片剂的检查项包括鉴别、有关物质、含量和溶出度。进行特性检查的目的是对纯度、组成和释放进行质量控制。检查项目的设置取决于药物特性。

在起草制剂质量标准前，需要尽可能多地收集该产品的相关信息。以下是需要重点收集的信息：

- 制剂含一种还是多种药物成分；
- 是否能通过不同的药物形式制备（如酸、碱或盐）；
- 当药物有多晶型现象时，在制剂标准中是否需要对某种药物晶型进行鉴别；
- 对于多规格制剂，一个标准是否适用于所有规格。

6.2.2.1　制剂名称

制剂标准的名称由原料药和药物剂型组成。药物的名称应采用 INN 或者国家药品通用名称（如无 INN 或国家通用名称，可使用惯用名称）。当有规定时，还需要补充关联 INN 名称。制剂名称应符合国家或地区的药物剂型分类原则（或已出版的标准术语）。

对于含一种以上药物成分的复方制剂，应在可能的情况下使用各成分单独的 INN。

出于处方目的，也可以在国家药典中使用复合名称。

6.2.2.2　制剂定义项下的基本信息

基本信息应包括与原料药（API）有关的含量，以及与剂型相关的基本特征。也可适当参考相关的制剂通则（《国际药典》制剂标准中有 definition 项，译者注）。

应注意以下方面：

□制剂所用到的药物信息；但在制剂标准中，没有必要重复可在原料药标准中找到化学名称等信息；

□在制剂生产过程中，采用原位（in situ）法将活性成分制成成盐形式的相关信息；

□定义项下只采用药物的名称；当制剂含量项下的限度不以药品标准名称中的药物形式表述时，含量（见 6.2.2.3）的限度值应反映标签内容。

6.2.2.3　含量

含量限度系指制剂中药物的含量范围。应包括每种药物（如果含一种以上）或单一成分的限度。在设定含量限度时应考虑方法的精密度和制剂的规格。含量限度通常按活性成分或符合国家或者地区要求的标签标示来表示。

限度值应合理设定，并考虑以下方面：

- 制剂的规格；

■ 制剂中药物的稳定性。

抗生素的含量采用微生物效价法时，其限值以国际单位（IU）表示；当含量限度为一个范围时，例如：含量测定的精密度应使基准误差限不低于估计效价的95%，不超过估计效价的105%。基准误差上限不低于规定国际单位（IU）数的97.0%，基准误差下限不超过规定国际单位数的110.0%。

6.2.2.4 鉴别

鉴别项下的检测目的不是对药物制剂中原料药的化学结构或组成进行完全的确证。鉴别的目的是在可接受的保证程度下，确认产品中的一个或多个原料药就是标签标示的活性成分。鉴别试验应特别注意供试品的制备，确保原料药能从样品基质中充分提取出来。

从检测项目而言，应以最少的检测提供尽可能充足的鉴别确证。例如，药品标准中可设置至少两个试验方法，对药物剂型中的一种或多种原料药进行鉴别；如果采用的技术可获得活性药物成分的指纹图谱（例如红外吸收分光光度法），那么对每个原料药进行一项检查就足够了。

6.2.2.5 杂质和其他检查

本项应包含所有证明具体制剂品种质量符合规定的特性检查。检查项的目的在于：

■ 控制制剂中的杂质，包扩制剂品种在货架期内产生的降解杂质和生产过程中产生的杂质；在某些情况下，有必要在制剂中对药物合成产生的杂质进行控制；

■ 确保制剂各剂量间原料药的同质性；

■ 考虑样品基质限制活性成分从制剂中释放的可能性（即片剂中的溶出度检查）；

■ 控制注射剂的热原含量（即细菌内毒素或者单核细胞活性试验）。

6.2.2.5.1 杂质：检测名称

当用于控制已知和未知的杂质时，杂质检查的标题应为"有关物质"，或类似的符合国家或者地区惯例的标题；当用于控制一种或几种已知杂质时，检查项的标题应为相应的杂质名称。

6.2.2.5.2 有关物质

在原料药标准的基础上，制剂中有关物质检查还应注意以下内容：

■ 优先使用专属、定量的技术（例如高效液相色谱法）；

■ 只有当专属的方法不适用或不可行时，才考虑使用非专属和非定量的技术；

■ 建立检查方法的目的是控制降解产物和杂质；在某些情况下，有必要对制剂中药物合成产生的杂质进行控制（当在有关物质检查中检测到上述合成杂质，且其含量超出未知杂质的限度水平）；

■ 当杂质的量高于未知杂质的限度值水平时，应使用对照品或其他合适的技术对其进行鉴别。

可将 ICH Q3B（R2）指导原则（新药产品中的杂质）中技术要求作为参考。

6.2.2.6 性能试验

可根据制剂的剂型在质量标准中制定相应的性能试验，比如溶出度或吸入制剂的肺部沉积量试验。

6.2.2.7 均匀度

能以单剂量形式给药的制剂应符合特定剂型标准中的检测要求，可接受标准由各国/地区为特定产品或特定剂型制定。

6.2.2.8 其他检查

应考虑但不限于以下检查：

■ 无菌；

■ 细菌内毒素；

■ 微生物指标；

■ 必要时，还要对抗氧化剂、抑菌剂等辅料进行检测。

6.2.2.9 天然来源的产品

应特别关注不同地区对于通过人用药品和兽药传播动物海绵状脑病的风险防制要求。

6.2.2.10 含量测定

含量测定能确定制剂中活性成分的含量。也可根据国家或者地区的法规要求测定防腐剂等辅料的含量。如果可能，制剂与原料的含量测定法应一致，但由于样品基质的原因，也可采用不同的方法。

所有制剂标准中都有含量测定项，除非标准中某些与含量测定类似且具有足够精度的定量检查（如在含量均匀度试验中，单个试验结果的均值被认为是准确的含量值）。

当制剂含两个或更多活性药物成分时，可能需要进行多次的含量测定。

对于抗生素类产品，含量测定结果可能不足以代表药物的治疗活性，在这种情况下，需要通过微生物检定法测定抗生素效价并进行组成成分的分析。

可能的情况下，应采用液相或气相色谱法等专属的含量测定方法，以避免辅料（制剂基质）的干扰作用，在使用非专属的含量测定方法时，这种干扰作用可能引起结果的重大误差。

含量测定方法应尽可能采用能反映药物稳定性的分析方法，通常色谱法是优选。如果采用不能反映药物稳定性的含量测定方法，应单独提供一个可检测药物稳定性指示杂质的方法。

7. 分析检测程序和方法

分析检测方法用于原料药和制剂的鉴别、纯度和含量等质量属性检查项。药典收载的分析方法和/或技术，应具有耐用（稳健）、可靠、准确、精密、灵敏、专属的特点，且所需的材料和设备易得。

药典为原料药和制剂的分析提供了物理、物理化学或化学方法及微生物测定法等不同的方法。分析方法的选择取决于药物和制剂的性质。

方法验证的原则适用于药典中所有类别的分析测定法。但是，确认某个特定方法是否适用于原料药或制剂的检测，是检测人员的职责。

药典标准中载明的分析方法的验证，应符合相关要求，比如WHO GMP 关于验证的补充指南：附件 4 分析方法的验证，WHO技术报告系列，No.937，2006，附录 4，以及 ICH 指导原则 Q2（R1）（分析程序的验证：正文和方法学）。

附录 2 FIP—WHO 技术指导原则：缺乏儿童专用药品时健康护理专业人员的考虑要点

1 介绍和范围

1.1 背景

儿科患者应可获得经过授权且适合其年龄的药物制剂，这些制剂应保证安全和有效。本文件中的任何内容都不应降低药物安全性和有效性。然而并非总能得到具备上述特性的药物制剂，在这种情形下，必须寻求一种安全和有效的替代方法。

按照儿科药房管理规范及本文件的目的，医院/药房制剂是指药剂师在没有市售儿童专用制剂的情况下，利用原料药或使用非儿童用药品制备药物制剂的过程。除非在本文件中特别说明，医院/药房制剂在配制后应立即分发，不得大量储存。在分发前将儿童专用制剂复溶不属于医院/药房制剂范畴。Ernest 等[1] 提出了配制儿童药物制剂的术语。

从业者应充分了解医院/药房制剂及替代方法的风险和益处。如缺乏适当的知识，从业者应寻求专业指导。

与授权的儿童药物的使用相比，医院/药房制剂具有显著的风险。很难全部保证药品的质量、安全性和有效性，且许多医院/药房制剂在配制时发生错误的情况也有报道。在某些情况下，医院/药房制剂可能是儿童用药的唯一选择，这就需要工业界或学术界等机构提供药物质量及生物利用度的相关证据。儿科用药可能还有其他替代方法，比如，可考虑使用市售可用的治疗替代品或对儿童剂型进行处理。

为支持本文件的考虑要点，提供了文献综述[2]。本报告附件包含了 2010～2015 年出版的论文和摘要。

本文件应认为是具有时效性的，该文件强调了在寻求替代法定儿童药物及适龄制剂时的建议。应尽可能对指南提供证据支持。然而在大多数情况下，循证的基础不足或不存在。因此，指导原则主要体现了基于科学、治疗原则以及专家共识的规范。尽管指导原则的形式为工作管理规范，但获得从业人员的意见和建议，在反馈的基础上进一步完善指导原则是非常重要的。本文件主要阐述了儿童口服药物，也包括了对其他给药途径的意见和建议。

1.2 目的

本文件旨在：

为儿科患者配制替代药物提供基于证据或规范的指导；

阐述医院/药房制剂主要潜在的问题并教育从业者如何避免该问题；

提供关于医院/药房制剂的简明指导；

减少在不知情下提供儿童专用药物制剂的风险。

本文件不重复药品生产质量管理规范（GMP）等已有的指导和标准。在适当情况下，应参考有关资源和出版物。

1.3 目标读者和医疗机构

本文件面向广泛的医护利益相关者，包括：

所有从事儿科卫生保健的从业人员，但主要是药剂师、医生、儿科医师和护理人员；

国家药品管理机构和专业团体，如国家儿科组织及国家药房协会；

普通医院和医疗诊所；

儿科专科医院和社区保健诊所；

制药行业，由于其在提供信息方面所起到的作用。

制药生产企业通常可以为经过验证的医院/药房制剂处方、处置方法、处方特点等提供有益的信息。

1 术语

以下定义适用于本指导原则中的术语。在其他语境中，可能有不同的含义。

活性药物成分（API/原料药）

用于生产或配制药物制剂的物质或混合物，在使用时，活性药物成分即为该药物制剂的有效成分。这些物质旨在产生药理活性或其他直接影响身体结构和功能的作用，在诊断、治疗、缓解或预防疾病方面发挥作用。

法定制剂

由主管当局批准、用于特定适应症治疗的上市药物剂型。

有效期

超过该日期，药品应不得贮存、运输或使用；该日期由制剂生产或配制的时间和日期决定，也称为失效期。

配制医院/药房制剂

当不能获得儿童用药品等法定制剂时，在药剂师的监督下，根据无证药物的相关国家法律，为满足病人的特殊需要而进行的医院/药房制剂的配制。医院/药房制剂可能以法定制剂或有效药物成分为基础，通过添加辅料，配制成为可接受的药品。

调剂药房

药房接受病人的处方，并为病人提供药物制剂。对于配制的药物，配药药房不一定是具有医院/药房制剂功能的药房。

剂量调整

对于根据体重或体表面积获得的精确的剂量进行修约，使易于度量和用药。在对剂量进行修约前应考虑药物的治疗指数。

辅料

除活性药物成分和包装材料外的，用于药物制剂或配制制剂生产的物质或化合物。

失效期

超过该日期，药品应不得贮存、运输或使用；该日期由制剂生产或配制的时间和日期决定，也称为有效期。

药品生产质量管理规范

世界卫生组织的指导原则等规定的系统规范和管理程序，用于保证生产的药品的质量和安全符合标准。

标签信息

在容器、包装标签或患者使用说明书上的，为用户提供的相关信息。

改变剂型

通常在用药时，将法定的剂型进行改变，以提供适当的剂量（例如通过掰分片剂）或有利于用药（例如通过研碎片剂或掺到食物中）。

药物剂型

药物所呈现的物理形式；剂型的名称应结合其物理形态及预期的给药途径。例如片剂（供吞咽），口服混悬剂（固体微粒的混悬液，用于口服摄入和吞咽）。

给药途径

向病人给予药物的方式，例如口服给药（通过口服途径进行给药）、直肠给药（通过直肠给药）、肠外给药（通过血液、肌内或皮下途径进行给药）。

药品说明书

主管当局批准的关于产品特性的说明。该信息可以显示在容器或包装标签中。

确认

提供任何充分证据的过程，比如新的（生物）分析数据，来源于文献或参考现有的规范，支持拟定的变更将不会改变原有药剂的安全性和（或）有效性。

2 医院/药房制剂的替代方法

在决定制备医院/药房制剂之前，应尽可能考虑能最大程度保证临床有效性和安全性的替代方法。

以下介绍主要的医院/药房制剂的制备方法。

3.1 购买市售或由企业生产的药品[1]

如有可能，应尽量购买获得批准上市并适龄的药物制剂成品。适宜并符合国家法规的情形包括：

- 对于获得药品分发所在国批准的药品，超适应证用药；
- 对于原产国获批的进口产品，超适应证用药；
- 使用由药品分发所在国批准的设施生产的产品。

---

[1] 包括按 GMP 标准生产的药品，比如由获得认证的医院机构生产的药品。

供应、成本和准入的统筹安排是可能引起障碍的明显因素，但从业者应与供应商、进口商和管理当局建立联系，以便在可能的情况下获得上述产品。

进口产品可能较为昂贵，应使用信誉良好的供应商以避免假冒伪劣药物。应建立良好的质量保证系统，以确保召回系统可用，并能以当地语言提供信息。

评估儿童用医院/药房制剂时，不能以比市售药品便宜为标准。也可探索选择按照 GMP 标准在当地生产药品等其他方案。

3.2 剂量调整

如果处方的剂量与市售制剂的剂量不一致，应考虑适当调整剂量，同时保证药物的安全性和有效性。

在做决定之前，需要考虑药物的治疗指数和患者特点。

某些药物的剂量是在体重的基础上准确计算的结果，而治疗指数则是一个可以用于广泛年龄段和体重范围的剂量区间。可参考世界卫生组织的儿童处方[2]。

3.3 替代治疗

当某种治疗用药物没有市售制剂，比如没有适合患者年龄的制剂，可考虑使用一种具有类似治疗作用的市售药物，作为较适宜的剂型。实例见附件 1。

3.4 改变剂型

当处方剂量与市售药物制剂规格不一致时或服用市售药物有困难时，可考虑按以下方式改变市售剂型。应尽可能获得处方或生产企业、标签或说明书（SmPC）的信息。

2013 年[3]，儿童用药（MODRIC）研究小组出版了一份关于通过改变药物剂型获得所需儿童用药的报告，并附基于证据的指导原则。

从业者应牢记，掰分片剂、分散片剂/胶囊、研碎片剂并掺入食物或饮料等改变市售剂型的做法，特别是与食物或饮料混合时，会增加剂量不准确的风险，并可能会影响药物的疗效、稳定性和生物利用度。对成人安全的辅料对于儿童来说未必安全。

当药物与食物或饮料混合，比如对于非常年幼的孩子将药物

2　http：//apps. who. int/medicinedocs/en/m/abstract/Js17151e/

掺入母乳时，混合物不愉快的味道可能会引起孩子的反感。此外，还应考虑药品与食品、饮料或母乳的相容性。如果孩子表现出抗拒或厌恶的迹象时，则应考虑其他选择。

3.4.1　掰分片剂

并非所有片剂都能够掰分。一般来说，缓释或肠溶片剂不应掰分，但当与具有缓释功能的基质一起掰分时是可行的。应尽可能获得处方或生产企业、标签或说明书（SmPC）的信息。

有些片剂可以掰分，当药片上有刻痕时，可掰分或者采用专用刀具进行掰分。如果儿童能够安全地服用固体剂型，则可给予掰分后的片剂，否则，可将片剂分散或与食物或饮料混合，如下文 3.4.3 节所述。

没有刻痕的片剂，掰分后的片剂一般不符合相关均匀性要求。在药品说明书或标签上可能会提供该片剂是否可以掰分的信息。参见 Freeman 等[4]关于片剂掰分的综述。

当掰分片剂导致剂量不准确或影响药物的释放特性时，给药后可能会产生毒性或降低疗效，应具体情况具体分析。当原料药具有强活性或治疗指数窄时，如果缺乏相关信息、或者不能保证准确的药物剂量时，上述药物的安全性和有效性方面的考量就特别重要。

药房应考虑采用适当的市售片剂分割工具将片剂掰分。如有可能，应提供具有刻痕线、原料药分布均匀的片剂，并获取掰分后片剂的稳定性信息。如果医护人员进行片剂的掰分，应给他们配发合适的片剂分割工具，并对如何掰分及掰分后片剂的存储提供培训。

3.4.2　片剂/胶囊分散后口服

将普通片剂或胶囊内容物分散在水或其他液体中是可行的。为便于儿童给药，将片剂研碎分散后，可将部分或整个片剂分散在小体积液体中。对于全剂量药物的混悬液，必要时可添加矫味剂。为了确保将全部剂量给药，应对量取药液的装置或工具进行淋洗，并淋洗液或混悬液一并给药。必须考虑药物分散以及药物与矫味剂的相互作用对生物利用度的影响风险。

常规片剂不容易分散，但有些片剂可在短时间内形成混悬液。可溶性片剂和分散片在室温条件下，在水中短时间内即可崩解、溶解或分散。

如果片剂能分散在一定体积的水中并形成稳定的混悬液，可用注射器方便地量取相应剂量（体积）的药物。由于不可能从片剂中将可溶性原料药完全提取出来，在量取混悬药液前应振摇或搅拌，除非能确定该原料药已完全溶解，否则不得过滤。混悬液的剂量均匀性不能保证，必须考虑给药过量或不足量的风险，这可能取决于为给药而制备的混悬液体积。无论是分散片还是普通片剂，将任何片剂制备成溶液或混悬液后，应立即给药，剩余部分应弃去。

当制备的分散体用于管饲时，应考虑颗粒粒径、黏度、给药体积以及口服制剂与管材的相容性等参数。分散体可能过于黏稠，或可能含有较大的颗粒，这可能意味着通过喂食管给药是不可行的。原料药吸附在管材中会导致剂量改变，脂溶性和低剂量强活性原料药最可能出现这种情况。

世界卫生组织提倡使用分散片等可灵活调节给药剂量的固体口服剂型[5]。应尽可能使用为儿童用药定制的专用分散片，但仍有必要确保医护人员掌握给药方式。

3.4.3 研碎片剂/打开胶囊并将制剂颗粒与食物或饮料混合

综述文章[6]对于研碎片剂或打开胶囊并将制剂颗粒添加到可口的饮料或洒在固体食物上的做法进行了介绍。虽然这种做法很常见，但由于稳定性和生物利用度的改变，可能很少有证据支持该方法的有效性和安全性。除多剂量制剂可打开包装后多次给药，而不影响药物的有效性和安全性外，对于缓释片和胶囊，研碎或打开后多次给药不可能不影响生物利用度和（或）稳定性，因此不应研碎或打开。片剂的不溶性辅料处于混悬状态，可能会影响产品的外观；而可溶性辅料可能改变药物的稳定性，比如改变制剂的 pH 值。

当原料药为强活性药物时，应考虑接触药物颗粒的患者父母或医护人员的健康风险。

一般来说，决定是否研碎片剂应基于生物利用度和可接受性的研究。应尽可能从生产企业（如标签、说明书或网站）和处方集获取有关信息。只有当食物或饮料不影响药物的生物利用度时，才可将药物与食物或饮料混合后给药，而且混合后必须立即使用，以最大程度地减少稳定性问题。

将全部的药物剂量让患者完全服用是一件困难的事情，因此，处理或接触药物颗粒的医护人员可能会面临健康问题。片剂分散体可能是一种更简单、更可靠和更安全的方法。

由于难以转移和量取全部的内容物，一般不得打开充液胶囊。

3.4.4 注射剂的口服

当原料药的注射剂型与口服剂型相同（如盐酸拉贝洛尔、盐酸恩丹西酮），并假定注射剂中的原料药也可经肠道吸收时，这些注射剂也可口服给药。然而，由于注射剂中原料药为溶液，与固体口服制剂的吸收相比，可能达峰时更快，峰浓度更高。在评估注射是否适合口服时，应寻求专业指导，例如咨询该区域的药品信息中心。必须考虑首过效应、口服生物利用度、胃酸（如对稳定性的影响）、pH 值影响（如弱酸性可溶性盐的沉淀）和适口性等重要影响因素。

注射剂中的丙二醇和乙醇等辅料，可能对某些患者产生不良影响。某些注射剂的 pH 值可能过高或过低，因此不宜直接口服，或者在用药前应稀释以避免刺激性。可能不了解注射剂的味道，也可能不符合口服给药的要求。应征求生产企业和专家的意见，以协助决定注射剂是否可以口服。

3.4.5 分割栓剂

几乎没有关于哪种栓剂可以被准确分割的信息。在分割制剂时考虑的主要问题是剂量的准确性，因此通常是不建议对上市制剂进行分割。大多数市售的栓剂的处方为混悬液，意味着在栓剂基质凝固过程中，固体药物颗粒可能会发生沉积。因此，如果栓剂需要分割，应纵向分割。

在确定分割栓剂给药是否安全时，应考虑治疗指数、给药过量或剂量不足的后果。如有可能，应在药房进行栓剂的分割。

3.4.6 直肠给药

有时也可将口服或注射剂型通过直肠给药[7]。

3.4.7 改变给药途径时的一般考虑

在拟改变上市药物制剂的给药途径时，应从处方集、文献获取信息并征求专家指导。一般而言，改变给药途径可导致不同的药代动力学特性，引入高风险的剂量错误，并可能危及药品的安全性和有效性。因此，一般不鼓励这种做法。

4 医院/药房制剂

4.1 药品生产质量管理规范

配送药物的药房收到为患者开具的处方后为其提供药物制剂。对于医院/药房制剂而言，配送药物的药房并非必须是可调制医院/药房制剂的药房。无论产品在哪里进行调制，配送药物的药房需负责确保产品的安全和质量。

当制备并储存某批非上市药物时，调剂药房或医院应符合基于风险评估的 GMP 或药典质量规范（GPhP）的要求，包括对人员、场地和设备、质量保证体系、文件和产品档案等方面的相关要求。此外，根据国家立法，可能需要主管当局批准开展制剂配制活动。出于这方面考虑，应参照世界卫生组织 GMP 的指导原则[8,9]、药品检查合作组织（PIC/S）关于医疗机构调制药物制剂的 GPP 指南[10]等国际和国家指导文件。

当医院/药房制剂是一次性的事件时，应为已确定的患者配制制剂并立即配送。在这种情况下，对于配制机构的要求可能不那么严格。但必须满足下列要求：

■ 配药的药房应有适当的场所和设备；

■ 药剂师和工作人员，或有资质的人员，必须有充分的培训和背景以满足调配医院/药房制剂的要求；

■ 获取相关文献（如药典、处方集、手册和科学刊物）的条件，有互联网设施；

■ 应提供调制每种剂型的基本操作规程；

■ 应保留每次调制工作的记录，包括计算、关键工艺、包装步骤，以及负责每个工序的人员姓名。

4.2 潜在问题

在某些情况下，例如，当制备方法和口服液体的稳定性记录完整；医院/药房制剂的质量、稳定性和生物利用度得到工业界和学术界等机构的数据支持；所有的设施和成分都是可获得的；那么寻求替代医院/药房制剂方法就不是那么迫切。另一方面，如果没有稳定性数据，并且出现原料药在唯一可用的辅料（例如糖浆）中形成团块混悬的情况，就必须考虑调制医院药房制剂的替代方案，以确保治疗的安全性和有效性。

无论如何，做出制备和（或）提供无上市许可的制剂的决定，应基于对给药剂量策略的风险和益处的评估。在具体情况具体分析的基础上，应该权衡使用上述制剂的潜在好处，以及制备和给药带来的所有可能风险。即使医院/药房制剂是经过确认的制剂，调剂过程对生物利用度的影响也可能是未知的。

医院/药房制剂的处方与一些可能影响其安全性和有效性的潜在问题有关。对于处方的相对复杂性以及对可能发生差错的预警意识，将有助于避免这样的问题发生。关于医院/药房制剂的调制指南已经发布[11]。也可参考关于临时医院/药房制剂的综述[12]。

必须关注原料药的性质（如水溶性、pH 对溶解度的影响、粒径和多晶型）、原料药和医院/药房制剂处方的化学、物理和微生物指标的稳定性。

还必须注意辅料的选择及其对不同年龄段儿童的安全性，以及制剂中"惰性"成分的任何可能的不良反应。必须谨慎使用防腐剂、乙醇和糖。关于医院/药房制剂的指导原则和文献可参见儿科药物的研发：制剂处方要点[5]。

4.2.1 口服液体制剂

口服液体的变质可能是化学、物理或微生物特性不稳定的结果，可导致：药物的治疗剂量降低，产生毒性降解产物或摄入过量的微生物。对于药剂师、临床医生和护理人员来说，为确保所使用药物的有效性和安全性，了解医院/药房制剂的不稳定性和微生物污染引起的潜在问题是非常重要的。

医院/药房制剂液体中的原料药易发生化学反应形成降解产物。儿科医院/药房制剂稳定性的报道见 Glass 和 Haywood 2013 的综述[13]。最常见的化学反应是水解、氧化和还原反应。通常，反应的速率或类型受 pH 值的影响。其他因素也可增加反应速率：比如微量金属的存在可催化卡托普利和甲基多巴的氧化反应，光照可催化 6 - 巯基嘌呤的氧化降解反应。化学降解的速率通常随着温度的增加而增大。

制剂中的原料药可以全部或部分溶解，或主要以固体状态悬浮。溶液中的原料药比固体原料药（如混悬液）更易受到化学降解的影响；因此乙酰唑胺和氯噻嗪的混悬液比溶液更为稳定。但是，不能认为调制的悬浮液总是比溶液更稳定。在混悬液中，固态原料药与溶液中原料药存在动态平衡，即使有很少量溶解的原料药，也会发生降解。其中一个值得关注的例子为呋塞米：该药物在固态为主的酸性条件下会发生水解，但在完全溶解的碱性pH值下更加稳定。

从片剂制成的医院/药房制剂中，除原料药外，还含有黏合剂和崩解剂等辅料。这些辅料可能改变制剂的pH值，使降解反应速率更快，从而降低药物的化学稳定性。这可以解释为什么从原料药直接制备的阿米洛利溶液，比由片剂制备的口服液更为稳定。

原料药的引湿性和（或）对水分的敏感性也在降解过程中发挥关键作用。从片剂调制成液体制剂前，应了解原料药的这些特征。常见例子为替诺福韦二吡呋酯。

对低治疗指数药物的分散体和混悬液，应特别考虑有效的重新混悬过程，以避免错误用药。

4.2.2 微生物污染

口服液体制剂中的微生物生长可能导致恶臭和浑浊，并影响制剂的适口性和性状。高滴度的微生物可能对健康有害，特别是对非常年幼或免疫功能低下的患者。微生物代谢的副产物可能导致制剂的pH值变化并降低原料药的化学稳定性或溶解度。必须使用清洁的设备、高质量的水；避免使用受污染的原材料和容器，以尽可能减小制备过程中的微生物污染。如果使用苯甲酸钠或苯甲酸作为抑菌防腐剂，则制剂的最终pH值必须小于5，使制剂中的抑菌剂以非离子形态为主。相应的原料药在此pH值条件下也必须是稳定的。

许多因素能降低防腐剂的效力，比如使用被污染的物料、化学降解、防腐剂与助悬剂或片剂辅料的结合，以及不当储存或在不卫生条件下使用最终产品。

4.3 基本考虑

■ 原料和辅料的质量

确保原料药和辅料的鉴别及纯度符合药典标准很重要。应选择给药途径相同的上市药物制剂所用的辅料，并采用与上市制剂相近的辅料用量。

■ 首先考虑使用上市制剂

与使用原料药和辅料配制医院/药房制剂相比，在研碎的片剂或硬胶囊的内容物中添加适当的助悬剂，使用这样的调制制剂可能更为安全有效。很多制剂处方都具有经过验证的货架期，但合适的助悬剂可能不易获得或价格昂贵。

有些情形下，药剂师可能会将几片片剂研碎或打开几粒胶囊，用合适的辅料与颗粒稀释后制成开袋即用的单剂量袋装制剂。在进行上述操作前，应考虑制剂的稳定性，比如药物颗粒与水分和空气接触后的稳定性。

■ 如有可能，应检索文献和指导原则。

尽可能使用经过验证的处方（即基于文献、稳定性研究和指导原则）。如有可能，应获取产品信息、最新的国家或国际指导原则、或咨询专家信息中心。

■ 潜在的用药错误

在制备医院/药房制剂时，经常发生用药错误，有些会对病人造成严重伤害甚至死亡。必须充分认识到用药错误的可能性，并采取措施将风险降到最低。应提供处方成分的目录、鉴定信息；还应提供用量、计算和测定结果，并由经过培训的人员和复核人员双人审核并签字。

负责的药剂师应按照署有签字的处方目录、成分和处方，对最终产品和标签进行检查。

■ 从其他处方推算时的注意事项

当从已发表的研究论文或处方集推算处方时需谨慎。由原料药制成的制剂可能比由固体剂型制成的制剂更为稳定，片剂和胶囊中的辅料可增加或降低口服液体制剂中原料药的稳定性。已发表的研究中使用的原料药的成盐形式，可能与当地采购的原料药不同，这可能影响其溶解性、生物利用度和稳定性。如果可能，应查阅文献和药典，并寻求专家建议。

类似地，原料药与市售助悬剂混合的研究结果，通常不能够简单外推为使用相同原料药与糖浆或甘油的混合。

采用原料药和研碎的片剂制成的医院/药房制剂不能相互替代。

■ 剂量均匀性—使用前需振摇的重要性

如果原料药在水中难溶，调配的制剂可能会有剂量均匀性问题，而且处方中需要添加助悬剂。一定要检查制剂成品在使用条件下是否能重新混悬，要向患者或医护人员解释临用前振摇制剂的重要性。

由于辅料和其他制剂成分会影响药物溶解度，因此，所有医院/药房制剂的液体制剂，在给药之前均应振摇。即使一些原料药在水中易溶，也可能没有完全溶解在溶液中。只有当制剂是由纯原料药制备而成，才可能保证全部原料药完全溶解在溶液中。

栓剂有时会被熔融并重新制成更小的栓。这种重新制剂的过程可能会导致原料药重结晶并影响原料药的分布和溶解度，最终导致给药剂量过高或不足。此外，重新熔融还可能增加降解产物的含量。因此，通常不鼓励熔融后重新制剂。

■ 无公开处方信息的例外情况

当没有可用的公开处方信息时，药剂师必须评估选择不同调剂方案的风险，并利用自身的知识和经验配制制剂，并考虑以下信息：

－获得原料药的理化性质（如有）。

如果可能的话，获得关于原料药的基本物理化学信息，尤其是其在终产品的预期 pH 值下的水溶性。以便判断是否可以制成特定剂量浓度的原料药溶液或混悬液。

－在患者使用该制剂前测试其理化特性。

全世界范围内同品规的药物制剂成品可能含有不同的辅料。辅料种类和用量方面的差异会影响制剂的安全性、有效性和可接受性。应在患者用药前完成基本的性能测试，特别是对于首次配制的制剂。性能测试包括重新混悬和转移内容物的容易程度，储存时的结块程度以及制剂的物理性质和特征。

－微生物生长的风险。

所有医院/药房液体制剂容易发生微生物的污染和生长问题。未经适当储存的口服液体有利于细菌和真菌的快速生长，特别是在温暖或高温环境下，可能对患者尤其是免疫力低下的患者造成危害。如制剂的使用超过 2～3 天，即使在冷藏条件下储存，也应加入抑菌剂。

添加抑菌剂时，应慎重考虑制剂 pH 值对抑菌剂稳定性和有效性的影响。

应在严格控制微生物污染的环境下，制备医院/药房液体制剂。

■ 使用适当的包装容器

最终的容器和密封系统应经过清洁，无尘且无其他残留物，建议使用新容器。重新使用的容器应彻底清洗，用无菌或新沸的水冲洗并干燥。通常应使用黑色塑料或棕色玻璃等避光容器。如果没有避光容器，应考虑在容器外覆盖铝箔之类的避光保护膜。当选择内包装容器时，应考虑容器材料和产品间的相互作用，比如塑料容器的吸附等情况。

■ 给药装置

对于液体制剂，应确认完成适当给药剂量的可行性，必须牢记并非所有的给药装置都能满足所需剂量体积的递送。大多数医院/药房液体制剂在给药之前应振摇，这种操作可能会在液体中带入空气，导致不能精确量取小体积剂量。

■ 打开包装后的存储

打开药物包装后的储存条件可能与已发表的研究报告或处方推荐的保存条件差异很大。应尽量在研究报告中描述的最佳条件下储存和使用制剂，通常应冷藏、避光并尽量减少用药过程中的污染。如果在用药时无法保证上述条件，那么可以认为制剂的稳定性较差，更容易引起微生物生长。应根据专业判断缩短有效期。如有可能，应获得专家建议。

■ 有效期

建议按照保守的原则，根据原料药的特点、一般稳定性文件及相关文献，给出每一种医院/药房制剂的有效期。

当使用上市药物作为医院/药房制剂的原料药时，可从生产企业获得药物稳定性信息。否则，应从文献中查阅药物稳定性、组分间相容性和降解特性、使用等信息。

药物的稳定性可能取决于处方，并可能随着产品的任何变更而改变。大多数研究是根据药物的化学稳定性数据制定效期，未考虑实际用药过程中显著的物理或微生物学性质变化。鉴于医院/药房制剂通常为临用新制，因此需考虑用药期间的储存条件和货架期，特别是没有条件在发药前配制制剂时。

设定有效期有助于确保药物使用的适用性，并可鼓励临用新制。同时也能够有利于从业者定期审核患者的用药安全。

确定有效期时应考虑以下因素：

－原料药的性质及其降解机制；

－剂型及其组分；

－制剂中微生物增殖的可能性；

－制剂的包装容器；

－预期的储存条件；和

－拟定的疗程。

在确定使用期限时，应考虑到使用条件，比如在冰箱冷藏。

■ 应给予医护人员和患者明确的指导

应给予医护人员和患者的用药指南信息可包括储存、重新混悬、味觉改变、气味、外观、不良反应及其他药物指导信息。

有时会在医院/药房制剂加入少量的液体（例如水或果汁），或者撒在少量的食物上。应考虑食物对生物利用度的影响，以及只吞服一部分剂量的风险。应向家长和医护人员提供适当的相关信息。

当使用口腔注射器或其他装置给药时，应确认给药技术可确保正确的给药剂量。建议使用清洁的给药装置，并告知如何在准备给药剂量时避免污染。

■ 标签信息

除关于给药剂量的说明外，标签至少应包括以下信息，并遵守各国关于药品标签的规定：

– 药物制剂的名称；

– 给药途径；

– 药理活性明确的原料药和抑菌剂、抗氧剂等辅料的名称及其副作用；

– 对于液体制剂，应给出原料药的浓度（mg/ml），容器中制剂的含量或体积；

– 对于固体制剂，应给出容器中的给药剂量数，以及每个剂量中原料药的含量；

– 批号或制备日期；

– 有效期（"……日期后不得使用"）；

– 特殊的储存条件和使用注意事项，例如"临用前振摇""开瓶后的保质期"；– 药房名称和联系信息；

– 患者名字

应考虑在标签中添加"摇匀"和"冰箱储存"等图示，指导患者正确使用药物。

■ 存档及信息共享

鼓励从业人员就适龄儿童用药物制剂的制备和可及性等相关问题和关切，与监管机构、国际机构和网络保持对话，共享解决问题的方法。

5　信息、资源和可及性

有许多组织网络、网站和其他资源可提供有关医院/药房制剂管理规范、处方、生产企业、口服液体制剂供应商和咨询服务的信息。从业者和监管部门应掌握相关信息，以便能够为适龄的儿童提供最安全和最有效的治疗方案。

5.1 标准、规范及指导原则

一些国家、地区和国际组织已经颁布了关于儿童临时处方和用药的指导原则，

参考上述文件有助于从业者制定当地的规范和从业人员培训政策。

5.2 处方集与药典

处方集和药典可有助于提供处方和剂量调整方面的指导。当处方成分（比如市售的助悬剂、抑菌剂、原料药）不容易获得时，上述处方集中的信息可能难以直接用于当地的儿科制剂调制。

除了处方集和药典外，还可查询下列信息：

– eMixt 数据库（www. pharminfotech. co. nz），提供全面的信息；

– 临时制剂手册[11]，提供口服液体制剂的处方和相关的稳定性资料；

– 改善儿童药物，由加拿大科学院出版，提供有关儿童药物的全面综述[14]；

– 国际医院/药房制剂杂志，提供基本信息。该杂志仅提供订阅，但其内容可以在期刊网站上搜索（http：//www. ijpc. com）。

5.3 资源与供应

联合国儿童基金会（UNICEF）建立了儿童药物来源和价格信息的数据库[15]，儿童基金会的目录（https：//supply. unicef. org）提供了一些不尽详细的案例。

各国也可能有自己的数据库，用于寻找适合不同年龄段儿童用药处方的供应商。

5.4 网络与信息服务

– 地方、国家和国际药物信息中心可解答关于处方的相关问题。WHO 儿童用药监管网络（PmRM）（http：//www. who. int/childmedicines/paediatric_ regulators/en/）就是一个这样的机构。可以探索资源贫乏的国家和发达国家医院之间的伙伴关系和结对安排，这些合作往往是有益的。

—可以通过 eMixt 网站（www. pharminfotech. co. nz）发布相关问题。

—应探索儿科制剂信息和指南的共享。

—建立国际讨论目录有助于解答有关儿科制剂的问题，可通过检索累积的历史问答材料获得相关信息。比如 eDrug 和 INDICES（www. asksource. info/resources/essentialdrugsorg）。

参考文献

［1］Ernest TB, Craig J, Nunn A, Salunke S, Tuleu C, Breitkreutz J, et al. Preparation of medicines for children – a hierarchy of classification. Int Journal Pharm. 2012；435（2）：124 – 30. doi：10. 1016/j. ijpharm. 2012. 05. 070.

［2］Nunn T, Hill S, Secretary, WHO Expert Committee on the Selection and Use of Essential Medicines. Report for WHO on findings of a review of existing guidance/advisory documents on how medicines should be administered to children, including general instructions on extemporaneous preparations and manipulation of adult dosage forms. Geneva：World Health Organization；2011（working document QAS/11. 400 – available on request）（http：//www. who. int/medicines/areas/quality_ safety/quality_ assurance/Review – findings – PaediatricMedicnesAdmin_ QAS11 – 400Rev1_ 22082011. pdf, accessed 20 November 2015）.

［3］MODRIC. Manipulation of drugs for children – a guideline for health professionals. Liverpool：Alder Hey Children's NHS Trust（http：//www. alderhey. nhs. uk/wp – content/uploads/MODRIC_ Guideline_ FULL – DOCUMENT. pdf, accessed 20 November 2015）.

［4］Freeman MK, White W, Iranikhah M. Tablet splitting：a review of weight and content uniformity. Consult Pharm. 2012；27（5）：341 – 52. doi：10. 4140/TCP. n. 2012. 341.

［5］Development of paediatric medicines：points to consider in formulation. In：WHO Expert Committee on Specifications for Pharmaceutical Preparations：forty – sixth report. Geneva：World Health Organization；2012：Annex 5（WHO Technical Report Series, No. 970）.

［6］Anon. Crushing tablets or opening capsules：many uncertainties, some established dangers. Prescrire Int. 2014；23（152）：209 – 11, 213 – 14.

［7］Smith S, Sharkey I, Campbell D. Guidelines for rectal administration of anticonvulsant medication in children. Paediatr Perinatal Drug Ther. 2001；4（4）：140 – 7.

［8］WHO good manufacturing practices：main principles for pharmaceutical products. In：WHO Expert Committee on Specifications for PharmaceuticalPreparations：forty – eighth report. Geneva：World Health Organization；2014；Annex 2（WHO Technical

Report Series, No. 986).

[9] Good manufacturing practices for pharmaceutical products. In: Quality assurance of pharmaceuticals. WHO guidelines, related guidance and GXP training materials. Geneva: World Health Organization; 2015 CD – ROM.

[10] Pharmaceutical Inspection Co – operation Scheme. PE 010 – 3 Guide to good practices for the preparation of medicinal products in healthcare establishments. PICS; 2014 (http: //www. picscheme. org/bo/commun/upload/document/pe – 010 – 4 – guide – to – good – practices – for – thepreparation – of – medicinal – products – in – healthcare – establishments – 1. pdf, accessed 20 November 2015).

[11] Jackson M, Lowey A. Handbook of extemporaneous preparation: A guide to pharmaceutical compounding. London: Pharmaceutical Press; 2010.

[12] Patel VP, Desai TR, Chavda BG, Katira RM. Extemporaneous dosage form for oral liquids. Pharmacophore. 2011; 2 (2): 86 – 103.

[13] Glass BD, Haywood A. Liquid dosage forms extemporaneously prepared from commercially available products – Considering new evidence on stability. J Pharm Sci. 2006; 9 (3): 398 – 426.

[14] Council of Canadian Academies. Improving medicines for children in Canada. Ottawa: The Expert Panel on Therapeutic Products for Infants, Children, and Youth; 2014 (http: //www. scienceadvice. ca/uploads/eng/assessments% 20and% 20publications% 20and% 20news% 20releases/therapeutics/therapeutics_ fullreporten. pdf, accessed 20 November 2015).

[15] Sources and prices of selected medicines for children, including therapeutic food, dietary vitamin and mineral supplementation – 2nd edition. Geneva: UNICEF/WHO; 2010 (http: //www. who. int/medicines/publications/sources_ prices/en/, accessed 20 November 2015).

延伸阅读

The International Pharmacopoeia, fifth edition; 2015. Available online and CD – ROM version) (http: //who. int/medicines/publications/pharmacopoeia/en/index. html).

Kastango ES, Trissel LA, Bradshaw BD. An ounce of prevention: Controlling hazards in extemporaneouscompounding practices. Int. J Pharm. Compounding. 2003; 7 (5): 401 – 16.

Pharmaceutical development for multisource (generic) pharmaceutical products. In: WHO Expert Committee on Specifications for Pharmaceutical Preparations: forty – sixth report. Geneva: World Health Organization; 2012: Annex 3 (WHO Technical Report Series, No. 970) (http: //www. who. int/medicines/areas/quality _ safety/quality _ assurance/en/).

Pharmaceutical Inspection Co – operation Scheme（http：//www. picscheme. org/）. In particular the following documents can be downloaded free of charge：PE 009 – 9（Part I）；PIC/S GMP guide（Part I：Basic requirements for medicinal products）；PE 010 – 3 Guide to good practices for the preparation of medicinal products in healthcare establishments.

Report of the Informal Expert Meeting on Dosage Forms of Medicines for Children. Geneva：World Health Organization；2008（http：//www. who. int/selection_ medicines/committees/expert/17/application/paediatric/Dosage_ form_ report DEC2008. pdf）.

The WHO Model formulary for children. Geneva：World Health Organization；2010（http：//www. who. int/selection_ medicines/list/WMFc_ 2010. pdf）.

附件 1　替代治疗用临时配方的实例

需要的制剂	可能的替代制剂	备注
双氯芬酸口服液（片）	萘普生口服混悬液；布洛芬口服液	在一些国家可获得该替代药品
依那普利口服液（片）	卡托普利口服液（氯沙坦口服混悬剂）	卡托普利口服液并非在所有国家都可获得。卡托普利的作用持续时间比依那普利短。可将依那普利片研碎并混悬于水中，临用新制。卡托普利片剂可以很容易地分散在水中。氯沙坦可能适合用于高血压治疗
布洛芬口服液（片）	对乙酰氨基酚口服液	用于疼痛和发热，但并非抗炎药
左旋咪唑口服液（片）	阿苯达唑咀嚼片；甲苯咪唑口服液；噻嘧啶口服液	
赖诺普利口服液（片）	雷米普利口服液	
奥美拉唑口服液（胶囊）	艾美拉唑颗粒；兰索拉唑口腔分散片	
吡喹酮口服液（片）	氯硝柳胺咀嚼片	也可将氯硝柳胺片研碎并与水混合，制成香草膏
舍曲林口服液（片）	氟西汀口服液	

替硝唑口服液（片）	甲硝唑口服液	替硝唑优于甲硝唑的证据很少
环丙沙星/地塞米松滴耳液	环丙沙星/氢化可的松滴耳液	

附录 3 世界卫生组织生物制品生产质量管理规范替代[1] 世界卫生组织技术报告系列第 822 号附录 1

1. 介绍
2. 范围
3. 术语
4. 原则和一般考虑
5. 药品质量体系和质量风险管理
6. 人员
7. 起始物料
8. 种子批和细胞库
9. 厂房和设备
10. 防护
11. 洁净区
12. 生产
13. 阶段性生产
14. 标签
15. 验证
16. 质量控制
17. 文件（批处理记录）
18. 动物的使用
19. 作者和致谢
20. 参考文献

世界卫生组织发布的指导原则基于科学性并提供技术指导。以下指南各部分文件为国家监管机构（NRAs）和生物制品生产企业提供指导。如果 NRA 认同本指南，可将世界卫生组织指南转化为明确的国家要求，也可经 NRA 适当修改后采用。

---

1 本文件还取代了《药品标准专家委员会技术报告系列第 834 号报告》附录 3 并形成了《生物标准化专家委员会技术报告系列第 993 号报告》的附录 2。

缩写

AEFI 免疫接种后的不良事件

ATMP 前沿疗法用药品

BCG 卡介菌

GMP 药品生产质量管理规范

HEPA 高效空气过滤器

HAVC 供暖通风和空调

IgE 免疫球蛋白 E

mAb 单克隆抗体

MCB 主细胞库

MSL 主种子批

MVS 主病毒种子

NRA 国家监管机构

PDL 人口翻番水平

PQR 产品质量回顾

PQS 制药质量体系

QRM 质量风险管理

rDNA 重组 DNA

SPF 无特异性病原体

TSE 传染性海绵状脑病

WCB 工作细胞库

WSL 工作种子批

WVS 工作病毒种子

1. 介绍

对于生物制品，可以根据原料和生产方法进行分类。因此，用于生产人用生物制品的原材料和方法是对这类产品进行适当监管的关键因素。生物制品来源于细胞、组织或微生物并反映其活体生物材料固有的变异性特征。生物制品中的活性物质往往过于复杂，单独采用物理化学检测方法无法充分表征其特性，而且可能在不同的制剂和/或批次间表现出明显的异质性。因此，为保持产品质量的一致性，在生物制品的生产过程中需重点关注。

1992 年，世界卫生组织首次发布了生物制品生产质量管理规范（GMP）[1]。这次修订不仅反映了科学和技术领域的进展，还吸收了风险管理在 GMP 中的应用[2~14]。本文件是对现行《世界卫生组织药品生产质量管理规范：主要原则》[2]以及生物制品生产和质量控制相关的其他世界卫生组织文件中一般建议的补充。

本文件旨在为建立国家生物制品 GMP 指导原则提供支持。如果国家监管机构（NRA）认可，可直接将指南文件转化为明确的国家监管要求，或者 NRA 根据各自的风险 – 收益平衡原则和立法环境，对其进行适当修改后采纳。当对上述文件的原则和技术标准进行修改时，应确保修订后的文件在保证产品质量、安全性和有效性方面至少不低于本文件所建议的要求。

2. 范围

本文件提供的指南适用于人用生物制品的生产、质量控制和检验—从起始物料、制剂（包括种子批、细胞库和中间体）到成品。

本文件涵盖的生产过程包括：
- 微生物菌株和真核细胞的生长；
- 从人类、动物、植物及真菌等生物组织中提取物料；
- 重组 DNA（rDNA）技术；
- 细胞融合技术；
- 微生物在胚胎或动物中的培养。

采用上述工艺生产的生物来源的药品包括过敏原、抗原、疫苗、激素、细胞因子、单克隆抗体（mAbs）、酶、动物免疫血清、发酵产品（包括来源于 rDNA 的产品）、体内用生物诊断试剂、基因治疗和细胞治疗等前沿疗法用药品（ATMPs）。

对治疗用人全血、血液成分和血浆衍生产品，应遵循世界卫生组织针对相关制品的专用指南[12,15]。

在一些国家，抗生素等某些小分子药物不属于生物制品。但是，当上述药品的生产涉及本文件的相关工艺时，也可遵循本指南。

对于临床试验用新药的生产，应遵循本文件的 GMP 原则和相关的世界卫生组织 GMP 指导原则[2,6]。当然，工艺和分析方法的验证等事项，可在上市许可之前完成[17~19]。

目前的文件未对疫苗等特定类别的生物制品提供详细的建

议。因此，应关注世界卫生组织的其他相关文件，特别是世界卫生组织为确保相关生物制品的质量、安全和有效性而提出的建议 [2]。

表 1 所示为现行文件[4,7]基于风险分析的典型应用。应注意的是，此表仅用于说明，并不是对应用范围的精准描述。

表 A 3.1 现行文件应用范围（说明）

物料类型及来源	典型产品	本文件适用的生产环节			
1. 动物或植物来源：非转基因	肝素、胰岛素、酶、蛋白质、过敏原提取物、ATMPs、动物免疫血清	收集植物、器官、组织或体液	切割、混合和/或初步分处理	分离和纯化	处方和分装
2. 病毒或细菌/发酵/细胞培养	病毒或细菌疫苗、酶、蛋白质	MCB、WCB、MSL/MVS、WSL/WVS的建立与维护	细胞培养和/或发酵	必要时的灭活、分离和纯化	处方和分装
3. 生物技术发酵/细胞培养	重组产品、mAbs、过敏原、疫苗、基因治疗（病毒及非病毒载体、质粒）	MCB、WCB、MSL、WSL的建立与维护	细胞培养和/或发酵	分离、纯化及修饰	处方和分装
4. 动物来源：转基因	重组蛋白、ATMPs	原始及工作转基因库	收集、切割、混合和/或初步处理	分离、纯化及修饰	处方和分装
5. 植物来源：转基因	重组蛋白、疫苗和过敏原	原始及工作转基因库	培养和/或采集	初步提取、分离、纯化和修饰	处方和分装

2　见：http：//www.who.int/biologicals/en/（2015年11月4日）。

6. 人源	尿源性酶、激素	体液收集	混合和（或）初步处理	分离和纯化	处方和分装
7. 人和/或动物来源	基因治疗：转基因细胞	起始组织/细胞的捐赠、采购及检测	载体生产、细胞纯化及处理	离体细胞的基因修饰；MCB、WCB 或细胞库的建立	处方和分装
	体细胞治疗	起始组织/细胞的捐赠、采购及检测	MCB、WCB 或细胞库的建立与维护	细胞分离、培养、纯化、与非细胞成分的结合	处方、结合和分装
	组织工程产品	起始组织/细胞ᵃ的捐赠、采购及检测	初步处理、分离和纯化；MCB、WCB 及原始细胞库的建立与维护	细胞分离、培养、纯化、与非细胞成分的结合	处方、结合和分装

a 本文件所述 GMP 指导原则不适用于该步骤。各国 NRA 可根据需要实施相关的国家法规、要求、建议和/或指导原则。

MCB = 主细胞库；MSL = 主种子批；MVS = 主病毒种子；WCB = 工作细胞库；WSL = 工作种子批；WVS = 工作病毒种子

3. 术语

除《世界卫生组织药品生产质量管理规范：主要原则》[2] 和《世界卫生组织无菌药品生产质量管理规范》[3] 中定义的术语外，以下定义适用于当前文件中的术语。这些术语在其他文件中可能有不同的含义。

活性物质：可与辅料配伍生产药物制剂，含有活性成分的特定工艺的中间体。在其他文件中亦称为"药用物质"或"活性成分"。

外源因子：细胞培养或物料污染所致的外来微生物，包括细菌、真菌、支原体/螺原体、分枝杆菌、立克次体、原生动物、寄生虫、传染性海绵状脑病（TSE）因子和非有意引入到生物制品生产过程中的病毒。这些污染物可能来源于细胞系的残留、细胞培养基中的原材料（在细胞库、细胞增殖或其残留中）、环境、人员、设备或任何其他环节。

过敏原：能引起免疫球蛋白 E（IgE）反应和/或 I 型过敏反应的分子。

抗体：B 淋巴细胞结合特定抗原后自然产生的蛋白质。使用 rDNA 技术，抗体也可以在其他（连续）细胞系中产生。根据抗体生产方法的关键差异，可分为单克隆抗体和多克隆抗体两种主要类型。亦称免疫球蛋白。

抗原：能引起特异性免疫反应的毒素、外来蛋白质、细菌、组织细胞和毒液等物质。

无污染的：在培养过程中未被任何其他生物体污染的单一生物体。

生物负荷：指在原材料、培养基、生物质、中间体或成品中存在的微生物量和种类（有害或无害）。当量值和/或种类超过限度时，被视为污染。

生物危害：任何被认为对人类和/或环境有害的生物材料。

生物起始物料：根据上市许可申请文件，在药品生产工艺的起始步骤中涉及的生物来源的起始物料。基于起始物料，直接（比如血浆成分、腹腔液和牛肺）或间接地（比如细胞底物、宿主/载体生殖细胞、鸡蛋和病毒株）生成活性成分。

生物安全风险级别：根据安全处置不同有害生物所需的防控措施，生物安全的风险级别按照从低到高的顺序可划分为 1 级（最低风险级别，无个体和社区感染的风险或低风险，致病可能性低）到 4 级（最高风险级别，个体和社区感染风险高，通常会导致严重的疾病，而且这类疾病传播没有预防或治疗手段）[20]。

阶段性生产：在一定时间内不间断序列生产多批次的相同产品或中间体，在转产另一制品或不同血清型产品前，需要严格遵守可接受的控制措施。阶段性生产中，不能同时生产不同的产品，但可以在同一设备上生产不同的产品。

细胞库：适当的容器集合，其容器内细胞组成均匀且在规定的条件下存储。每个容器代表一个细胞资源类型。

细胞培养：在规定的体外受控条件下，细胞生长但不再形成组织的过程。为确保在培养中没有微生物污染，细胞培养应在无菌条件下操作和处理。

细胞贮备库：原代细胞扩展到一定数量的细胞，取一定数量的该细胞作为起始物料，用于生产有限批次的细胞制剂。

防护：指使用程序、设备、人员、公用系统、体系和/或设施，将产品、灰尘或污染物限制在一个区域内，防止其泄漏或进入另一个区域的概念。

连续培养：通过定期更换部分细胞和培养基维持细胞生长的过程，在该条件下不存在延迟或饱和期。

控制策略：为确保工艺性能和产品质量，根据对当前产品和工艺的理解而制定的一套控制计划。控制项目包括与活性物质、成品物料和组分有关的参数和特性；设施设备运行状况；工艺过程控制；成品质量标准；以及监测与控制相关的方法和频率。

交叉污染：一种起始物料、中间产品或成品，在生产过程中与另一起始物料或产品的污染。对于多产品的设施，从主细胞库（MCB）和工作细胞库（WCB）的产生到最终产品的整个生产过程，都可能发生交叉污染。

专用：仅用于生产某一特定产品或一组具有类似风险的特定产品的设施、人员、设备或工具。

专用区域：可与其他区域在同一建筑内，但与其他区域采用物理屏障隔开，专用区域有独立的入口、工作人员设施和空气处理系统。在其他 GMP 文件中也称为"独立设施"。

滋养细胞：共培养中用于维持多能干细胞正常生长的细胞。对于人类胚胎干细胞的培养，典型的饲养层包括小鼠胚胎成纤维细胞或经过处理防止其分裂的人类胚胎成纤维细胞。

成品：经过所有生产阶段并完成外包装和贴签工序的制剂成品。在其他文件中也称"制剂成品""药品"或"终产品"。

发酵：在体外维持或繁殖微生物细胞（发酵罐）。为确保培养过程中没有微生物的污染，发酵是在无菌条件下进行的。

采集：回收含有未纯化的活性成分的细胞、包涵体或粗上清液的过程。

杂交瘤：一种分泌所需抗体（单克隆）的永生化细胞系，通常由 B 淋巴细胞与肿瘤细胞融合而得。

灭活：通过化学或物理修饰方法，将微生物的传染性消除或减少到可接受的限度，或将毒素脱毒的过程。

主细胞库（MCB）：从特定数量倍增水平（PDL）或传代水平的细胞种子中提取的、具有良好特征的、动物或其他来源的一定数量的细胞，分装在多个容器中，并在规定的条件下保存。MCB 由单一均匀混合的细胞池制备。在某些情况下，如基因工程细胞，MCB 可由在特定条件下建立的选定细胞克隆制备。当然，MCB 可能不是克隆的。MCB 可用于制备工作细胞库（WCB）。

单克隆抗体（mAbs）：从单个克隆的淋巴细胞或通过重组技术获得的，与单个表位结合的同质抗体群。

药品质量体系（PQS）：药品生产企业用于指导和控制其质量活动的管理体系。

多克隆抗体：由一系列淋巴细胞产生的抗体，并在人和动物中，以响应在大多数"非自身"分子的抗原决定簇。

一级防护：防止生物试剂泄漏到直接工作环境的安全防护系统。包括使用密闭容器或生物安全柜以及安全操作程序。

质量风险管理（QRM）：对药品在整个产品生命周期内的质量风险进行评估、控制、沟通和回顾的系统性过程。

参考样本：储存的一批起始物料、包装材料、中间产品或成品的样本，用于必要情况下有关批次在货架期内的分析。

留样：从一批制剂成品中取出的带有完整包装的样品。储存留样的目的是在有关批次产品的货架期内，必要的情况下，对产品的制剂形态、包装、标签、患者使用说明、批号及有效期等进行鉴别。

种子批：从单一培养物（虽然不一定是无性繁殖的）中提取的，具有均一组成的一定数量的活性细胞或病毒，并将其分装到适当的储存容器中，未来直接使用种子批或通过种子批系统进行所有产品的生产。在本文件中使用的相关派生术语：

－主种子批（MSL）：未来所有疫苗生产将采用的一批细胞或病毒（库）。MSL 系指具有均匀组成、特征良好的细胞、病毒或细菌的集合。其他文件亦称病毒种子"主病毒种子（MVS）""主种子库""主种子抗原"或"主转基因种子库"；

－工作种子批（WSL）：在规定条件下，由 MSL 繁殖而得的细胞或病毒或细菌种子批，按照逐批生产的原则，用于疫苗的生产。在其他文件中亦称病毒种子"工作病毒种子"（WVS）、"工作种子库""工作种子抗原"或"工作转基因库"。

无特定病原体（SPF）：指用于生物制品生产或质量控制，来源于不含特定病原体的动物群的动物或动物材料（如鸡、胚胎、鸡蛋或细胞培养物）。这类畜群的定义是，共享一个共同的环境，有自己的饲养员，饲养员与非 SPF 级的生物群没有接触。

起始物料：用于药品生产并符合规定质量的任一材料，包装材料除外。在生物产品生产领域，起始物料包括冷冻保护剂、滋养细胞、试剂、生长培养基、缓冲液、血清、酶、细胞因子、生长因子和氨基酸等材料。

转基因：指生物体在其正常遗传成分中含有外源基因，用于表达生物药物材料。

疫苗：一种含有抗原的制剂，能诱导主动免疫反应，可用于传染病的预防、改善或治疗。

工作细胞库（WCB）：以 MCB 为源头，按照特定的群体倍增水平（PDL）或传代水平制备的、分装到多个容器并在规定的条件下保存的、具有良好特征的动物或其他来源的细胞。WCB 是由单一均匀的细胞悬液（通常是 MCB）制备而成。在每次生产培养时，使用一个或多个分装单元的 WCB。

4. 原则和一般考虑

生物制品的生产应遵循 GMP 的基本原则。可将本文视为对现行世界卫生组织药品生产质量规范：主要原则[2]、相关的专门指导原则和建议[3,4,10,13,14]、以及世界卫生组织生物制品标准化专家委员会制定的，用于生物制品生产和质量控制的相关文件[3]的补充。

对于生物活性物质（原液）及其制剂成品的生产、质控和管理，需要根据制品的特点及工艺，进行有针对性的专门考虑并制定预警体系。与使用具有高度一致性的化学和物理技术生产的传统药品不同，原液及其制剂成品的生产涉及生物过程、细胞培养或从活生物体中提取的生物材料。由于这些生物过程可能显示出固有的变异性，副产物的范围和性质也可能有变化。因此，质量风险管理（QRM）原则对这类材料和产品尤为重要，应将其用于制定贯穿生产全过程的控制策略，以最大限度地减少变异性，减少污染和交叉污染的机会。

培养过程中使用的材料和设计的工艺条件，旨在为目标细胞和微生物的生长提供适当的条件。因此，外来微生物污染物也有机会生长。另外，许多生物制品耐受某些净化技术的能力有限，特别是那些旨在灭活或去除外来病毒污染物的技术。为尽可能减少污染，应重点关注工艺、设备、设施、公用系统的设计、缓冲液和试剂的配制及添加条件、取样和操作人员的培训等关键因素。世界卫生组织的指导原则和建议中所述的质量标准，给出了制品的生产环节和材料在各阶段的生物负荷水平或是否需要无菌。同样，制品的生产应该与产品综述文件、上市许可或临床试验批准的相关质量标准［比如种子批/细胞库与成品之间的传代数目（倍增次数或传代次数）］一致。

许多生物材料（如减毒活细胞和病毒）不能通过加热、气体或辐射最终灭菌。此外，卡介苗（BCG）和霍乱菌苗等某些减毒活疫苗和含佐剂的疫苗，可能无法采用过滤工艺灭菌。对于这些无菌产品，当有的环节不能通过生产工艺消除潜在的污染时，应在无菌环境下进行生产，以最大限度地减少污染物的引入。对于病毒清除或灭活等特定生产工艺的验证[21]，应参考世界卫生组织的相关文件。稳健的环境控制和监测方法、原位清洗和消毒系统（如可行），以及结合封闭系统的使用，可以显著降低意外污染和交叉污染的风险。

控制通常涉及生物分析技术，这是一种比物理化学检测手段有更大变异性的方法。起始物料的变异性与生物制品生产过程中可能发生的微妙变化的叠加，也要求重视生产的一致性。应特别关注一致性的问题，是因为需要将产品和工艺的一致性，与证明产品安全、有效的原始临床试验关联起来。因此，一个稳健的生产工艺是至关重要的，过程控制在生物活性物质和生物医药产品的生产中具有特别重要的意义。

在生物材料的生产和检测过程中，由于培养、处理病原微生物及传染性微生物体的操作时存在固有的风险，GMP 规范应优先考虑生物产品使用者的安全、操作过程中人员的安全以及环境保护。

生物安全措施应遵循国家和国际指导原则（如有并适用）。在大多数国家，GMP 规范和生物安全法规由不同的机构管理。在生产 3 级和 4 级生物安全风险的致病性生物产品方面，特别需要这些机构间的密切合作，以确保产品污染和环境污染水平均控制在可接受的范围内。有关安全防护的具体建议见第 10 节。

5. 药品质量体系和质量风险管理

与药品一样，生物制品的生产应符合 WHO 药品生产质量管理规范：主要原则[2]中规定的，基于全生命周期管理策略的药品质量体系要求（PQS）。这种管理策略能促进创新和质量的持续改进，也有助于加强药品研发与生产活动间的联系。

在制定控制策略时，应按照相关的世界卫生组织指导原则[14]文件[22]，将QRM原则贯穿于生产和控制的所有环节——包括材料采购和储存、人员和物料流动、生产和包装、质量控制、质量保证、储存和分销活动。由于生物过程和起始物料的固有变异性，持续开展趋势分析和定期回顾是PQS特别重要的元素。因此，为确保生产的一致性，应特别关注起始物料的控制、变更控制、趋势分析和偏差管理。监测系统的设计应能及早发现任何可能影响产品质量、安全和有效性的意外因素。应定期对监测、减少和管理这类风险的控制策略的效力进行审核，并结合科学和技术的进展，根据需要对系统进行更新。

6. 人员

6.1 负责生产和控制的人员应具备适当的微生物学、生物学、生物计量学、化学、医学、药剂学、药理学、病毒学、免疫学、生物技术和兽医等相关学科专业背景，具备足够的实践经验，并能履行其职责。

6.2 作为确保产品安全的一部分，应考虑到人员的健康状况。必要时，从事生产、维护、测试和动物照料（和检查）的人员应接种适当的特定疫苗，并定期进行健康体检。任何可能对产品质量产生不利影响的人员健康状况的变化，应禁止其在生产区域工作，并妥善保存记录。健康监测的范围和频率应与生产活动对产品和人员的风险相匹配。

6.3 在进行清洗和消毒程序、卫生和微生物学方面的培训时，应强调微生物和偶然污染的风险以及目标微生物的特性和日常使用的培养基。

6.4 如果需要尽量减少交叉污染的机会，应根据QRM原则对质量控制、维护和清洁人员等所有人员的行动加以限制。一般来说，应禁止包括不经常参与生产操作的人员（如管理、工程人员和验证人员或审计人员）从暴露有活微生物、转基因微生物、动物组织、毒素、毒液或动物的区域，穿行进入处理其他产品（灭活或无菌）或不同生物体的区域。如果这些穿行活动在工作中是不可避免的，除非基于QRM原则另有正当理由外，所有访问这样的生产区域的人员，必须遵守污染防控措施（如全部更换适当的服装和鞋子、洗澡等明确的净化措施）。

6.5 由于风险难以管理，应限制在动物设施内工作的人员进入存在交叉污染潜在风险的生产区域。

6.6 从事生产卡介苗产品的人员，不得接触其他传染性病原体。特别是尤其不得接触结核分枝杆菌菌株，也不得暴露在有结核杆菌感染风险的区域[23]。此外，应该对上述人员加强监测，定期进行健康检查，筛查是否感染结核。

6.7 在 BCG 生产和畜舍区工作的人员，当需要调整到其他生产岗位时，在通过健康检查前，不得调动。

7. 起始物料

7.1 对于活性物质、起始物料（比如低温保护剂和滋养细胞）、缓冲液和介质（比如试剂、生长培养基、血清、酶、细胞因子、生长因子和氨基酸）及制剂成品的其他成分，应根据世界卫生组织的药品 GMP 指南原则[2]明确规定上述物质的供应途径、来源和适用性，并进行质量控制。

7.2 生产企业应根据有关生物制品的当地法规，将生物材料的来源和质量信息至少保留至成品有效期后 1 年。事实表明，将上述文件保存更长时间，可为免疫接种（AEFIs）后的不良反应和其他调查提供有用信息。

7.3 应根据书面标准和基于风险的策略，对所有起始物料的供应商（即制造商）进行认证。还应定期评估供应商的质量管理状况。应特别注意识别和监测任何可能影响生物工艺的起始物料的变异性。如果起始物料购自经销商，且经销商按照 GMP[2,4]进行分包装操作可能会增加污染风险，应对经销商进行严格认证；必要时还可以进行现场审计。

7.4 在放行前，应对每批收到的起始物料进行鉴定测试或者等同的测试。抽样容器的数量应基于 QRM 原则并与所有适用的指导原则[2]一致。所有起始物料的鉴别结果应符合相应生产阶段的要求。检测的严格程度取决于供应商的资质水平和所用材料的特性。当起始物料用于生产活性物质时，样本的数量应符合公认的统计学标准和 QRM 原则[2]。但是，当起始物料和中间体用于制剂成品的配方时，除经过验证可简化测试外，应按照药品GMP 的主要原则对每个容器取样进行抽样检定。

7.5 取样过程不应对产品质量产生不利影响。应在适当的条件下对入库的起始物料进行取样，以防止污染和交叉污染。

7.6 在合理的情况下（如无菌起始物料的特殊情况），可在收货时不进行取样，而在使用时取样检测的方式降低污染风险。在这种情况下，上述检测结果合格后才能放行制剂成品。

7.7 如果批准起始物料的检验时间很长，特殊情况下，可在得到试验结果之前使用起始物料。应以书面文件的形式说明使用这些材料的合理性，按照 QRM 原则了解风险并评估风险水平。在这种情况下，成品的放行取决于检测结果的满意度。必须确保这不是标准规范，只有在对承担的风险进行合理评估的前提下，才可以采取上述策略。

7.8 应当评估起始物料在其供应链运输过程中受到污染的风险，特别要关注那些会引起 TSEs 等的外源因子[24]。也应对直接接触生产设备和/或可能接触产品表面的材料（如过滤介质、无菌模拟工艺中的培养介质和润滑剂等）进行控制。应进行质量风险评估，以评估生物起始物料中存在外源因子的可能性。

7.9 如有要求，应尽可能采用加热法对起始物料进行灭菌。必要时，也可采用其他适当的经过验证的方法进行灭菌处理（如辐照和过滤）。

7.10 为确保无菌起始物料和无菌生产过程的质量，应按照现行世界卫生组织无菌药品 GMP 规范[3]的原则和指南进行相关的控制。

7.11 如果有关各方是不同的商业实体，作为各方间书面质量协议的一部分，应对关键物料、标准物质、活性物质、人体组织和细胞运输到生产现场的活动进行控制。生产场所应有文件证明其遵守了规定的储存和运输条件，包括必要的冷链运输要求。对所需的溯源性——从组织制备开始至接收方，包括与细胞或组织接触的材料的可追溯性应确保得到实施、维护并记录。

8. 种子批和细胞库

8.1 应遵循世界卫生组织活性药物成分 GMP[4]中提出的建议，特别是第 18 节关于通过细胞培养/发酵生产活性药物成分的专门指南。

8.2 如在生产过程中使用人类或动物细胞作为滋养细胞，应建立相应的文件对其来源、测试、运输和储存等环节进行控制。

8.3 为了防止重复传代或多代传代可能造成的遗传特性的意外变异，基于微生物培养、细胞培养或在胚胎和动物培养的生物制品的生产，应采用由主种子库、工作种子批和/细胞库组成的种子系统，这是生产疫苗等生物制品的前提条件。

8.4 种子库或细胞库与成品之间的最大传代数目（倍增次数或传代次数），应与上市许可文件一致，不应超标。

8.5 细胞制剂通常是从有限传代获得的细胞库中产生的。与 MCBs 和 WCBs 两层级系统相比，从一个细胞储备液开始的生产轮次，由扩增后可获得的悬液数量决定，并且不能覆盖产品的整个生命周期。对于细胞贮备液的变更，应在验证方案中明确，并与 NRA 沟通。

8.6 MCBs 和 WCBs 的建立和处理，应在经过证明的，适当的条件下开展。这些适当的条件应包括保护种子批、细胞库以及相关工作人员的，适当的环境控制措施。为符合疫苗生产用洁净室等级和环境监测的最低要求，请参阅 WHO 疫苗生产设施的洁净室环境监测：关于人用疫苗生产企业考虑要点[25]。根据现行世界卫生组织指导意见[26]，在建立种子批和细胞库期间，不应在同一区域或由同一个人同时处理其他活体或有传染性的物质（如病毒、细胞系或微生物株）。

8.7 应遵循主细胞库和工作细胞库/种子批的检疫和放行程序，包括对污染物的充分识别和检测。应对首个 MCB 进行包括基因鉴定在内的全面鉴别测试。除另有规定外，对于一个新的 MCB（来自以往的初始克隆，MCB 或 WCB），应该与最初的 MCB 进行完全相同的检测。然后，根据合理的标准，定期检查种子批和细胞库的活力、纯度和能够指示其稳定性的属性。应记录种子批和细胞库的稳定性和复苏情况并存档，记录应以可供趋势评估的格式保存。

8.8 每个储存容器应充分密封，标识清晰，并在适当的温度下保存。应建立库存台账，应当连续记录储存温度，条件允许时，还应对液氮量进行监测。应记录任何偏离规定限度的情况，以及采取的整改和预防措施。若储存温度发生偏离，应能及时发现（可采用温度和液氮报警系统）。

8.9 种子批和细胞库的储存和使用，应采用可靠的超低温冰箱或液氮罐，尽可能减少污染或变异的风险。当不同种子和/或细胞在同一区域或设备中贮存时，应采取适当的控制措施防止混淆。同时，为防止交叉污染，还应考虑其的传染性。

8.10 为尽量减少由于自然灾害、设备故障或人为错误造成细胞全部损失的风险，最好将 MSLs 与 MCBs、WSLs 与 WCBs 分别存放在两个或两个以上的独立受控地点，并制定相应的应急预案。

8.11 应明确细胞库或种子库的储存和处理条件。进入库区应受控，应对进入库区的授权人员进行限制，并保存进出库区记录。还应保存每个容器的位置、唯一标识和库存记录。一旦从种子批/细胞库中取出储存容器使用，不得再返回库内贮存。

9. 厂房和设备

9.1 一般地，不能在生产其他药品的区域生产含有活微生物或活病毒的制剂，也不应在用于其他药品加工的区域内灌装相关容器。但是，如果生产企业能够证明其拥有经过验证的，能够有效控制活微生物和病毒的扩散和污染方法或措施，也可使用共线设施。在这种情况下，应基于 QRM 原则，考虑采取阶段性生产、封闭系统和（或）一次性使用系统等措施（见下文第 10 节和第 13 节，分别介绍防护措施和阶段性生产）。

9.2 对于共线生产生物制品的设施，每增加一个产品都应开展 QRM 分析并归档，在 QRM 分析时应基于交叉污染考虑，开展效价和毒理学评估。其他应考虑的因素包括设施/设备的设计和使用、人员和物料流动、微生物控制、活性物质的物理化学特性、工艺特性、清洗过程，以及与产品评价的限度要求相关的分析能力。QRM 分析的结果决定了厂房和设备是否需要专门用于某个产品或一系列产品族，以及专用程度。当然，上述工作也可能涉及将接触产品的特定部件设为专用。NRA 应根据具体情况，有条件地批准使用共线设施生产多种产品。

9.3 当根据 QRM 原则，证明能落实充分的防污染和清洁措施，灭活后，可在同一场所生产灭活疫苗、抗血清和 rDNA 技术、类毒素和细菌提取物等生物制品。

9.4 在开展清洁和消毒工作时，应考虑到生产过程中经常会使用生长培养基和其他生长促进剂这一事实。应开展验证研究，以确保清洁、净化和消毒方法的有效性，包括使用过的试剂残留物的消除。清洁和消毒过程中应考虑环境和人员的安全问题。清洁和消毒剂的使用不应对设备的性能造成任何重大影响的风险。

条件允许时，应考虑使用封闭系统改善无菌和防控水平。在开放系统中进行生产时（如补充培养添加剂、介质、缓冲液和气体、采样、无菌条件下处理细胞治疗产品的活细胞等），应建立有效的防控措施，防止污染、差错和交叉污染。条件允许时，应尽可能考虑人员、物料和工艺的逻辑顺序和单向流动，以及在位清洁和在位消毒系统的使用。在使用培养袋和连接器等一次性无菌系统时，应对其适用性、可提取物、可浸出物和完整性进行验证。

9.5 由于生物制品的变异性和对应的生产工艺，对于在生产工艺中必须量取或称重的（例如生长培养基、溶液和缓冲液等）已批准的起始物料，建议根据批生产或阶段性生产的规模和周期，以较小量的规模，在生产区保存至规定的期限。

在物料暂存期间，应保持适当的存储条件和控制措施。这些物料不得退回大库。为了尽量避免无菌操作区外微粒的污染，应在采取局部保护（如分级称量罩）措施的受控区域，将用于配制缓冲液、生长介质等的物料称重并制成溶液。

9.6 在涉及处理生物安全风险 3 级或 4 级物料的生产设施中，应建立独立的更衣室或采取相应的控制程序，避免进出人员的交叉[20]。

10. 防护

10.1 应避免生产过程中使用的活微生物和病毒在空气及人员中的传播。

10.2 应采取适当的预防措施，避免有害污水污染排水系统。排水系统的设计应能有效中和污水或除去污物，以尽量减少交叉污染的风险。当生产过程中使用具有传染性和/或潜在传染性的物质时，应考虑对废液采用专门并经过验证的去污系统。应遵守当地法规，基于与废弃物的生物危害性质有关的风险，最大限度地减少生产环节受到外部环境污染的风险。

10.3 在灭活过程完成并得到确认之前，应使用专门的生产区域处理可在生产环境中持续存在的活细胞、生物安全风险 3 级或 4 级的病原体和/或形成芽孢的生物体。对于炭疽芽孢杆菌、破伤风芽孢杆菌和肉毒芽孢杆菌，应严格使用专用设施单独生产每种产品。应从主要信息资源获取上述及其他高风险或"特殊"

生物体的最新资料[27]。当在一个设施或一套设施中采用阶段性生产方式，生产芽孢生物体时，在任何时候都只能生产一种产品。

NRA 可根据生物危害分类、生物制品风险评估及紧急需求情况，允许使用生物安全风险 3 级以上的病原体。

10.4 对于卡介苗（BCG）类产品，应在专门的区域，使用专用设备和设施（如采暖、通风和空调（HVAC）系统）进行生产，以尽量减少交叉污染的风险。

10.5 根据世界卫生组织减少与脊髓灰质炎病毒设施相关风险的全球行动计划[28]和世界卫生组织关于用野生脊髓灰质炎病毒生产灭活疫苗的安全生产和质量控制指导原则[29]，相关的控制要求适用于脊髓灰质炎疫苗的生产。为保护环境和确保操作人员安全而采取的必要防控措施和程序，不得与确保产品质量的措施和程序相冲突。

10.6 在设计、建造和维护空气处理系统时，应按要求将不同生产区域之间的交叉污染风险降到最低。是否需要专用空气处理装置或单向气流系统，应基于 QRM 原则并考虑相关生物体的生物危害级别和防护要求，以及工艺和设备的风险。对属于生物安全风险 3 级的生物体，排出去的空气不应再回到设施的任何其他区域，经高效空气过滤器（HEPA）排出并定期检查该过滤器的性能。在处理生物安全风险 4 级生物体时，需要一个专用的全新风通风系统并采用高效过滤器对排的气体进行过滤[27]。

10.7 为防止生物材料和/或物质泄漏到直接工作区域及外部环境中，主要防护设备的设计和完整性验证应符合要求。还应根据相关指导原则和 QRM 原则，定期对设备进行监测，以确保设备处于良好的工作状态。

10.8 与处理活体生物材料有关的活动（如可能产生气溶胶的离心和混合处理），应采取适当的防护措施，防止污染其他产品或活体生物进入工作区域和/或外部环境。作为风险管理的一部分，应考虑这些生物体的生存能力及生物危害级别。

当发生意外泄漏，特别是活生物体的泄漏时，必须迅速并安全地处理。应针对每一种生物体或一类生物体，建立相应的经过验证的净化措施。当一种细菌有不同菌株或涉及一类非常相似的病毒时，除非该菌株对所用的除污剂的耐药性差异很大，一般可采用一种具有代表性的菌（毒）株进行净化验证。

10.9 处理生物安全风险 3 级或 4 级生物的区域，应始终保持相对于环境的负压。这将确保在门联锁故障等小概率事件发生时，生物体不会泄漏到环境中。气闸门应联锁，以防止同时被打开。应在任何需要的地方安装压差报警器，并进行验证和监控。

10.10 空气过滤器应采用疏水材质，并按 QRM 文件规定的时间间隔进行完整性测试。

10.11 如需对排放的气体进行过滤，应保证安全更换过滤器或采用袋进袋出箱式过滤器。一旦移除用过的过滤器，应经净化后销毁。除高效空气过滤器外，还可采用热灭活和蒸汽吹扫等其他灭活技术对排放气体进行处理，以确保能有效灭活生物安全风险 3 级和/或 4 级的病原生物体。

11. 洁净区

11.1 《世界卫生组织无菌药品 GMP》[3] 根据所进行的操作，包括最终无菌灌装，定义和建立了无菌药品生产所需的洁净区等级。此外，为了解决涉及到生物制品的生产，特别是疫苗的生产相关的具体生产工艺，WHO "疫苗生产中的环境监测洁净室的设施：针对关于人用疫苗的制造商"[25] 指导性文件可用于开发生物制造过程的环境级别分类要求。

作为控制策略的一部分，对生产设施内微粒和微生物污染的环境控制程度，应与中间体或成品以及生产步骤相适应，并考虑起始物料的潜在污染水平和对成品的风险。

11.2 环境监测方案包括检测生产用特定微生物（例如，重组酵母和产生毒素或多糖的细菌）的方法。环境监测方案还可包括检测生产的生物体及其外源性因子，特别是在根据质量管理原则实施大规模生产时。

12. 生产

12.1 由于设计的培养条件、介质和试剂旨在促进细胞或微生物有机体的生长，通常处于无菌状态。应特别关注控制策略，确保制定有效的措施，预防或尽量减少生物负荷、内毒素、人（动物）源病毒及其相关代谢物的污染。

12.2 QRM 流程应是实施控制污染和交叉污染风险所需的技术和组织措施的基础。这些流程包括，但不限于：

■ 在隔离区进行加工、灌装；

■ 通过气闸和适当类型的传递窗，以及经过验证的传递程序、更衣以及设备的有效清洗和去污措施，控制物料的传递；

■ 只有经过处理（HEPA 过滤的）空气才能进入再循环；

■ 掌握同一设施内所有细胞、生物体和任何外源因子的关键特性（如致病性、可检测性、持久性和失活敏感性）的知识；

■ 考虑到在建立交叉污染控制策略时捐赠者的健康状态、产品损失或特定病人产品的风险等因素，当细胞产品等生物制品的生产是以不同起始物料进行，且生产多个小批次产品时，应考虑当前工作的可接受性；

■ 通过使用一次性组件和封闭系统，解决所有可能的交叉污染途径（例如，通过 HVAC 系统），避免活生物体和孢子进入非相关区域或设备的风险；

■ 对邻近地区产生的微生物进行环境监测的同时，同时应注意使用某些设备（如用于空气颗粒监测的设备）监测处理活体和/或孢子形成生物的区域时所产生的交叉污染风险；

■ 采用阶段性生产方式（见第 13 节）。

12.3　在适用的情况下，接种准备区域的设计应能有效控制污染风险，并应配备生物安全罩作为主要隔离措施。

12.4　在可能的情况下，应通过加热或使用在线微生物过滤器对生长培养基进行原位灭菌。此外，向发酵或生物反应器中常规添加气体、介质、酸、碱等时，应使用在线微生物过滤器。

12.5　发酵等生产过程的连续监控数据，应作为批记录的一部分。当采用连续培养时，应特别考虑与细胞生长有关的参数，如温度、pH、pO_2、CO_2 和饲料或碳源的供料速率。

12.6　在进行病毒灭活或清除过程时，应采取措施（比如在设施布局、单向流动和设备方面），避免处理后的产品被未处理的产品再次污染的风险。

12.7　在纯化过程中会用到种类繁多的设备和组件（如树脂、基质和试剂盒）。对于阶段性生产和共线生产用设施，应采用 QRM 原则设计相关设备及其部件的控制策略。不鼓励在一个产品的不同工艺阶段重复使用同一组件，当必须重复使用时，应经过验证。应规定判定标准、操作条件、再生方法、有效期、消毒或灭菌方法、清洗过程以及两次使用之间的间隔时间，并对上述参数进行验证。不同产品重复使用同一组件是不可接受的。

12.8　如果在采购和/或加工后获得不良供体（人或动物）的健康信息，且这些信息与产品质量相关时，应采取产品召回

（如适用）等相应措施。

12.9 为防止微生物污染或减少活体组织和细胞的生物负荷，在生产的早期阶段可使用抗生素。但应提供使用抗生素的合理依据，并按照上市许可文件的规定，在相应的工艺阶段清除抗生素残留。应规定可接受的残留限度并进行验证。不得在任何阶段使用青霉素或其他β-内酰胺类抗生素。

12.10 应制定设备和/或配件故障（如空气呼吸器故障）的处置程序，并包含故障对产品的影响评估。如果在批签发后发现此类故障，应及时报告 NRA，并考虑召回该批次的必要性。

13. 阶段性生产

13.1 应根据每个产品（菌毒株）的防控要求以及对下一个产品的交叉污染风险，基于系统风险分析策略，以文件的形式证明使用一个设施或灌装线进行阶段性生产的决定，具有其合理性。对于阶段性生产的转换程序（包括用于测定残留物的灵敏技术），应开展验证并根据上一轮阶段性生产产品的残留物毒理学评价数据，制定适当的清洁验收标准。用于连续生产或阶段性生产的，相同中间产品的连续批次生产的设备，应按照适当的经过验证的时间间隔进行清洗，以防止污染物（如产品降解物或一定量的有害微生物）的累积和转移。

13.2 对于百日咳或白喉疫苗等某些产品的下游工艺，如有充分的理由，也可以接受阶段性生产。对于工艺末端的处方和灌装流程，是否需要专用设备还是可以使用相同的设施进行阶段性生产，将取决于该生物制品的具体特点、其他产品的特点（包括任何非生物制品）、采用的灌装技术（如一次性包装系统）和当地药品监管机构的法规。可在共线生产设施中进行贴标签和外包装操作。

13.3 阶段性生产中，产品的转换涉及强力的净化/灭菌（如有需要）以及设备和生产区域的清洁。净化/灭菌（如有必要）和清洁应包括生产过程中使用的所有设备和部件及生产设施。应考虑下列建议：

■ 应以安全的方式将废物从生产区域清除或送至生物废弃物系统；

■ 应按照经过验证的程序传递物料；

■ 质量部门在放行一个区域进行下一产品的生产前，应通过现场检查以及对阶段性生产转换的数据（包括监测结果）审核，确认区域的清洁符合要求。

13.4　如有需要，可按照制剂成品规定的阶段性生产策略，将产品相应的稀释剂填充到相同的设备中。

13.5　当考虑采用阶段性生产时，设施布局、厂房和设备的设计应允许在阶段性生产后，根据 QRM 原则和验证程序对上述设施和设备进行有效的清洗、净化/灭菌（如有需要）。此外，在设施布局的设计阶段，应考虑可能的熏蒸需要。

14. 标签

14.1　内标签（也称为瓶签）和外标签（置于外包装）上提供的信息应清晰易读，标签内容应经过 NRA 批准。

14.2　应在内标签上印制简短的关键信息，其他信息应印在外标签（如纸盒）和/或产品说明书上。

14.3　对需要低温和超低贮藏的产品，应确认标签在低温下的适用性。在产品的货架期内，在不同的储存条件下，标签应能良好地附着在容器上。标签及粘合剂不应由于浸出、迁移和/或其他原因，对产品的质量产生不良影响。

15. 验证

15.1　生物工艺、活体材料的处理和阶段性生产（如适用）是生物产品生产中需要工艺和清洗验证的主要方面。考虑到生物产品的典型变异性、有害和有毒物质的使用以及灭活工艺的需要，上述工艺验证在证明生产一致性以及证明关键工艺参数和产品指标良好受控方面发挥着重要作用。在开展特定生产工艺和方法的验证（例如病毒去除或灭活）时，应尽可能参考世界卫生组织指南文件[21]。

15.2　应采用 QRM 方法确定验证的范围和程度。

15.3　所有关键的生物工艺（包括接种、增殖、发酵、细胞破坏、灭活、纯化、病毒清除、去除有毒有害添加剂、过滤、处方和无菌灌装）均应开展工艺验证。需要验证的生产控制参数可能包括特定的添加顺序、混合速度、时间和温度控制、曝光限制和防护措施。

15.4　在初步工艺验证研究完成并开始常规生产后，应对关键工艺进行监测和趋势研究，以确保产品一致性并能检测出任何未预期的变化。应根据生物制品固有的变异性、质量属性的复杂性和异质性等因素制定监测策略。应建立一个或多个用于检测偏离预定流程的系统，确保流程保持在受控状态。对工艺流程性能的信息与数据的收集和评价，可以检测出未预期的工艺变化，并决定是否应该采取措施来预防、预测和/或纠正工艺偏离问题，使工艺受控并保持稳定。

15.5 为确认去除生物物质、培养基、工艺试剂、清洗剂、灭活剂等物料的清洗程序的有效性，应进行清洁验证。对于实施阶段性生产的产品，应更加关注清洁验证。

15.6 对于灭活或消除生物安全风险 2 级或以上级别的潜在有害微生物（包括转基因微生物）的关键工艺，应开展验证。

15.7 作为变更控制系统的一部分，工艺变更可能会触发工艺的再验证。此外，由于工艺、产品和方法的变异性，基于风险分析，可按照设定的时间间隔进行工艺再验证。通过对规定的周期，比如 1 年，基于产品质量回顾（PQR）周期内的所有变更、趋势和偏差的详细回顾，可能会指示需要开展工艺再验证的必要性。

15.8 除中间产品是临用新制并立即使用外，应对存储中间产品的容器密封性和物料保存时长进行验证。

16. 质量控制

16.1 为保证检测的代表性，作为生物制品原液和产品质量控制的一部分，抽样和检测程序应特别关注抽样的特性（例如避免污染，确保生物防护和/或冷链要求）。

16.2 放行检测后的抽样通常为以下两类——对照样品或留样，分别用于分析测试和鉴定。对于成品，通常对照样品和留样采用相同的完全包装。在这种情况下，对照样品和保留样品可以看作是可互换的。

生物制品起始物料的对照样品应在建议的贮存条件下，保存至相应成品有效期满后至少 1 年。溶剂、气体和水除外的其他起始物料，以及关键参数无法在最终产品中测试的中间体的对照样品，如果这些物料的稳定性允许，则应在产品放行后至少保留 2 年。对于某些起始物料，如生长培养基的成分，就不需要留样。

成品的留样应在其最终包装中按照推荐的储存条件，保存至有效期后至少 1 年。

16.3 对于细胞产品，为了提供无细菌和真菌污染的证据，微生物检测（如无菌检查或纯度检查）应采用不含抗生素和其他抑制剂的细胞培养基或细胞库，如有可能，微生物检测应具备检测出苛养菌的能力。当使用抗生素时，应在检测时采用过滤法去除抗生素。

16.4 应规定标准物质（标准品和对照品）的追溯性、正确使用和储存，并确保程序的执行和文件的记录。应对标准物质的稳定性进行监测，并对稳定性进行趋势分析。应遵循世界卫生组织关于国际和生物标准物质制备、标定和建立的指导原则[30]。

16.5 包括实时/实际条件下的稳定性、加速稳定性和破坏试验等所有稳定性研究，应根据世界卫生组织和其他指导原则（31）或其他公认的文件进行。通过稳定性监测程序的测试结果趋势分析，应确保能早期发现任何的工艺或量值漂移，这些信息应作为生物产品 PQR 的一部分。

16.6 对于持续稳定性监测必须使用动物进行试验，且没有替代方法或有效技术可用的产品，可考虑基于风险的方法确定测试的频率。如果在稳定性方案中得到科学的证明，也可以应用括号法和矩阵设计等简化原则。

16.7 用于生物制品质量控制和过程控制的所有分析方法，应按照适当的标准进行良好的研究、验证和记录，以便为质量控制提供可靠的结果。该验证的基本参数包括线性、准确性、精密度、选择性/特异性、灵敏度和重现性[32~35]。

16.8 对于药典收载的品种及其试验方法，应对实验室试验设备和人员进行评估和认定。此外，动物试验精密度的重复性和可比性应良好。还应通过回顾试验数据来证明方法的重复性和再现性。

除了通常用于验证试验的通用参数（如准确度和精密度）之外，在生物测定法验证过程中，应根据试验方法和所用试剂的生物学性质，关注标准品/参考品、关键试剂和或细胞系的特性测定等其他测量手段。

17. 文件（批处理记录）

17.1 一般情况下，常规生产批次的批记录应提供每批生物产品生产活动的完整记录，表明该批产品已按照批准的规程生产、检验并分装至容器内。

对于疫苗产品，为获得 NRA 的批签发，应提供批生产记录和工艺综述资料。综述资料的内容应符合 WHO 关于监管机构疫苗批签发的独立指导原则的要求[36]。综述资料及相关的所有记录格式均应与 NRA 批准的一致。

17.2 生产批次的记录应至少保存至该批生物制品有效期后1年，并应易于检索以供 NRA 检查。保存文件至更较长时间可为 AEFI 和其他调查提供更多有用信息。

17.3 为确保对微生物质量等实现良好的控制水平，可能需要提供起始物料来源、产地、供应链、生产和质控方法等补充文件。

17.4 某些生物制品可能需要明确规定一批产品中的成分组成——特别 ATMPs 产品中的体细胞。对于受体和供体匹配的情况，生产的产品应视为一批。

18. 动物的使用

18.1 在生物制品的生产或质量控制中会广泛用到各种实验动物。当生产现场有动物设施时，需要特别考虑。

18.2 除非另有说明，否则应避免在生产区内出现活体动物。如必要，允许在生产区域内有鸡胚的存在。如果需要从动物提取组织或器官，则应特别注意防止生产区域受到污染（例如，应采取适当的消毒程序）。

18.3 涉及动物或微生物的测试区域应与生产厂房采取适当的隔离措施，并应有完全独立的通风系统和独立的工作人员。作为试验要求的一部分，试验前和试验期间应考虑将不同种类的动物采取分离措施，并增加必要的动物适应流程。

18.4 除监测遵守 TSE 规范[24]的情况外，还应监测其他令人关注的外来病原体（包括引起人畜共患疾病和源动物疾病的病原体），并根据专家关于建立该方案的咨询意见进行记录。应调查来源/供体动物发生疾病的情况，以确定该动物的适用性以及与该动物接触的其他动物是否适宜继续使用（比如在生产中作为起始材料来源的动物，或者用于质量控制和安全试验的动物）。调查结论应归档。

18.5 对于在生产过程中使用过动物来源起始物料（或含有动物来源成分的起始物料）的原液或成品的持续适用性决策过

程，应建立回顾性程序。该决策过程可能包括对以往收集的，来源于同一供体动物的参考样本（如果适用）进行重新检验，确定最后的供体为阴性。用于处理源/供体动物的治疗药物，应记录停药期，并考虑按照规定将上述动物从研究方案中撤出。

18.6　应特别注意预防并监测源/供体动物的感染。采取的措施应涵盖采购、设施、饲养、生物安全程序、测试制度、垫料和饲料的质量控制、100% 全新风供应、适当设计的暖通空调系统（HAVC）、供水系统以及针对相关动物的适当温度和湿度条件。上述条件与符合药典标准的 SPF 级动物特别相关。对动物房和动物健康的监测也适用于其他类别的动物（例如健康的畜群）。

18.7　对采用转基因动物生产的产品，从源动物到转基因动物的繁殖环节应能溯源。应注意相关国家对动物房、照料和检疫的要求。

18.8　对于不同的动物种属和品系，应确定关键指标并开展监测和记录。这些指标可包括动物的年龄、性别、体重和健康状况等。

18.9　对使用的动物、生物制剂和试验方法应进行适当的确认，防止混淆风险，并控制已知的危害。

18.10　设施的布局应确保健康动物、接种动物和废弃物消毒区的单向和隔离流动。人员和访客也应遵循规定的流程，避免交叉污染。

19. 作者和致谢

20. 参考文献[4]

［1］Good manufacturing practices for biological products. In：WHO Expert Committee on Biological Standardization：forty – second report. Geneva：World Health Organization；1992：Annex 1（WHO Technical Report Series，No. 822；http：//www. who. int/biologicals/publications/trs/areas/vaccines/gmp/WHO_ TRS_ 822_ A1. pdf？ ua＝1，accessed 8 November 2015）.

［2］WHO good manufacturing practices for pharmaceutical products：main principles. In：WHO Expert Committee on Specifications for Pharmaceutical Preparations：forty –

4　所有 WHO 药品 GXPs 及相关指导原则，也可在 WHO 药品质量保证光盘、WHO 指导原则、规范、监管指南及 GXP 培训资料中查阅。

eighth report. Geneva: World Health Organization; 2013: Annex 2 (WHO Technical Report Series, No. 986; http://www.who.int/medicines/areas/quality_ safety/ quality_ assurance/TRS986annex2.pdf? ua = 1, accessed 8November 2015).

[3] WHO good manufacturing practices for sterile pharmaceutical products. In: WHO Expert Committee on Specifications for Pharmaceutical Preparations: forty – fifth report. Geneva: World Health Organization; 2011: Annex 6 (WHO Technical Report Series, No. 961; http://www.who.int/medicines/areas/quality_ safety/quality_ assurance/GMPSterilePharmaceutical ProductsTRS961Annex6.pdf? ua = 1, accessed 8 November 2015).

[4] WHO good manufacturing practices for active pharmaceutical ingredients. In: WHO Expert Committee on Specifications for Pharmaceutical Preparations: forty – fourth report. Geneva: World Health Organization; 2010: Annex 2 (WHO Technical Report Series, No. 957; http://www.who.int/medicines/areas/quality_ safety/quality_ assurance/GMPActivePharmaceutical IngredientsTRS957Annex2.pdf? ua = 1, accessed 8 November 2015).

[5] Guide to good manufacturing practice for medicinal products. Part I, Annex 2. Manufacture of biological medicinal substances and products for human use. Pharmaceutical Inspection Convention and Pharmaceutical Inspection Co – operation Scheme (PIC/ S); 1 March 2014 (http://www.fda.gov.ph/attachments/article/224762/pe – 009 – 11 – gmp – guide – xannexes. pdf, accessed 8 November 2015).

[6] Guide to good manufacturing practice for medicinal products, Part II. Pharmaceutical Inspection Convention and Pharmaceutical Inspection Co – operation Scheme (PIC/ S); 1 March 2014 (http://www.medsafe.govt.nz/regulatory/Guideline/PE_ 009 – 8_ GMP_ Guide%20_ Part_ II_ Basic_ Requirements_ for_ API.pdf, accessed 8 November 2015).

[7] EU Guidelines for good manufacturing practice for medicinal products for human and veterinary use. Annex 2: Manufacture of biological active substances and medicinal products for human use. Brussels: European Commission; 2013.

[8] EU Guidelines for good manufacturing practice for medicinal products for human and veterinary use. Part I. Chapter 6: Quality control. Brussels: European Commission; 2005.

[9] Current good manufacturing practice for finished pharmaceuticals. Code of Federal Regulations Title 21, Vol. 4, revised 1 April 2014. Silver Spring, MD: United States Food and Drug Administration; 2014 (http://www.accessdata.fda.gov/scripts/cdrh/ cfdocs/cfcfr/CFRSearch. cfm? CFRPart = 211&showFR = 1, accessed 4 July 2015).

[10] WHO good practices for pharmaceutical quality control laboratories. In: WHO Expert Committee on Specifications for Pharmaceutical Preparations: forty – fourth report. Geneva: World Health Organization; 2010: Annex 1 (WHO Technical Report Series, No. 957; http://www.who.int/medicines/areas/quality_ safety/quality_

assurance/Goodpractices

PharmaceuticalQualityControlLaboratoriesTRS957Annex1. pdf？ ua ＝ 1， accessed 2 February 2016）．

4All WHO 药品 GXPs 及其指导原则也可参见 WHO 药品质量保证 CD－ROM；WHO 指导原则、质量管理规范、监管指南及相关培训材料。

［11］ Good manufacturing practice for drugs（2010 revision）. Beijing：China Food and Drug Administration； 2011 （ http：//eng. sfda. gov. cn/WS03/CL0768/ 65113. html, accessed 8 November 2015）．

［12］ WHO guidelines on good manufacturing practices for blood establishments. In：WHO Expert Committee on Specifications for Pharmaceutical Preparations：forty－fifth report. Geneva：World Health Organization；2011：Annex 4 （WHO Technical Report Series, No. 961；http：//www. who. int/ bloodproducts/publications/GMP_ Blood- establishments. pdf？ ua ＝ 1, accessed 2 February 2016）．

［13］ WHO good distribution practices for pharmaceutical products. In：WHO Expert Committee on Specifications for Pharmaceutical Preparations：forty－fourth report. Geneva：World Health Organization；2010：Annex 5 （WHO Technical Report Series, No. 957；http：//www. who. int/medicines/areas/quality _ safety/quality _ assurance/ GoodDistributionPracticesTRS957Annex5. pdf？ ua ＝ 1, accessed 2 February 2016）．

［14］ WHO guidelines on quality risk management. In：WHO Expert Committee on Specifications for Pharmaceutical Preparations：forty－seventh report. Geneva：World Health Organization；2013：Annex 2 （WHO Technical Report Series, No. 981；ht- tp：//www. who. int/medicines/areas/quality _ safety/quality _ assurance/An- nex2TRS－981. pdf？ ua ＝ 1, accessed 2 February 2016）．

［15］ Recommendations for the production, control and regulation of human plasma for fractionation. In：WHO Expert Committee on Biological Standardization：fifty－sixth report. Geneva：World Health Organization；2007：Annex 4 （WHO Technical Re- port Series, No. 941； http：//www. who. int/bloodproducts/publications/ TRS941Annex4blood. pdf？ ua ＝ 1, accessed 2 February 2016）．

［16］ Good manufacturing practices：supplementary guidelines for the manufacture of inves- tigational pharmaceutical products for clinical trials in humans. In WHO Expert Com- mittee on Specifications for Pharmaceutical Preparations：thirty－fourth report. Ge- neva：World Health Organization；1996：Annex 7 （WHO Technical Report Series, No. 863； http：//www. who. int/medicines/areas/quality_ safety/quality_ assur- ance/Investigational

PharmaceuticalProductsClinicalTrialsHumansTRS863Annex7. pdf？ ua ＝ 1, accessed 2 February 2016）．

［17］ WHO guidelines on nonclinical evaluation of vaccines. In：WHO Expert Committee on Biological Standardization：fifty－fourth report. Geneva：World Health Organiza- tion；2005：Annex 1 （ WHO Technical Report Series, No. 927； http：//

www. who. int/biologicals/publications/trs/areas/vaccines/nonclinical _ evaluation/ ANNEX%201Nonclinical. P31 – 63. pdf? ua = 1, accessed 8 November 2015).

[18] Guidelines on clinical evaluation of vaccines: regulatory expectations. In: WHO Expert Committee on Biological Standardization: fifty – second report. Geneva: World Health Organization; 2004: Annex 1 (WHO Technical Report Series, No. 924; http: //www. who. int/biologicals/publications/trs/areas/vaccines/clinical _ evaluation/035 – 101. pdf? ua = 1, accessed 2 February 2016).

[19] Guidelines on the nonclinical evaluation of vaccine adjuvants and adjuvanted vaccines. In: WHO Expert Committee on Biological Standardization: sixty – fourth report. Geneva: World Health Organization; 2014: Annex 2 (WHO Technical Report Series, No. 987; http: //www. who. int/biologicals/areas/vaccines/TRS_ 987_ Annex2. pdf? ua = 1, accessed 2 February 2016).

[20] Laboratory biosafety manual, third edition. Geneva: World Health Organization; 2004 (http: //www. who. int/csr/resources/publications/biosafety/Biosafety7. pdf, accessed 8 November 2015).

[21] Guidelines on viral inactivation and removal procedures intended to assure the viral safety of human blood plasma products. In: WHO Expert Committee on Biological Standardization: fifty – second report. Geneva: World Health Organization; 2004: Annex 4 (WHO Technical Report Series, No. 924; http: //www. who. int/blood-products/publications/WHO_ TRS_ 924_ A4. pdf? ua = 1, accessed 21 January 2016).

[22] ICH Harmonised Tripartite Guideline Q10. Pharmaceutical quality system. Geneva: International Conference on Harmonisation of Technical Requirements for Registration of Pharmaceuticals for Human Use; June 2008 (http: //www. ich. org/fileadmin/ Public_ Web_ Site/ICH_ Products/Guidelines/Quality/Q10/Step4/Q10_ Guideline. pdf, accessed 8 November 2015).

[23] Recommendations to assure the quality, safety and efficacy of BCG vaccines. In: WHO Expert Committee on Biological Standardization: sixty – second report. Geneva: World Health Organization; 2013: Annex 3 (WHO Technical Report Series, No. 979; http: //www. who. int/biologicals/areas/vaccines/TRS_ 979_ Annex_ 3. pdf? ua = 1, accessed 21 January 2016).

[24] WHO Guidelines on transmissible spongiform encephalopathies in relation to biological and pharmaceutical products. Geneva: World Health Organization; 2003 (http: //www. who. int/ biologicals/publications/en/whotse2003. pdf? ua = 1, accessed 2 February 2016).

[25] Environmental monitoring of clean rooms in vaccine manufacturing facilities: points to consider for manufacturers of human vaccines. Geneva: World Health Organization; 2012 (http: //www. who. int/immunization_ standards/vaccine_ quality/env_ monitoring_ cleanrooms_ final. pdf? ua = 1, accessed 2 February 2016).

[26] Recommendations for the evaluation of animal cell cultures as substrates for the manufacturer of biological medicinal products and for the characterization of cell banks. In: WHO Expert Committee on Biological Standardization: sixty – first report. Geneva: World Health Organization; 2013: Annex 3 (WHO Technical Report Series, No. 978; http: //www. who. int/biologicals/vaccines/TRS_ 978_ Annex_ 3. pdf? ua = 1, accessed 2 February 2016).

[27] Biosafety [website]. Atlanta, GA: Centers for Disease Control and Prevention (http: //www. cdc. gov/ biosafety/, accessed 8 November 2015).

[28] WHO Global Action Plan to minimize poliovirus facility – associated risk after type – specific eradication of wild polioviruses and sequential cessation of OPV use. Geneva: World Health Organization; 2015 (http: //www. polioeradication. org/Portals/ 0/Document/Resources/

PostEradication/GAPIII_ 2014. pdf, accessed 8 November 2015).

[29] Guidelines for the safe production and quality control of inactivated poliomyelitis vaccine manufactured from wild polioviruses (Addendum, 2003, to the Recommendations for the production and quality control of poliomyelitis vaccine (inactivated)). In: WHO Expert Committee on Biological Standardization: fifty – third report. Geneva: World Health Organization; 2004: Annex 2 (WHO Technical Report Series, No. 926; http: //www. who. int/biologicals/publications/trs/areas/vaccines/polio/ Annex%202%20 (65 – 89) TRS926Polio2003. pdf? ua = 1, accessed 2 February 2016).

[30] Recommendations for the preparation, characterization and establishment of international and other biological reference standards (revised 2004). In: WHO Expert Committee on Biological Standardization: fifty – fifth report. Geneva: World Health Organization; 2006: Annex 2 (WHO Technical Report Series, No. 932; http: // www. who. int/immunization _ standards/vaccine _ reference _ preparations/ TRS932Annex%202_ Inter%20_ biol%20ef%20standards%20rev2004. pdf? ua = 1, accessed 2 February 2016).

[31] Guidelines on stability evaluation of vaccines. In: WHO Expert Committee on Biological Standardization: fifty – seventh report. Geneva: World Health Organization; 2011: Annex 3 (WHO Technical Report Series, No. 962; http: //www. who. int/ biologicals/vaccines/Annex_ 3_ WHO_ TRS_ 962 – 3. pdf? ua = 1, accessed 21 January 2016).

[32] Supplementary guidelines on good manufacturing practices: validation. In: WHO Expert Committee on Specifications for Pharmaceutical Preparations: fortieth report. Geneva: World Health Organization; 2006: Annex 4 (WHO Technical Report Series, No. 937; http: //www. who. int/medicines/areas/quality_ safety/quality_ assurance/SupplementaryGMP ValidationTRS937Annex4. pdf? ua = 1, accessed 2 February 2016).

[33] A WHO guide to good manufacturing practice (GMP) requirements. Part 2: Valida-
tion. Geneva: World Health Organization; 1997 (WHO/VSQ/97. 02; http: //
apps. who. int/iris/bitstream/10665/64465/2/WHO_ VSQ_ 97. 02. pdf? ua = 1,
accessed 2 February 2016).

[34] Guideline on bioanalytical method validation. Committee for Medicinal Products for
Human Use. London: European Medicines Agency; 2009 (EMEA/CHMP/EWP/
192217/2009 Rev. 1; http: //www. ema. europa. eu/docs/en_ GB/document_ li-
brary/Scientific _ guideline/2011/08/WC500109686. pdf, accessed 8 November
2015).

[35] Guidance for industry. Bioanalytical method validation. Rockville, MD: Center for
Veterinary Medicine; 2013 (http: //www. fda. gov/downloads/drugs/guidancecom-
plianceregulatoryinformation/guidances/ucm368107. pdf, accessed 8 November
2015).

[36] Guidelines for independent lot release of vaccines by regulatory authorities. In: WHO
Expert Committee on Biological Standardization: sixty – first report. Geneva: World
Health Organization; 2013: Annex 2 (WHO Technical Report Series, No. 978; ht-
tp: //www. who. int/biologicals/TRS_ 978_ Annex_ 2. pdf? ua = 1, accessed 2
February 2016).

附录4 GMP 指南：现场检查报告

背景

WHO 药品标准专家委员会提出 GMP 指南中"现场检查报告"（源自 2003 年发布的 WHO 技术系列报告第 908 号文，附录6）的修订需要。修订更新文件的主要目的是使认证团队（PQT）现场检查中使用的检查报告格式，与全球范围内检查员使用的现场检查报告格式统一。另一个原因是 WHO 质量风险管理指南（源自 2014 年发布的 WHO 技术系列报告第 986 号，附录6）引入了风险管理等概念。

1. 介绍

2. 范围

3. 术语

4. 基本原则

附件 1　GMP 指南：现场检查报告

附件 2　基于合规程度和检查频率对现场进行风险类别评价的实例

1. 介绍

1.1 本指南为从事药品现场检查的机构提供了撰写检查报告的基本原则及推荐的报告格式。目的是协调检查报告的撰写规范，促进机构间合作和信息共享。

2. 范围

2.1 本指南适用于原料药及其制剂的检查报告。也可以作为单独模板用于合同研究机构和质量控制实验室的检查。

3. 术语

下列术语适用于本指南。这些术语在其他文件中可能有不同的定义。

整改：是指为消除不合规的情况而采取的措施，但不包括调查发生问题的原因。对于产品，整改就包括对产品重新生产、返工、重新评定、改变用途，或者直接销毁。

整改措施：整改措施是指采取相应的步骤，消除导致目前不符合事项的根源，并防止错误再次发生。整改措施的实施是为确保现有的不符合项和潜在的不符合事项不会再次发生。整改措施是为预防不符合情况的再次发生，而预防措施是为预防不符合事项的发生，这两种措施都是为了防止出现不符合事项。

整改与预防措施：通过对投诉、拒收、不合格、召回、偏差、审计、监管机构检查，以及对生产工艺动态和产品质量监控的趋势分析和调查后，形成的实施整改和预防措施的系统。

缺陷：即指不符合要求。从这个意义上说，这一术语可以与"不符合"互换使用。

检查结果：检查结果是在现场检查过程中的发现或是对事实的陈述，并有客观证据支持。检查中的发现可能是正面的也可能是负面的。正面的发现应在检查项下对企业特别好的做法进行具体描述，并作为好的案例。负面的检查发现则视为不符合规定。

不符合：不符合即指不满足要求。要求是需求、期望或义务，通常由相关组织、客户或其他相关方提出要求。要求的种类有许多种，包括质量要求、客户要求、管理要求、产品要求、工艺要求和法律要求等。当一个单位无法满足其中任何一个要求时，即为不符合。

预防措施：是指消除发生潜在不符合项或不期望结果的根源。

4. 基本原则

4.1 当对药品生产场地进行检查时，检查员应该起草检查报告。检查报告应包含"检查报告模版"（附件1）所列的项目，并根据国家或区域的规定以及检查的范围和目的，进行适当的调整。当涉及相关的 GMP 系统或关于 GMP 的国家法规时，应明确。

4.2 检查报告的目的是提供真实、客观的检查记录，包括做了什么、正面及负面的检查发现、检查期间与被检查公司的交流，这些都应该在报告中进行恰当的描述。对被检查单位在一些特定领域良好地执行了 GMP 指南中的要求，或是与原来的检查结果相比较，在某些方面做出了重大的改进等正面检查发现，都应予以肯定。执行良好之处不需要采取任何措施。这些内容应如实写入检查报告中，便于检查机构对存在的优势和劣势进行追踪和改进，这样做也是让被检查机构明确知道哪些方面做得好，值得褒奖。

4.3 现场检查后应及时准备好检查报告，组长应协调检查小组的所有成员参加。报告应按照审查机构的质量体系进行审核。

4.4 编撰检查报告应尽量采用成第三人称、被动语态和过去式的形式。

例如："工厂所有区域房间和设备的清洁日志都已被保留。"

4.5 凡被视为缺陷或不符合的观察结果都应该列在报告的第三部分。在检查报告中所包含的每项观察结果都应注明是引用了哪些相应的 GMP 条款、WHO 指南、市场授权的条件或者承诺。无法合理引用相关要求的观察结果不能列为缺陷项。

4.6 缺陷项的表述应该包括要求（R）、证据（E）和不足（D）。

例：（R）清洁验证报告中应保存有关的清洗记录和源数据；（E）在工艺设备验证过程中为回收试验采集的3个样品的来源无法追溯；（D）清洁验证报告没有足够的数据。

4.7 对缺陷/不符合的陈述应该区分该是质量系统不符合要

求，还是没有遵守质量系统的规定。例如，当检查时发现清洗做得不够好时，则需知道该问题是由于标准操作程序（SOPs）的不当或缺失所导致，还是书面程序本身完整，但是由于相关人员没有执行到位导致。

4.8. 如果一个以上的缺陷是由同一个质量体系的问题引起，则应在基本体系不符合的栏目下对这些缺陷分组，视作基本质量系统的缺陷。

4.9　报告相关缺陷应重点关注导致患者健康的风险因素和（或）预防和整改措施（CAPA）的需求。

4.10　报告中不应包括可能被解释为对提出问题的具体解决办法的评价。提出的建议要与后续的监管相关联。

4.11　根据以下定义，每一个缺陷都应归类为严重缺陷、主要缺陷或一般缺陷，这些定义可根据国家或地区的法律背景加以调整。

4.11.1　严重缺陷指已经发生或可能导致重大的生产风险，产品对使用者有危害的观察结果。

4.11.2　主要缺陷指非严重的观察结果：

a）已经生产或可能生产的产品不符合其上市许可和（或）认证申请（包括变更）的标准；

b）与 GMP 指南产生较大偏差；

c）未能正确执行批放行程序；

d）质量保证/质量控制部门负责人履职不到位；

e）发现多个缺陷，其中可能没有一项属于主要缺陷，但综合起来可视为一项主要缺陷，应报告并解释。

4.11.3　如果缺陷既不能归为严重缺陷，又不能归为主要缺陷，但该缺陷仍然偏离了 GMP，则可将其归类为一般缺陷。当缺陷轻微或没有足够的信息来判定缺陷是属于主要的或严重缺陷时，也可归为一般缺陷项。

4.11.4　缺陷的分类是基于风险评估等级，并可能根据产品的性质不同而有所不同。在某些情况下，在一类产品中的一般缺陷，可能在另一类产品中就属于主要缺陷。

4.11.5　如果发现被检查方没有整改以前检查报告中已经报告过的缺陷项，则可用更高的分类对该缺陷进行报告。

4.11.6　一次性的微小过失或不太重要的问题通常不写入正式报告，但在检查时会提醒生产厂家注意。

4.11.7　判断一家企业是否符合世界卫生组织 GMP 指导原则

时，由缺陷的性质和数量决定：

  a）仅有一般缺陷项的情况：

  i. 认为该厂家的运作情况符合 GMP 的要求；

  ii. 要求厂家提供预防与整改措施；

  iii. 在下一次的检查中对预防与整改措施进行评估和跟踪。

  b）有一般缺陷项且仅有小于 6[1] 个主要缺陷的情况：

  i. 在完成预防与整改措施后，可视为达到 GMP 要求；

  ii. 企业提供了所有缺陷的预防与整改措施，包含了已实施和（或）计划实施的措施、落实整改和预防措施的时间表以及对已完成措施的书面证明材料；

  iii. 对预防与整改措施的书面材料进行评估，也可能会有后续的现场检查或跟踪检查。

  c）存在严重缺陷或大于 6 个主要缺陷项的情况时：

  i. 企业不符合 GMP 要求，缺陷的严重程度不可接受；

  ii. 通常需要再次检查；

  iii. 必要时会采取行政或法律的措施。

  4.12 根据国家或区域的法规和缺陷项的风险类别的等级，决定该企业的下一次检查日期。附件 2 提供了如何确定下一个检查日期的示例。也可以使用其他方法来确定下一次的检查日期。

  4.13 报告应有全部检查组成员的签名，也可由首席检查员在与检查组成员协商后代表签字，并根据检查机构的质量体系进行审查。

附件 1 GMP 指南：现场检查报告

检查报告模板

第一部分 基本信息	
生产企业详细情况	
企业信息	生产企业的名称； 生产企业的地址（包括电话、传真、电子邮箱以及 24 小时热线）； 联系人及其电话和电子邮箱

---

1 数字 6 代表需要检查的 6 个系统，详见附件 1.

第一部分　基本信息

生产企业详细情况

企业场所	生产企业的地址如果与上述不符（包括 GPS 坐标：以精确度数表示的精度和纬度；邓氏编码（D－U－N－S）：NNNNNNNNN，其中 N 代表一个从 0 到 9 的数字）。如果整个厂区从未被检查过，还需注意具体的生产车间情况 生产场所的注册号（如：单元号、生产场所主文件或当地行政机关分配的号码） 生产许可证号（如适用） 关键人员
企业经营业务情况的汇总	如：原料药（API）的生产，制剂（FPP）的生产，中间体或粗品的包装，实验室测试，批签发，分装和进口活动等

检查报告详细内容

检查的日期	……
检查的类型	如：初次、例行、跟踪、特别
检查人员	检查组长的名称及工作单位，检查员，陪同专家和观察员
监管部门	对跨国检查而言，要明确该检查活动是否已经通知了该国的监管部门，以及该国的检查部门是否参与检查
用于评估合规性的 GMP 指导原则	列出相关指导原则的名称、可查阅的出版物信息和可以访问的网址，如： 1. WHO 药品生产质量管理规范：主要原则：WHO 第 48 次药品标准专家委员会技术报告附录 2。Geneva：World Health Organization；2014：Annex 2（WHO Technical Report Series，No. 986；http：//www. who. int/entity/medicines/areas/quality _ safety/quality _ assurance/TRS986annex2. pdf？ua＝1）

介绍

生产情况简要汇总	描述主要的生产活动（如制剂或者原料的生产以及附件/注册信息/原料药主文件（APIMF）/制剂 DMF 文件/欧洲药典认证证书编号）；生产场所的其他生产情况（如化妆品生产，研发）；一些外部科研、分析方法或者其他技术力量在生产和质量控制中的应用
	简单描述企业关于生产职责的质量管理系统。如果可以，作为生产场所主文件的附件提供

第一部分	基本信息

生产企业详细情况	
历史	以往检查的日期和监管部门的检查历史 总结过去的检查；审核以往检查的预防与整改措施落实情况 以往检查之后的主要变更以及未来的计划变更 近 2 年与 GMP 相关的产品召回情况

检查活动的简要报告	
范围和限制	例如检查的区域，关注的范围，检查的重点 非检查范围：不接受检查的区域、生产活动或生产线 检查被限制在特定的区域
检查的领域	例如包括制剂生产区的检查
会见的关键人员	姓名及职务

第二部分	简要汇总检查结果的意见与建议（如适用）
	该部分的报告基于 WHOGMP 指南。也可按照以下 6 个检查体系进行： 1. 药品质量体系 2. 生产体系 3. 设施和设备体系 4. 实验室控制体系 5. 物料体系 6. 包装和标签体系 检查过程中发现的不符合 GMP 的情况。在报告中也应包括好的发现，应将符合和不符合 GMP 的观察分别进行表述。如果相关成员国有规定，可将不符合项应进行分类，如"严重""主要""一般"。按照企业所在国监管部门的要求，给出整改的期限
1. 药品质量体系	描述企业的药品质量体系以及这些要素如何组织实施，包括质量风险管理和产品质量回
2. 药品 GMP	简要描述如何实施 GMP 的要素
3. 清洁与卫生	描述与清洁卫生相关的程序与记录，包括人员、场地、设备、生产物料、清洁剂以及其他可能的污染源
4. 确认与验证	描述确认与验证的政策、程序、记录和其他证据，以及如何保持和监控该验证状态有效

5. 投诉	描述投诉处理的程序、责任和记录，包括其他批次的延伸调查，可能的假冒产品，是否需要召回产品并报告主管部门
6. 产品召回	描述召回程序及其有效性的证据；通知消费者和主管部门的条款，以及对召回产品的隔离
7. 生产，分析和其他活动的分包	描述分包商是如何被评估的，上市许可的合规性是何如确保的，全面合同以及对于职责和限制的阐述
8. 自查，质量审计以及供应商审计和批准	a）自查 描述自查和质量审计的程序及项目；自查小组的构成；自查的频率；自查计划表和自查报告；体系对于后续活动的监管 b）供应商审计和批准 描述供应商评价和批准的程序，包括风险管理原则的应用，特别是对供应商现场审计频率和需求的判断
9. 人员	说明是否有足够数量的合格和经验丰富的人员，明确他们的职责，报告层级 关键人员（生产主管、质量负责人和授权人）的资格、经验和职责，以及其职责的建立程序
10. 培训	描述入职培训、专业的持续培训以及效果评估的程序和记录；培训应涵盖 GMP 和质量保证的理念；对参观人员、评估顾问和合同工的培训
11. 人员卫生	描述符合员工职责的初始和定期健康培训体系。传授、保持和监测高水平个人卫生知识的措施和设备。采取措施确保人员不成为产品的污染源，包括洗手和更衣。适当地禁止生产、实验室和储存区的吸烟、饮食、咀嚼和堆放相关物品
12. 厂房与设施	描述厂房的位置、设计、建造及维修是否恰当，可尽量避免错误和交叉污染，并能有效清洁和维修；有粉尘控制措施；辅助区域、储存区域、称重区、生产区和质量控制区域均有专门的措施；有合适的隔离和限制出入的措施；有合适的照明、通风和换气措施来避免污染和交叉污染，以及温度和必要的湿度控制
13. 设备	描述设备的数量、类型、位置、设计和生产单位以及设备的维护情况，避免交叉污染，允许有效的清洁和维护；使用、清洁和维护程序、记录和工作日志；水平和其他测量仪器的校验；标示状态

检查活动的简要报告

14. 材料	说明选择、储存、批准和使用适当质量的材料（包括制药用水）的现有措施，这些措施应涵盖起始物料、包装材料、中间和散装产品、成品、试剂、培养基和标准物质。还应说明如何处理和控制废弃、回收、再加工材料；召回产品；退货和废料的措施
15. 文件	描述现有文件系统的全面性和适用性（标签；规格和测试程序、起始材料、包装材料、中间产品、散装产品和成品；成品；包装说明书；批处理和包装记录；标准操作规程（SOPs）和记录；以及良好的文件和数据管理原则（可追溯的、通俗易懂的、同期的、原始的、准确的）如何制度化、实施和维护
16. 生产过程中的规范	描述生产、加工和包装的程序、设施和控制方法；防止生产过程中的混淆、交叉污染和细菌污染的风险
17. 质量控制的规范	描述具有质量控制职能的组织及其职能独立性的程度以及资源配置的适用性 采用相应的程序、设备、组织和文件确保进行必要的相关试验，试验材料不能供使用，试验的产品也不能用用于销售和供应，直到其质量符合要求为止 说明控制原料和中间产品、散装产品和成品的程序；试验要求；批次记录评审的程序和责任；初步和正在进行的稳定性研究的程序、记录和设施；关于留样的制度、程序、设施和记录

取样	（如适用）
现场主文件的评估	（如适用）
附录	…

第三部分　缺陷项清单

缺陷清单	应按照 GMP 指南的相关章节按类别列出不符合项。可用表格列出，并给出相关的 GMP 要求	
	缺陷	依据
1. 严重	1. 1… 1. 2…	… …
2. 主要	1. 1… 1. 2…	… …
3. 一般	1. 1… 1. 2…	… …

第四部分	结果

	陈述 GMP 实施情况，包括相关限定范围 基于观察到的缺陷项的性质和数量，可用以下指导原则来确定观察结果
初步结论	·仅发现一般缺陷项：说明企业符合 GMP 指导原则的程度可接受 ·发现一般缺陷项和小于 6 个主要缺陷项：在收到企业的预防与纠偏措施并对其评估后，再做出是否符合 GMP 指导原则的决定 ·发现任何一个严重缺陷项或 6 个及以上主要缺陷项：可判定企业不符合 GMP 指导原则的要求

第五部分	现场检查中可供参考的 GMP 指导原则清单

	现场检查中参考的相关 GMP 指导原则，例如： 1. WHO good manufacturing practices for pharmaceutical products: main principles. In: WHO Expert Committee on Specifications for Pharmaceutical Preparations: forty – eighth report. Geneva: World Health Organization; 2014: Annex 2（WHO Technical Report Series, No. 986；http://www. who. int/medicines/publications/pharmprep/en/index. html） 2. WHO good manufacturing practices for sterile pharmaceutical products. In: WHO Expert Committee on Specifications for Pharmaceutical Preparations: forty – fifth report. Geneva: World Health Organization; 2011: Annex 6（WHO Technical Report Series, No. 961；http://www. who. int/medicines/publications/pharmprep/en/index. html） 3. WHO good manufacturing practices for active pharmaceutical ingredients. In: WHO Expert Committee on Specifications for Pharmaceutical Preparations: forty – fourth report. Geneva: World Health Organization; 2010: Annex 3（WHO Technical Report Series, No. 957；http://www. who. int/medicines/publications/pharmprep/en/index. html） 4. WHO good manufacturing practices: water for pharmaceutical use. In: WHO Expert Committee on Specifications for Pharmaceutical Preparations: forty – sixth report. Geneva: World Health Organization; 2012: Annex 2（WHO Technical Report Series, No. 970；http://www. who. int/medicines/publications/pharmprep/en/index. html） 5. WHO guidelines on good manufacturing practices for heating, ventilation and air – conditioning systems for non – sterile pharmaceutical dosage forms. In: WHO Expert Committee on Specifications for Pharmaceutical Preparations: forty – fifth report. Geneva: World Health Organization; 2011: Annex 5（WHO Technical Report Series, No. 961；http://www. who. int/medicines/publications/pharmprep/en/index. html） 6. General guidelines for the establishment maintenance and distribution of chemical reference substances. In: WHO Expert Committee on Specifications for Pharmaceutical Preparations: forty – first report. Geneva: World Health Organization; 2011: Annex 3（WHO Technical Report Series, No. 937；　http://www. who. int/medicines/publications/pharmprep/en/index. html）
参考文献	

第六部分 评估公司的回应、最终结论、风险评级和下一到期日	
公司针对检查发现的问题的反馈意见汇总	…
最终结论	遵守GMP情况的最后声明，包括相关的限定范围
检查后的风险评级	例如，低（L），中等（M），高（H），严重（C）
下次检查日期（计划安排）	核查可决定将此资料作为内部使用
姓名（所有检查员或检查组长）	
签名（所有检查员或检查组长）	
日期	

附件2 基于合规程度和检查频率对现场进行风险类别评价的实例

现场检查的风险类别	GMP合规程度和相关核查频率（月）			
	可接受			不可接受
	好	满意	一般	
严重（C）	24	18	12	具体问题具体分析
高（H）	30	20	15	具体问题具体分析
中等（M）	36	24	18	具体问题具体分析
低（L）	48	36	24	具体问题具体分析

附录 5 数据和记录管理规范指南

背景

2014 年 4 月，世界卫生组织（WHO）在日内瓦召开了"关于药品检查、药品生产 GMP 和风险管理指南的非正式会议"，对数据管理规范的新指南方案进行了讨论，并建议制定该指南。与会者包括各国的 GMP 检查员和参与会议的专家，以及 WHO 认证小组（PQT）的检查员。

WHO 药品标准专家委员会在 2014 年 10 月第 49 次会议上收到了这次非正式会议的反馈意见。PQT 检查小组在提交的文件中对新指导文件的结构提出了建议，并进行了详细的讨论。文件大纲确定了现有的标准和原则，并对实施指南给出了示例。为保证数据可靠性和 GXP（所有规范）的合规性，文件大纲的附件在对现有规范和指南文件归纳总结的基础上，提出了目前的指南结构。鉴于在检查过程中发现有关数据管理的缺陷越来越多，委员会批准了该建议。

建议批准后，国家检查员和 WHOPQT 检查小组共同起草了一份草案。2015 年 6 月 29 日至 7 月 1 日举行的"关于数据管理、生物等效性、药品生产质量管理规范和药品检查的咨询会议"对该草案进行了讨论。

随后，主笔人员与起草组合作，在吸收咨询会议和后续 WHO 数据管理研讨会反馈意见的基础上，对草案做了进一步修改。

目前正寻求与其他组织在该领域的合作。

1. 介绍

2. 指南目的与目标

3. 词汇表

4. 原则

5. 通过质量风险管理保证良好数据管理

6. 管理治理和质量审计

7. 合同组织方、供应商和服务提供方

8. 数据和记录质量管理培训

9. 档案管理质量规范

10. 设计和验证系统保证数据质量和可靠性

11. 数据在数据生命周期中的管理

12. 数据可靠性问题的解决

参考文献和延伸阅读

附件 1　关于在纸质和电子系统中实施 ALCOA（＋）原则的特别风险管理的期望与实例

1. 介绍

1.1 世界范围内的药品监管体系一直依赖于监管机构对药品开发、生产和包装、测试、分销和监管各环节知识的了解。在评估和审查过程中，监管者和被监管者之间的信任很重要，档案中提交的信息和在日常决策中使用的信息应是全面、完整和可靠的。因此，用于进行决策的数据应完整，同时具有可溯源（A）、清晰（L）、同步（C）、原始（O）和准确（A）的特点，通常被称为"ALCOA"。

1.2 这些基本的 ALCOA 原则和保证数据可靠的相关管理规范要求都不是新概念，若干高级、中级水平的规范指导已经存在。然而，近年来，在 GMP、GCP 和 GLP 检查过程中，针对数据和记录的管理规范（GDRP）产生的问题越来越多。监管部门更加关注数据可靠性的原因无疑是多方面的，包括监管意识的增强，以及对行业选择与现代控制策略之间的差距的关注。

1.3 影响因素包括药品生产企业未能有效实施稳健的系统，抑制数据风险的产生；未能及时发现数据可靠性出现的风险的情况；出现缺陷时，未能调查并解决出现问题的根源。例如，针对药品 GMP 要求，如果已经数十年采用经验证的计算机系统进行监管，但并没有对原始电子记录进行充分审查和管理，而往往只审查和管理不完整和不恰当的打印结果。上述问题表明应重视制药业采用现代控制策略，强调应用现代质量风险管理（QRM）、提倡把科学原理引入当前商业模式（如外包和全球化）和在用技术（如计算机系统）。

1.4 需进一步开发和加强以保证良好数据管理策略的控制措施包括但不仅限于以下：

■ 质量风险管理（QRM）策略应能有效地保证患者安全、产品质量和数据的有效性，确保管理措施满足实际生产条件下的预期目标。管理层应对数据管理负责，首先要根据当前的工艺、方法、环境、人员或技术等条件，设置现实和可实现的管理目标；

■ 管理层需要对质量管理过程进行监督并配备必要的资源，保证基础设施符合要求并不断改善（例如，不断改进工艺和方法，保证建筑、设施、设备和系统得到良好的设计和维护；保证充足可靠的电力和水的供应；提供必要的人员培训；对合同工厂和供应商分配必要的资源并进行监督，确保充分符合质量标准）。管理层以这种方式积极参与质量管理，减轻质量部门的压力，减少可能会增加数据完整性风险的差错来源。

■ 在公司内部建立质量文化，鼓励人员对待错误要保证透明，管理层才能对风险有准确的理解，提供必要的资源实现管理预期目标，满足数据质量标准：应建立独立于管理层的报告机制；

■ 数据处理程序、现代 QRM 体系和科学原则应贯穿于整个数据生命周期；

■ 确保所有现场人员对档案质量管理规范（GDocP）的应用能与时俱进，保证全体人员对 GXP 中 ALCOA 原则的准确理解，与对待以往纸质记录的相同的方式，做好电子数据的管理工作；

■ 应建立 GDocP 关于电子数据控制的必要程序，在计算机化系统的验证及后续变更控制中得到实施和确认，最大程度降低数据错误的发生；

■ 对使用计算机化系统及审查电子数据的人员进行培训，使其了解计算机系统的基本工作原理、如何有效核查电子数据，包括元数据和审计跟踪；

■ 在质量协议和合同中明确约定合同双方的职责和权利，包括乙方（受托方）代表甲方（委托方）履行合同时产生的数据进行基于风险的监控管理；

■ 质量保证检查技术的现代化，整合质量指标，有效高效地识别风险并提高数据管理的水平。

2. 指南目的与目标

2.1 本指南旨在规范现有的标准和原则，以详细的实施指导，对已有指南的不足之处进行完善。此外，解释了这些高水平的要求在实践中意味着什么，解释了应该如何证实行动的合规性。

2.2 指导原则强调了如何应用数据管理程序，并举例说明。关注那些隐含在现有 WHO 指导原则中的原则，强调不稳健实施指导原则，可能对数据可靠性和完整性造成的影响，上述行为会损害基于数据的决策的可靠性。用案例解释了这些原则如何适用于目前的技术和商业模式。这些原则并没有规定所有的确保数据可靠性的预期控制措施，在实施本指南时，应参考现有的 WHO 指导原则和其他相关的国际指导原则。

2.3 本指南具有简洁和可持续发展的特点，经根据具体实施中获得的经验、有益的案例、国家监管部门（NRAs）等利益相关者提供的反馈意见进行定期修订。

3. 词汇表

以下名词解释适用于本指导原则中的词汇。它们在不同的语境中有不同的意思。

ALCOA：为"可溯源（A）、清晰（L）、同步（C）、原始（O）和准确（A）"的一种常用缩写。

ALCOA（+）：为"可溯源（A）、清晰（L）、时代（C）、原始（O）和准确（A）"的常用缩写，此外又强调"完整、一致、持久和有效"的属性，这也是隐含的基本 ALCOA 原则。

档案：归档是保护记录的过程，避免记录被进一步修改或删除，独立数据管理人员对记录在规定保留期内进行保存。例如，归档记录应包括相关的元数据和电子签名。

档案管理员：药物非临床研究质量管理规范（GLP）指定的独立人员，经授权负责档案管理，如归档操作与步骤。GLP 要求指定档案员（如一个人）；然而，在其他 GXP 中，档案管理员的角色和职责通常是由几个指定的人员或成员小组完成（如质量保证文件控制人员和信息技术（IT）系统管理员），而非 GLP 中所要求的由一个人负责控制。

公认的是在某些情况下，对档案保管员委派具体归档任务是必要的，例如指定 IT 人员管理电子数据。标准操作规程中应具体化和细化任务、职责和责任。档案保管员和包括纸质和电子数据归档的授权人的职责应是确保档案的访问是可控的，确保便于通过系统检索长期保存的文件材料和文件材料的收回，确保记录和材料进出档案的活动是有效管控和有记录的。这些程序和记录应定期由一个独立的审计人员进行审查。

审计追踪：审计跟踪是一种元数据形式，包括与 GXP 记录创建、修改或删除活动相关的信息。审计追踪提供了安全的生命周期记录，如纸质或电子记录信息的创建、添加、删除或修改，而不影响或覆盖原始记录。审计追踪有助于重建事件的历史记录而不受其他干扰，无论是"什么人，什么事，什么时间，为什么"进行的操作。

例如，记录纸上的更改审计追踪采用单叉线的形式记录，保持原始输入清晰可见并记录修改人名字缩写、修改日期和修改原因以按要求支持和证明变更的正当性。在电子记录、安全、计算机生成和时间记录审计追踪应该可以对有关电子数据的创建、修改和删除的事件过程进行追溯重建。计算机生成的审计追踪应保留原始输入，记录用户登录标识、操作时间/日期章以及变更原因，以按要求支持和证明操作的正当性。计算机生成的审计追踪可包括独立事件日志、历史文件、数据库查询、报告或其他机制，显示了包含在记录中与计算机系统、特定的电子记录或特定数据相关的事件。

备份：备份意味着对一个或多个已创建的电子文件进行复制，防止原始数据或系统丢失或不可用（例如，系统崩溃或磁盘损坏）。重要的是要注意备份不同于档案，因为电子记录的副本通常只是用于灾难恢复暂时存储目的，可以定期覆盖。这种临时备份副本不应该被依赖作为一个归档机制。

计算机系统：计算机系统可集成控制一个或多个自动化过程和（或）功能的执行。它包括计算机硬件、软件、外围设备、网络和文档，例如手册和标准操作程序以及与硬件和软件接口的人员，如用户和信息技术支持人员。

控制策略：一组计划的控制来自目前的协议、测试组件或产品和过程理解，保证运行协议的符合性、过程表现、产品质量和数据的可靠性（视实际情况）。控制应包括适当的参数和与以下相关的质量属性，如研究对象、测试系统、产品材料和组件、技术和设备、设施、操作条件、标准以及相关监测和控制的方法和频率。

整改和预防措施（CAPA，有时也称作整改措施和预防措施）：是指采取行动改进组织的过程，以消除不合格或其他不良情况原因。CAPA 是 GXP（GLP、GCP 和 GMP）和众多的国际标准化企业标准组织中常见的一个概念。

该过程的重点是对鉴别问题或风险产生的根源进行系统调查，试图防止他们的复发（整改行动）或防止发生（预防行动）。

数据：是指所有的原始记录和原始记录的原始副本，包括源数据、元数据和所有后续数据转换和报告，是 GXP 活动中生成或记录的，可以对 GXP 活动充分和完整的重建和评价。活动产生的数据应通过永久性手段准确地记录。数据可以包含在记录纸（如工作表和日志）、电子记录和审计追踪、照片、微缩胶卷或胶片、音频或视频文件及任何其他媒体记录的 GXP 活动相关信息。

数据管理：总体安排以保障数据，无论是以何种形式的数据，这些数据可以是生成的、记录的、处理的、保留的和使用的，目的是确保整个数据生命周期中均实现完整、一致和准确的记录。

数据完整性：是指数据具备完整、一致、准确、可信和可靠的程度，且数据具备的这些特性在整个数据生命周期中应保持一致。数据应以安全方式收集和保存，以保证数据是可归属的、清晰的、同期记录的、原始的或为原始副本以及准确的。确保数据完整性，需要恰当的质量和风险管理系统，包括坚持先进的科学原则和良好的文档规范。

数据生命周期：是指数据创建、记录、处理、审查、分析和报告、转移、存储、检索、监控直至报废、处理的过程的所有阶段。应该有一个事先计划的方法来评估、监测和管理数据，这些数据风险应是与对病人安全的影响、产品质量和（或）整个数据生命周期的各个阶段所做出决定相对应的。

动态记录格式：以动态格式的记录，如电子记录，用户和记录内容之间是交互关系。例如，数据库格式的电子记录允许用户跟踪、趋势分析和查询数据；色谱记录电子文件允许用户（具有适当的访问权限）再处理数据，放大基线以更清楚查看峰积分面积。

全电子方法：是指使用计算机系统对原始的电子记录进行电子签名。

数据和记录质量管理规范（GDRP）：是指总体组织措施要到位，共同和独立地确保数据和记录的安全、可归属、清晰、可追溯、永久、同期记录，原始、准确。如果无法完整得实施该规范，会影响数据的可靠性和完整性及破坏根据这些数据记录做出决策的可靠性。

档案管理质量规范：是指共同和独立保证纸质或电子档案的安全、可归属、清晰、可追溯、永久、同期记录、原始和准确。

GXP：是指各种良好指导规范的缩写，用于质控药品、生物制品和医疗器械的各种活动环节的管理，如临床前、临床、生产、测试、存储、分发和上市后活动。主要有《药物非临床研究质量管理规范》（GLP），《药物临床试验质量管理规范》（GCP），《药品生产质量管理规范》（GMP），《药物警戒管理规范》（GPP）和《药品分销管理规范》（GDP）。

混合方法（Hybrid approach）：是指使用结合原始电子记录和纸质记录的总记录集的计算机系统，总记录集应经审核和保存。

例如，实验室分析员使用计算机仪器系统创建原始的电子记录，然后打印结果总表。混合方法需要在整个记录保留期内能安全连接所有记录类型，包括纸质记录和电子记录。在使用混合方法时，用于打印的模板、表格和主文件等电子文档应是适当可控的。

元数据（metadata）：是指关于数据的数据，可提供结构信息用于理解数据。这些包括结构元数据和描述性元数据，描述了数据的结构，数据元素，相互关系和其他特性。它们还允许数据可归属为一个单元。需要评估数据意义的元数据应安全连接到数据并有足够的审查。

例如，在称量时，如果没有元数据即单位，毫克，数字 8 是毫无意义的。元数据的其他例子包括活动的时间/日期戳、活动执行人的操作识别码（ID）、所使用的仪器识别码、处理参数、序列文件、审计追踪和其他用于理解数据和可重构历史活动的数据。

质量度量：是一种对管理者和其他利益方监控 GXP 组织构架、活动、过程或研究指导（如适用）的客观评估，包括评估质量体系控制的有效运作、药品质量有效性和安全性以及数据的可靠性。

质量风险管理：是指在整个产品生命周期中对药品质量进行风险评估、控制、沟通和评审的系统化过程。

高级管理：人直接控制一个公司或厂区，以最高级别的权力和责任调动公司或厂区内的资源。

静态记录格式：如纸质或 PDF 格式的记录，是一种固定格式，用户和记录内容之间没有互动影响。例如，色谱记录一旦打印或转换为静态的 PDF，将失去数据再处理的能力或查看更详细基线的能力。

原始副本：是指数据原始记录的副本，经验证和认证是对原始记录的全部内容和涵义进行准确和完整的复制，对于电子数据根据情况要包括所有必需的元数据和原始记录格式。

4. 原则

4.1 数据和记录质量管理规范（GDRP）是药品质量体系的关键要素，系统化方法的实施可在整个产品生命周期中提供高水平的保证，所有 GXP 记录和资料是完整和可靠的。

4.2 数据管理方案应包括政策和管理程序，下面列出的一般原则均属于良好数据管理规范的内容。这些原则在下面的章节中会有更多细节进行解释。

4.3 适用于纸质和电子数据。保证数据有效性的稳健控制的 GDRP 要求适用于纸质和电子数据。GXP 组织应充分认识到，从自动化或计算机化向手动或纸质系统转化，其与需要有力的管理控制并不冲突。

4.4 适用于合同委托方和合同承担方。这些指导原则适用于合同委托方和合同承担方。合同委托方根据 GXP 数据最终对所做决策的把握性负责，包括那些根据合同承担方提供的数据所做出的决策。合同委托方应尽职履行风险调查，以使合同承担方有适当的程序做保障，提供准确、完整和可靠的数据。

4.5 档案管理质量规范。为了实现有力决策，提供支持的数据集需要是可靠和完整的。应遵循 GDocP 以确保所有记录，包括纸质记录和电子记录，可以全面重构和追溯 GXP 活动。

4.6 管理治理：要建立一个有力的和可持续的良好数据管理系统。重要的是，高级管理可确保适当的数据管理治理方案到位（详情见第 6 节）。

有效的管理治理元素应包括：

■ 应用现代质量风险管理原则和良好数据管理原则保证数据的有效性、完整性和可靠性；

■ 应用合适的质量度量；

■ 保证人员不受商业、政治、金融和其他组织的压力和刺激，这可能对他们的工作质量和完整性产生不利影响；

■ 分配足够的人力和技术资源，如工作量、工作时间和对数据生成和记录的准确性负责带来的压力；

■ 确保员工意识到其在这些活动中的关系和保证数据完整性的重要作用，以保证产品质量和保护患者的安全。

4.7 质量文化：质量部门支持下的管理应建立和维护一个最大限度地减少不符合记录和错误记录和数据风险的工作环境。质量文化的一个基本要素是在各级组织、不论层次的透明和公开报告偏差、错误、遗漏和异常的结果。应采取措施防止、检查和整改系统和程序中可能会导致数据错误的薄弱环节，从而不断提高组织内的科学决策的稳健性。高级管理应主动提倡建立积极和完整报告的合理管理措施，例如，等级约束和问责文化。

4.8 质量风险管理和健全的科学原则。有力决策需要一定的质量和风险管理制度，坚持健全的科学的统计原理，且这必须基于可靠的数据。例如，作为一个客观公正的观察者，对样本分析结果所持的科学原则应是首先对可疑结果进行调查，只有确定可疑结果的清晰来源归属后，方可从报告结果中将其剔除。遵从坚持良好数据和记录规范需要对任何剔除的结果进行记录，并连同剔除理由一并记录，这一文件记录要经受审查并保留。

4.9　数据生命周期管理。持续改进产品可保证和提高其安全性、有效性和整体质量，它需要一个数据管理方法来保证数据在各个过程中均得到数据完整性风险管理，包括数据的创建、记录、处理、转移、审核、报告、归档和检索。这种管理过程要进行定期审查。对数据进行消化和分析得到信息有利于组织机构做出以证据为基础的可靠决策，数据管理应该解决数据所有权问题和数据生命周期内数据处理和风险管理的责任问题。

4.10　对数据进行消化和分析得到一种格式或结构有利于组织机构做出以证据为基础的可靠决策，数据管理应该解决数据所有权问题和数据生命周期内数据处理和风险管理的责任问题。

4.11　记录保持方法和系统的设计。无论是纸质或电子，其设计应遵循符合数据完整性的原则。

4.12　包括以下情形，但不仅局限于这些情况：

■ 限制更改任何记录事件时间的时钟设置，例如，电子系统和处理仪器方法的系统时钟；

■ 当相关活动发生时，应确保在相关活动发生地点有相关记录GXP数据（例如纸质批记录、纸质报告表和实验室工作表）的受控表格可记录使用，避免数据临时记录和后续誊写；

■ 控制GXP活动数据记录空白纸质模板生成，保证所有打印表格均匀分布、合理占位；

■ 限制用户对自动化系统的访问权限，避免（或审计追踪）数据修改；

■ 确保自动化数据采集系统或打印机与仪器相连接，如天平，确保数据独立和及时的记录；

■ 确保打印机放置在相关活动场所附近；

■ 确保采样点位置方便接近（例如水系统采样点），以使操作人员采样快捷有效，减少走捷径或伪造样本的倾向；

■ 确保实施数据核查活动的人员可访问原始电子数据。

4.13　数据记录媒介应持久耐用。对于纸质记录，油墨应不可擦除。不应使用温度敏感或感光油墨和其他可擦除油墨。纸张不应是温度敏感，光敏感或易氧化的。如果无法满足或受限（可能的情况如质控实验室天平和其他仪器传统打印机打印输出），那么应提供真实或经核证的复印版，直至该仪器退役或更换。

4.14 记录保存系统的维护。用于实施和执行纸质和电子记录保存的系统应考虑到与科技俱进。用于记录和数据存储的系统、程序和方法，应定期检查有效性，并在必要时进行更新。

5. 通过质量风险管理保证良好数据管理

5.1 所有实施 GXP 活动的单位、组织要求根据现有适用的 WHO 指导原则建立、实施和保持一个适当的质量管理系统，其中的要素应该按规定格式归档，如质量手册或其他适当文件。质量手册或同等文件，应包括质量方针声明，是管理层对有效质量管理体系和良好职业规范的承诺。这些质量方针应包括道德准则和适当的行为准则，以确保数据的可靠性和完整性，包括员工报告任何质量和符合性问题或报告管理上的一些问题的相应机制。

5.2 在质量管理体系内部，单位、组织应建立适当的基础设施、组织构架、书面政策和程序、流程和系统来预防和检测环境中影响数据完整性的因素，进而，基于这些数据做出科学有力的风险决策。

5.3 质量风险管理是有效数据和记录合法有效程序的重要组成部分。分配给数据和记录管理的人力和资源应与产品质量的风险相适应。以风险为基础的记录和数据管理方法应确保有足够的资源配置，保证 GXP 数据完整性的控制策略要与其对产品质量和病人安全的潜在影响及相关决策相适应。

5.4 首选促进良好规范及保持记录和数据完整性防止相关问题发生的策略，可能是最有效和最具成本效益的考量。例如，访问控制只允许有适当授权的人员更改主处理程序，将减少无效和异常的数据生成的概率。这样的预防措施，当有效实施时，可减少对不受控变更监测的工作量。

5.5 记录和数据完整性的风险在整个数据生命周期内应根据 QRM 指导原则进行评估、降低、沟通和审核。本指导原则给出了可以提高数据可靠性的方法案例，但应被视为推荐。其他方法对实现令人满意的控制风险也是合理的，并视为同样有效。因此，单位、组织应根据自己的 GXP 活动、技术和程序设计适当的工具和策略用于数据完整性风险管理。

5.6 在健全 QRM 原则的基础上制定和实施数据管理方案，利用现有技术充分发挥其潜力。这将简化数据处理的方式，不仅提高了数据管理，而且提高了业务处理的效率和有效性，从而降低成本和促进持续改进。

6. 管理治理和质量审计

6.1 确保强大的数据完整性始于管理，管理总体指引技术操作和资源提供，保证 GXP 运作达到所需的质量。高层管理最终负责确保一个有效的质量体系正常运转，以达到质量目标，工作人员的作用、职责和权限，包括对数据的有效治理方案，需要在整个公司明确定义、沟通和实施。领导力作为质量体系的一个关键要素，对于建立和维护全公司范围内数据可靠性承诺是必不可少的。

6.2 行为、程序/政策因素和基本技术控制等构件一起组成了良好数据治理的基础，在此基础上可持续改进。例如，一个良好数据治理方案需要必要的管理安排，确保人员不受商业、政治、金融和其他方面的压力或利益冲突，这可能会影响他们的工作质量和数据的完整性。管理也应使员工意识到自己与数据完整性的相关性和作用的重要性，保护患者的安全和公司产品和服务质量上的声誉。

6.3 管理应建立一个良好的工作环境，鼓励员工沟通失败和错误，包括数据可靠性出现的问题，以便采取整改和预防措施，提高公司产品和服务质量。这包括确保各级员工之间的信息流足够畅通。高层管理人员应积极劝阻任何有因阻碍问题积极和完整报告的做法，例如，等级约束和怪罪文化。

6.4 管理审查和定期报告质量指标，有助于满足这些目标。这需要指定一个质量管理者可直接访问最高级别的管理，并可以直接沟通风险，使高级管理层随时注意任何问题，并分配资源解决问题。为实现这一角色，质量部门应引导和向管理层报告质量管理体系关键绩效指标中正式记录的风险审查。这些应包括与数据完整性相关的指标，将有助于确定改进时机。例如：

■ 追踪无效和异常数据并关注其趋势发展可以揭示之前认为可靠工艺和程序中不可预见的变异，这对于提高分析方法和其有效性、工艺有效性、人员培训或原材料和零部件的采购质量是很好的机会；

■ 审计追踪的充分审查包括关键决策步骤的审查（如 GMP 批放行、GLP 研究报告的发布或情况报告表的批准）能揭示数据的非正确处理，有助于防止报告错误结果，判断是否需要增加额外的人员培训；

■ 计算机化系统的常规审计和（或）自我检查可以揭示安全控制上的盲点，如人员随意访问和潜在的改变时间/日期的风险。结果有助于促使管理者认识到需要分配资源以提高计算机系统有效控制；

■ 监督合同承担方并跟踪各地点的相关质量指标有助于提早识别风险，明确是否需要合同委托方更积极参与和分配额外资源以确保符合质量标准。

6.5　供应商的资质审核、自我检查和风险评估有助于管理层进行识别，提供改进基本系统和程序的机会，这些系统和程序会影响数据的可靠性。通过管理层分配资源对其改进可以有效地降低数据完整性风险。例如，识别和解决用于执行多个 GXP 操作的设备技术难题，可以大大提高这些操作数据的可靠性。另一个例子是识别影响安全的利益冲突。分配独立技术支持人员来执行计算机化系统管理，包括管理安全、备份和归档，减少潜在的利益冲突，可以极大简化数据管理和提高数据管理效率。

6.6　GXP 组织所有 GXP 记录要受卫生当局检查，这包括原始电子数据和元数据，例如在计算机系统中的审计追踪。合同委托方和承担方双方管理层应确保有足够可用的资源和计算机系统程序用于检查。系统管理员应可随时检索当局要求的记录便于检查。

7.　合同组织方、供应商和服务提供方

7.1　随着对合同单位 GXP 工作外包不断增加，如合作研究方、供应商和其他服务提供商，应强调建立和强有力保持明确角色和职责的重要性，以确保这些关系中数据和记录保持完整和准确。合同委托方和承担方根据双方各自应遵守的程序规范相应职责以保证数据的完整性。这些细节应包含体现在合同里，详见 WHO GXPs 关于实施外包工作或提供服务要求的描述。

7.2　外包企业有责任对所有报告结果的完整性负责，包括分包企业或服务供应商。这些责任延伸到任何有关计算机系统服务的供应商。当需进行数据库和软件外包时，委托方应确保所有

分包商均已同意并纳入合同承担方的质量协议，分包商需要有适当的资质并经 GRDP 方面培训。分包商的活动应定期进行风险评估监测，这也适用于基于云服务的供应商。

7.3 为履行该责任，除有自己的治理系统，外包企业应通过审查或其他合适手段验证合同承担者治理系统的充分性。这应该包括合同承担者对供应商控制的充分性和对为合同承担者工作的授权第三方控制的充分性。

7.4 评价和定期评估合同企业或服务提供商能力的人员应该有适当背景、资质、经验和有相关培训去评估数据完整性治理系统和检查有效性方面的问题。对合同承担方评估的性质和频率和对他们工作持续监测的方法应根据风险评估文件进行操作。这种评估应包括相关数据处理和其风险。

7.5 预期的数据完整性控制策略应包括在合同双方的质量协议、书面合同和技术安排（当需要的时候）。这应包括合同委托方可访问与产品和服务相关的合同企业所有数据，以及所有相关质量系统记录，确保合同委托方可访问合同企业计算机系统中包括审计追踪在内的电子记录、打印报告和其他相关纸质或电子记录。

7.6 当数据和文档保留承包给第三方时，应特别注意了解在这种安排下持有数据的所有权和收回界定，还应考虑数据持有所在地以及该地相关法律的影响。如果合同承担方否定、拒绝或限制合同委托方访问其记录，在协议和合同中应写明双方商定的可接受后果。该协议和合同也应包含当第三方停止业务或破产关门时需采取哪些行动，以确保提前仍可进行访问并对数据进行转移。

7.7 当外包数据库时，合同委托方应确保如果使用分包商，特别是基于云计算的服务供应商时，他们是质量协议中在列的，具备适当资质和要经 GRDP 专业培训。他们的活动应通过风险评估定期监测。

8. 数据和记录质量管理培训

8.1 人员应接受数据完整性政策培训，并遵守其原则。管理者应当确保培训人员理解和区分正确和不正确的行为，包括伪造，并应该意识到潜在的后果。

8.2 此外，关键人员，包括管理人员、主管和质量部门人员，应进行预防和发现数据问题的相关培训。用于数据生成、处理和发报告的个人计算机系统，需要进行评估配置设置、审查电子数据和元数据的特定培训，如审计追踪。例如，质量部门应了解如何评价计算机配置设置功能，因为通过使用隐藏字段或数据标注工具可能会有意或无意地覆盖或遮挡数据。负责审查电子数据的主管应该了解系统中跟踪重大数据变化的审计追踪功能，以及了解审计追踪功能如何作为其审查中最有效访问的一部分。

8.3　管理层还应该根据需要确保在人员雇佣期间和一段周期后，组织所有人员经受纸质和电子记录 GDocP 规程培训。质量部门在日常工作检查、系统和设施审核及自我审查中，应坚持根据 GDocP 对纸质记录和电子记录进行审查，报告任何可能对管理改进的机会。

9. 档案管理质量规范

9.1　良好 GXP 数据的基本构架遵循 GDocP，在整个有效期即在整个数据生命周期内对风险进行管理，实现数据准确性、完整性、一致性和可靠性。

人员应按照纸质和电子记录 GDocP 的要求操作以保证数据完整性。这些原则要求文件具有可归属、清晰、同期记录、原始和准确的特性（有时简称 ALCOA）。这些基本特性同样适用于纸质和电子记录。

9.2　可溯源。在记录中采集的信息，可唯一识别数据制作执行由谁发起（例如，一个人或一台计算机系统）。

9.3　清晰、可追溯性和永久性。是指要求数据是可读的、可理解的，并且记录中步骤或事件的排序一目了然，使记录审查者在记录保存期间的任何时间点随时能够完全重构历史 GXP 活动。

9.4　同步。是指在数据生成或观测的同时，进行数据同期记录。

9.5　原始。原始数据包括第一时间或源头上获取的数据或信息，后续所有数据要求能完全重建 GXP 行为活动。原始数据的 GXP 要求如下：

■ 原始数据应进行核查；

■ 原始数据和（或）保存原始数据内容和涵义的真实证明副件应进行保留；

■ 在整个记录保存周期，原始数据应保持完整、持久、易获取和可读。

9.6　准确。是指数据正确、真实、完整、有效和可靠。

9.7　上述 ALCOA 要求的隐含之意还包括记录应完整、一致、持久和可用（为强调这些要求有时简称为 ALCOA + ）。

9.8　进一步的指导在附件 1 提供，以帮助了解如何将这些要求应用于每一种情况，以及在实际实施过程中哪些风险可能需要特别考虑。

10. 设计和验证系统保证数据质量和可靠性

10.1　记录保持方法和系统，无论是纸质或电子，应设计合规并保证数据质量和可靠性。对于纸质和电子记录，应遵守所有必要要求和控制措施以保证 GDRP 规范。

10.2　为了保证电子数据的完整性，计算机系统应在适当的水平上对其使用和应用进行有效验证。验证应明确必要的控制程序以保证数据的完整性，包括原始电子数据和任何打印或 PDF 报告。特别是，该方法应确保 GDocP 执行、数据完整性风险在整个数据生命周期内得到妥善管理。

10.3　"药品生产质量管理规范增补指南：验证"（WHO 技术报告系列丛书，937 号，2006，附录 4（2 – 4）[1] 提供一个更全面考虑的验证论述。验证的关键方面有助于确保电子数据执行 GDocP，包括但不局限于以下内容。

10.4　用户参与。用户应充分参与验证活动，以确定关键数据和数据生命周期控制，保证数据的完整性。

■ 用户参与活动的例子可包括：原型，用户应用风险控制时的关键数据标准，用户参与测试以便于用户接受和了解系统特点等。

10.5　配置和设计控制。验证活动应确保 GDocP 配置设置和设计控件能够用于整个计算环境管理（包括应用软件和操作系统环境）。

活动包括但不仅局限于：

■ 商用货架期系统的记录配置规范和用户开发的系统，如适用；

---

[1]　1. 目前正在审核

■ 当技术可行时，应将系统管理员的安全权限设置由独立人员负责；

■ 关闭允许覆盖和无追踪功能数据再处理的配置设置；

■ 时间/日期戳限制访问。

对于用于临床试验的系统，其配置和设计控件不可或缺，以防止试验盲从，例如，通过限制访问电子化存储的随机数据。

10.6　数据生命周期。验证应包括评估风险和制定数据生命周期的质量风险缓解策略，包括通过以下步骤控制预防和检测风险：

■ 数据生成和采集；

■ 数据转移；

■ 数据处理；

■ 数据审核；

■ 数据报告，包括无效、非典型数据的处置；

■ 数据保存和检索；

■ 数据清理。

活动可能包括，但不仅局限于：

■ 确定风险评价方法以审查电子数据，根据对过程的理解进行审计追踪，了解对产品和患者的潜在影响；

■ 制定原始电子记录审查的标准操作程序（SOPs），这包括有意义的元数据，如任何相关打印或 PDF 记录的审计追踪和审查数据；

■ 记录系统的体系结构和数据流，包括来自档案创建和检索中电子数据流和相关的元数据；

■ 确保在整个数据生命周期数据和元数据之间的关系保持完整。

10.7　SOPs 和培训。验证活动应确保进行充分培训，并在系统发布前，对 GXP 使用建立规程。这些应解决：

■ 计算机化系统管理；

■ 计算机化系统使用；

■ 审查电子数据和有意义的元数据，如审计追踪，包括对系统功能培训，让用户有效地处理数据、审核电子数据和元数据。

10.8　实施其他被视为合适的系统类型和用途的验证控件，确保对电子数据和相关纸质数据进行良好数据管理。

11. 数据在数据生命周期中的管理

11.1 应对数据流程进行设计，使数据在采集、处理、审核和报告环节可能出现的完整性风险得到充分降低、控制和不断检查，此外影响数据完整性因素还包括存储和检索过程中数据物流和相关元数据。

11.2 数据生命周期的质量风险管理要求对数据处理采用的科学和技术充分理解并了解其内在局限性。良好数据处理设计基于合理科学原则包括 QRM 的过程理解和应用，用于提高数据完整性目的，使业务流程更为有效和高效。

11.3 以下情况时数据完整性的风险是可能产生的并可能最大：大数据处理或具体数据处理的步骤不一致、存在主观判断；对偏差无管控；处理步骤不安全、复杂不必要或多余；处理步骤重复、不确定、不好理解、混合；处理步骤根据未经证实的假设和（或）未坚持遵守 GDRP。

11.4 良好的数据处理设计应考虑到每一步数据处理过程，确保和加强控制，只要有可能，保证每一步都是：

- 一致的；
- 客观的、独立的和安全的；
- 简洁合理；
- 定义明确，便于理解；
- 自动化；
- 科学具有统计学合理性；
- 基于 GDRP 的良好记录。

数据生命周期各阶段需注意的考虑举例见下 11.6

11.5 数据收集和记录。所有数据收集和记录应依照 GDRP 实施，应用风险管控保护和核实关键数据。

11.6 需考虑的方面。数据的录入，如实验室测试样品的鉴别或临床试验中包含患者的源数据记录，应经第二人复核或通过适合这些数据的用途的诸如条形码技术手段录入。额外的控制可包括当关键数据被更改时，进行数据验证和审计追踪审核，再对关键数据输入进行锁定。

11.7 数据处理。为确保数据的完整性，数据处理应以客观的方式进行，不受偏见影响，使用经验证/审核或确认的方案、处理方式、方法、系统、设备和经批准的程序和培训计划。

11.8 需考虑的方面

GXP的组织应采取的预防措施阻止有预期结果的测试或数据处理。例如：

■ 为尽量减少潜在的偏差和确保数据处理的一致性，试验方法在建立时应确定样品采集方法和处理参数，如有可能应建立受控的电子采集和处理方法的默认模板。

在样品处理过程中，这些默认参数的改变可能是必要的，但应该及时记录（谁？什么事？什么时候？）和写明理由（为什么？）。

■ 系统适用性运行应该只包括既定已知浓度的标准或参考物质对仪器潜在变异提供适当比较。如果一个其他样品（例如一个结构清楚的二级标准品）用于系统适用性或预试验，应建立书面规程并遵守，其结果也要包含在数据审查过程中。

试验中的物质不应该用于预实验目的或评估系统适用性。

■ 临床安全性研究的设计应可预防和检测统计偏差，因为统计计算的数据选择不当可产生统计偏差。

11.9 数据审核和报告。数据处理完成后应进行审核，并在适当的情况下进行统计评估，以确定结果是否是一致的，符合既定标准。评估应考虑到所有的数据，包括非典型的、可疑的或舍弃的数据和连同报告的数据。审核包括对原始纸质记录和电子记录。

11.10 例如，在自我检查过程中，一些关键的问题是：我收集到所有的数据了吗？我考虑到所有的数据了吗？如果我从决策过程中删除了一些数据，理由是什么？如果保留所有的数据，是否包括舍弃和报告的数据？

11.11 审核特定记录内容的方法，应符合所有适用的监管要求，并以风险为基础进行考虑。如对于纸质记录更改或电子记录审计追踪中关键数据字段和元数据的审核。

11.12 无论何时，应该对产生的变异结果进行调查。这包括对无效运行、故障、重复和其他非典型数据进行调查并确定整改和预防措施。除非对数据删除有相应文件化的科学解释，否则所有的数据均应该包含在数据集中。

11.13 在数据生命周期中，适当情况下应该对数据进行连续监测，以提高对过程的了解，有助于知识管理和知情决策。

11.14 需考虑的方面

为保证数据集在数据报告中的完整性，原始电子数据的审查应包括对有效数据存储位置的审查，还包括对废弃、删除、无效或剔除数据存储位置的审查。

11.15　数据保存和检索。关于纸质和电子记录的保存在上述段落进行了讨论，包括电子数据和元数据的备份和归档措施。

11.16　需考虑的方面

1）一些单机版系统的数据文件夹并不配备审计追踪功能或不具有重构所有操作活动。这些元数据也可能存放在某些电子文件夹中或操作系统日志中。当进行电子数据归档时，要保证相关元数据与关联数据集同时归档，或者通过适当归档方法可安全追踪到数据集，这点非常重要。应对是否能从已归档文件中检索出包括元数据在内的所有目标数据集的可行性进行能力验证。

2）只有经验证的系统方可用于数据保存；但是用于保存数据的介质并没有固定使用周期。应考虑到存储介质的长久性和存储环境。例如，微片记录胶卷长时间会褪色，镀膜 CD 光盘、数字多用途/视频光盘长时间后的可读性，而且这些光盘还存在易碎的可能性。类似的存储在磁盘上的历史数据也会由于时间较长后磁盘受到破坏导致无法读取。

12. 数据可靠性问题的解决

12.1　当发现数据有效性和可靠性有问题时，会对患者安全和产品质量产生潜在影响，对用于决策的信息可靠性产生潜在风险，因此数据应进行优先核对方可使用。如果调查确定物料会对患者、产品、信息报告或文件申报产生影响，监管部门应引起注意。

12.2　调查应确保所有数据的副本可以及时获得，以对事件和所有潜在相关过程进行彻底的审查。

12.3　应该对相关人员进行面谈，以更好地了解失败的性质和问题是如何发生的，清楚如何应对可以防止和发现问题，这包括与涉及数据完整性问题的当事人、监管人员、质量保证人员和管理人员进行讨论。

12.4　调查不应局限于已确定的具体问题，还应该考虑之前基于这些不可靠数据和系统所做出的决定是否正确。此外重要的是，应考虑更深入的根本原因，包括潜在的管理压力和动机，例如缺乏足够的资源等。

12.5　所采取的整改和预防措施不仅要解决已发现的问题，而且还要解决之前的做出决策和受影响数据产生的问题，分析解决更深层次的原因，包括对管理层进行改组和额外配置资源防止今后风险再次发生。

参考文献和延伸阅读

参考文献

［1］ WHO good manufacturing practices for pharmaceutical products：main principles. In：WHO Expert Committee on Specifications for Pharmaceutical Preparations：forty – eighth report. Geneva：World Health Organization；2014：Annex 2（WHO Technical Report Series，No. 986），also available on CD – ROM and online.

［2］ Supplementary guidelines on good manufacturing practice：validation. In：WHO Expert Committee on Specifications for Pharmaceutical Preparations：fortieth report. Geneva：World Health Organization；2006：Annex 4（WHO Technical Report Series，No. 937）.

［3］ Supplementary guidelines on good manufacturing practice：validation. Qualification of systems and equipment. In：WHO Expert Committee on Specifications for Pharmaceutical Preparations：fortieth report. Geneva：World Health Organization；2006：Annex 4，Appendix 6（WHO Technical Report Series，No. 937）.

［4］ Supplementary guidelines on good manufacturing practices：validation. Validation of computerized systems. In：WHO Expert Committee on Specifications for Pharmaceutical Preparations：fortieth report. Geneva：World Health Organization；2006：Annex 4，Appendix 5（WHO Technical Report Series，No. 937）.

延伸阅读

Computerised systems. In：The rules governing medicinal products in the European Union. Volume 4：Good manufacturing practice（GMP）guidelines：Annex 11. Brussels：European Commission（http：// ec. europa. eu/enterprise/pharmaceuticals/eudralex/vol – 4/pdfs – en/anx11en. pdf）.

Good automated manufacturing practice（GAMP）good practice guide：electronic data archiving. Tampa （FL）： International Society for Pharmaceutical Engineering （ISPE）；2007.

Good automated manufacturing practice GAMP good practice guide：A risk – based approach to GXP compliant laboratory computerized systems，2nd edition. Tampa（FL）：International Society for Pharmaceutical Engineering (ISPE); 2012.

MHRA GMP data integrity definitions and guidance for industry. London: Medicines and Healthcare Products Regulatory Agency; March 2015 (https: //www. gov. uk/government/ uploads/system/uploads/ attachment_ data/file/412735/Data_ integrity_ definitions_ and_ guidance_ v2. pdf) .

OECD series on principles of good laboratory practice (GLP) and compliance monitoring. Paris: Organisation for Economic Co – operation and Development (http: //www. oecd. org/chemicalsafety/ testing/ oecdseriesonprinciplesofgoodlaboratorypracticeglpandcompliancemonitoring. htm) .

Official Medicines Control Laboratories Network of the Council of Europe: Quality assurance documents: PA/PH/OMCL (08) 69 3R – Validation ofcomputerised systems – core document (https: //www. edqm. eu/sites/default/files/medias/fichiers/Validation_ of_ Computerised_ Systems_ Core_ Document. pdf) and its annexes:

■ 1■ PA/PH/OMCL (08) 87 2R – Annex 1: Validation ofcomputerised calculation systems: example of validation of in – house software (https: // www. edqm. eu/sites/default/files/medias/fichiers/NEW_ Annex_ 1_ Validation_ of_ computerised_ calculation. pdf) .

■ 2■ PA/PH/OMCL (08) 88 R – Annex 2: Validation of databases (DB), laboratory information management systems (LIMS) and electronic laboratory notebooks (ELN) (https: //www. edqm. eu/sites/default/files/medias/fichiers/NEW_ Annex_ 2_ Validation_ of_ Databases_ DB_ Laboratory_ . pdf) .

■ 3■ PA/PH/OMCL (08) 89 R – Annex 3: Validation of computers as part of test equipment (https: //www. edqm. eu/sites/default/files/medias/fichiers/ NEW_ Annex_ 3_ Validation_ of_ computers_ as_ part_ of_ tes. pdf) .

Title 21 Code of Federal Regulations (21 CFR Part 11): Electronic records; electronic signatures. US Food and Drug Administration. The current status of 21 CFR Part 11 Guidance is located under Regulations and Guidance at: http: //www. fda. gov/cder/gmp/index. htm — see background: http: // www. fda. gov/ OHRMS/DOCKETS/98fr/03 – 4312. pdf.

PIC/S guide to good manufacturing practice for medicinal products annexes: Annex 11 – Computerised systems. Geneva: Pharmaceutical Inspection Co – operation Scheme.

PIC/S PI 011 – 3 Good practices forcomputerised systems in regulated GxP environments. Geneva: Pharmaceutical Inspection Co – operation Scheme.

WHO good manufacturing practices for active pharmaceutical ingredients. In: WHO Expert Committee on Specifications for Pharmaceutical Preparations:

forty – fourth report. Geneva：World Health Organization；2010：Annex 2
（WHOTechnical Report Series，No. 957）.

WHO good practices for pharmaceutical quality control laboratories. In：WHO
Expert Committee on Specifications for Pharmaceutical Preparations：forty –
fourth report. Geneva：World Health Organization；2010：Annex 1（WHO
Technical Report Series，No. 957）.

附件1 关于在纸质和电子系统中实施 ALCOA（＋）原则其特别风险管理考虑的期望与实例

公司应遵守档案管理质量规范（GDocP）以保证记录和数据在其整个有效周期内，即在数据生命周期内，准确、完整、一致和可靠。该原则要求档案应具有可溯源（A）、清晰（L）、同步（C）、原始（O）和准确（A）的特性（有时也称为"ALCOA"）。

本附件中的表格对纸质和电子记录和系统关于 ALCOA 一般要求的实施提供了进一步指导。此外，还提供了一些特别风险管理考虑实例和一些说明案例对这些措施如何具体实施加以说明。

这些说明案例的提供有助于对概念的理解，成功实现基于风险的管理。这些实例不应被视为是制定了新的标准要求。

可归属。可归属是指记录中采集的信息是由数据生成者（自然人或计算机系统）执行指定获得。

影响因素	
对于纸质记录的要求	对于电子记录的要求
纸质记录的归属行动应适当采用： 姓名首字母 全手写签名 个人签章 日期，必要时包括时间	电子记录的归属行动应适当采用： 唯一用户登录名，用于数据创建、修改和删除 唯一电子签名（生物识别或非生物识别） 审计追踪，应采集用户 ID、日期和时间戳 签名，必须安全、永久在所签记录上留存

对于控制的特别风险管理考虑以保障行动和记录来于唯一个体

■ 对于具有法律效力绑定的签名，在唯一识别（实际的）签名人与签名事件之间应具有可证实的、安全链接。签名应永久落实在所签记录上。采用应用软件管理保存签名档案的系统应确保签名人与签名事件之间具有关联性，且确保这种可归属性不会受到破坏。

■ 在审核或记录事、行动的效果时，应使用签名和个人签章。

■ 个人签章的使用要求有附加的风险管控措施，如加上手写日期，还要求签章存放于限定的指定人之手或配备其他措施预防可能的滥用。

■ 不接受个人手签章电子存储图像的使用。当这种存储图像并没有存放在安全地点，或没有存放于限定的指定人员手中，或没有配备有效措施预防滥用时，这种方式将使签章的真实可信度大打折扣。而这种电子存储图像签章出现在文档和邮件中时，很容易被其他人拷贝和再次使用。具有法律效力绑定的手签名应同时标注日期时间，电子签名应包括时间、日期戳以保证记录事件时的签名是同时发生的。

■ 不鼓励使用混合系统，但如果旧系统等待置换时，应可适当减少这方面的限制。

应避免使用共享不受保护的登录证书，以保证电子记录归档行为可被归属于唯一个人。这可用于应用软件层级和人员执行活动的应用网络环境（如工作站和服务器操作系统）。当这种技术控制不具备或不可行时，如使用旧的电子系统或登录会终止应用、停止进程时，可采用纸质和电子记录结合方式以达到最终归属到相关人员的要求。

这种情况下，由各种 GXP 活动过程生成的原始记录必须是完整的且保存于整个记录留存周期，以使 GXP 活动课全部重现。

■ 当系统无法采用电子签名时，可特别采用混合方法签发电子记录，这可以保证足够安全。混合方法相比于全电子方法可能更繁琐，因此条件允许情况下，推荐使用电子签名。例如对于采用手签名方式进行电子记录审核其操作和归属可通过创建一个单页受控表格的简便方式解决，该表格以手写程序方式记录系统使用和数据审核的情况。文档应列出所审核的电子数据集和元数据并腾出额外空间留给起草人、审核人和（或）批准人插入手签名。这种带有手签名的纸质记录应与电子数据集安全、可追溯地相关联，或通过程序上采用具体归档索引的方式，或通过技术上将签名页原件扫描件嵌入电子数据集的方式。

■ 应优先考虑混合系统替代。

■ 只有在一些例外时才考虑使用记录员代表操作员记录活动发生情况，情况如下：

－记录行为使产品或活动置于危险之中，如无菌区操作员介入记录区域。

－为包容文化差别或弱化不同员工文化/语言上的有限，一些情况时操作员在进行活动实施，而监管者或更高一级的官员在一边观察记录。

两种情况下，任务实施的同时应同步进行监管记录，应确定任务执行人和记录完成人。可能时任务执行人应连同一起在记录后签名，这种连同签名的环节将具有可追溯性。监督（记录员）文档完成过程在批准程序中应进行描述，包括具体活动过程。

清晰、可追溯和长久

是指数据要具有可读性和可理解性，对程序步骤或事件的记录要全面清晰，使得记录审核者在 GXP 规定下记录保存期限内的任一时间点能够对执行实施的各种 GXP 活动完全重现。

清晰、可追溯和长久

对于纸质记录的要求	对于电子记录的要求
对纸质记录进行清晰、可追溯和永久的控制包括但不仅局限于： 使用长久不可擦拭的墨水 不能使用铅笔或橡皮 使用单斜划线修改记录，同时记录签名、时间和修改原因（如采用相当于审计追踪的附加页纸） 不能使用涂改液或涂抹使记录模糊 使用带有封面和顺序页码的受控装订册（有助于发现缺失页或跳码） 空白表格副本要带有顺序页码并装订成册受控（使所有输出表格有因可查） 由指定的独立人负责对纸质记录采用安全、受控纸质档案进行归档（在质控、GLP 和 GCP 相关要求中，这些人员被称为档案员）。在 GMP 要求中该角色通常指定一名质量保证部门的具体人负责 当无法避免使用墨水印纸时，要注意适当保存，防止一段时间后字迹消退	对电子记录进行清晰、可追溯和永久的控制包括但不仅局限于： 必要时对计算机系统进行设计和配置，并配有相关 SOPs，以使在进行下一步事件之前对进行的活动执行电子数据保存（例如，要有相应，禁止在缓存中进行数据生成、处理和删除，而应保证该活动进行时且在进行下一步操作前，数据及时长期存储） 使用具有安全时间戳的审计追踪功能，可独立记录操作人员的行为，对登录人员的行为进行追踪 进行计算机系统的准入配置设定，提高安全许可等级（例如，系统管理员可能会关闭审计追踪功能或进行数据覆盖和删除），设置独立负责电子记录内容管理人员 必要时，要设置关闭和禁止数据覆盖功能并有相关 SOPs，包括设置禁止覆盖数据初步、中间处理的功能 严格控制设置和使用数据注释工具，防止显示和打印的数据被涂抹 对电子记录备份功能进行验证，以保证灾难恢复 由独立指定档案员验证电子记录归档程序，保证电子档案安全、可控

对于 GXP 数据清晰、可追溯和永久记录的特殊风险管理考虑

■ 当使用计算机系统生成电子数据时，应尽可能将所有数据的修改与进行修改的相关人员进行关联，数据的修改应有时间戳，适当情况下应记录修改原因。这种对使用者行为的追踪应通过计算机审计追踪功能、其他元数据方式或根据系统特点进行记录，以满足要求。

■ 使用者不应能修改或关闭审计追踪，或采用其他方式进行活动追踪。

■ 对所有新的计算机系统应考虑使用适当的审计追踪功能，人员可使用替代方式，如使用程序上可控的日志、变更控制、记录版本控制或其他纸质记录和电子记录相结合的方式，满足 GXP 对可追溯的规定要求，记录事件、人员、时间和事情缘由。程序控制应包括纸质规程、培训规程、记录审核和审计、治理过程的自我核查。

■ 当采用电子记录方式保存时，归档过程应以受控方式并保证记录被完整保存。电子档案应进行验证、保护和维护，以使其在整个数据生命周期中处于受控状态。手动或自动归档的电子文件均应存放于安全和受控的电子档案中，只有独立指定的档案员或由其授权代表可访问。

应建立适当的职责分离，以便业务流程负责人或其他可能发生利益冲突的用户在任何系统层级（如操作系统、应用程序和数据库）不被授予升级安全访问权限。此外，高权限的系统管理员账户应保留给指定的技术人员，如信息技术（IT）人员，他们完全独立于负责记录内容人员，因为这些类型的账户具有可以改变覆盖、重命名、删除、移动数据、改变时间/日期、关闭审计追踪和执行系统维护关闭 GDRP 对电子数据进行清晰、可追溯控制等设置的能力。如果分配这些独立的安全角色不可行，则应该使用其他控制策略来降低数据有效性风险。

– 为了避免利益冲突，这些增强的系统访问权限应只授予系统维护角色的人员（例如，IT、计量、记录控制、工程），这些人完全独立于负责记录内容的人员（例如实验室分析、实验室管理、临床研究者、研究负责人、生产经营者与生产管理者）。如果这些独立的安全角色分配是不可行的，应使用其他控制策略，以减少数据有效性风险。

特别重要的是，具有增强访问权限的个人应了解使用这些特权所做任何更改的影响。因此，具有增强访问权限的人员也应接受数据完整性原则的培训。

同期性

同期性数据是指数据在产生得到或观察到那一刻即被记录下来。

同期性	
对于纸质记录的要求	对于电子记录的要求
纸质记录的同期记录适用于以下情况时使用： 对于书面程序、培训、审查、审计和自我检查等控制，确保人员在活动发生时直接将数据录入和信息记录于官方控制文件（如实验室笔记本、批记录和情况报告表） 程序要求对于纸质记录的活动要注明日期（如果是时间敏感的活动还需注明具体时间） 良好文档设计鼓励良好的做法：文档应进行适当设计，确保活动记录的空白表格/文档的可用性 使用未经授权人员无法更改的同步时间源（设备和计算机系统时钟）记录活动的日期和时间。在可能的情况下，手工活动的数据和时间记录（如称重）应自动完成	电子记录的同期记录适用于以下情况时使用： 通过配置设置、SOPs 和控制，确保该步骤或事件完成时，临时存储的数据记录被传送至长期保存媒介后，方才能进行下一步或下一个事件，以确保同时进行的该步骤或事件发生的同时即被永久记录 安全系统时间/日期不能被人员随意改动 用于确保时间/日期的程序和维护计划要与 GXP 操作同步 通过控制确定并区分每一项活动的时间（例如，时间区的控制） 确保系统在活动时对于用户是可用的

对于 GXP 数据同期记录的特殊风险管理考虑

■ GDocP 的培训课程应该强调，数据首先记录在非官方文档（例如，在一张纸上）后续再转移至官方文档（如实验室笔记本）上，这是不可接受的。相反，原始数据应在 GXP 活动时立即直接记录在官方记录纸上，如授权的分析表。

■ 培训课程应强调的是，滞后或提前记录日期是不可接受的。相反，记录的日期应该是数据输入的实际日期。延后数据录入应同时标记活动日期和记录日期。如果一个人要在纸质文件上修改错误，应做单斜划线并改正，然后加上签名和日期，写明修改原因并在记录集中保留此记录。

■ 如果单机版计算机系统的用户拥有存储原始电子记录工作站操作系统的全部管理员权限，这种授权许可时不当的，因为用户可以随意对用户重命名、复制或删除在本地系统上存储的文件并更改时间和日期。为此，应对单机版计算机系统验证以确保有适当的安全限制保护时间/日期设置，确保在各种计算机环境下数据的完整性，包括工作站操作系统、软件应用及任何其他适用的网络环境。

原始性

原始数据包括第一手或首次收集的数据或信息，后续能够完全重构 GXP 活动行为。GXP 对原始数据的要求包括以下：

■ 应审核原始数据；

■ 原始数据和（或）保存原始数据内容和意义的真实和认证的副本应归档保留；

■ 以其本意，原始记录在整个记录保存期限内应具有完整、持久、容易获取、和可读的特性；

原始数据举例包括实验室独立计算机仪器系统生产的原始电子数据和元数据（如紫外 – 可见分光光度法（UV/Vis）、傅里叶变换红外光谱（FT – IR）、心电图（ECG）、液相色谱 – 串联质谱（LC／MS／MS）和血液学化学分析仪）），自动生产系统生产的原始电子数据和元数据（例如自动过滤器完整性测试仪、监控与数据采集（SCADA）和分布式控制系统（DCS）），网络数据库系统生产的原始电子数据和元数据（例如实验室信息管理系统（LIMS）、企业资源规划（ERP）、制造执行系统（MES）、电子情况报告表/电子数据采集（eCRF／EDC），毒理学数据库和偏差、整改和预防措施（CAPA）数据库），笔记本上手写样品制备信息，天平打印记录，电子健康记录和批记录纸。

对纸质记录的要求	对电子记录的要求
原始纸质记录审核的控制包括但不局限于： 　　书面程序、培训、审查、审计和自我检查控制，要确保人员对原始纸质记录进行充分审查和批准，包括那些同期收集信息的记录 　　描述相关元数据审查的数据审查程序。例如，书面审查程序应要求人员评估纸质记录原始信息的变化（如划掉或数据修改记录变化）来确保这些变化被适当记录，当需要时进行调查并以证据证明合理性 　　数据审查文档。对于纸质记录，通常是指签署的已审查纸质记录。凡记录批准是一个单独的过程，也应该同样签署。数据审查的书面程序应明确审查、审批签名的含义，确保有关人员了解他们的作为审查人和审批人的职责，保证完整性、准确性、一致性和符合纸质记录审查和批准建立的标准 　　如果数据审查时发现有误或遗漏，应采取措施启动程序。该程序应是在符合 GXP 方式下进行数据更正或澄清，并依据 ALCOA 原则，原始记录要清晰，数据修改要有审计追溯性	电子记录审核的控制包括但不局限于： 　　书面程序、培训、审查、审计和自我检查控制，要确保人员对原始电子记录进行充分审查和批准，包括电子数据的人可读源记录 　　描述原始电子数据和相关元数据审查的数据审查程序。例如，书面审查程序应要求人员评估电子记录原始信息的变化（如审计追踪、历史记录或其他有意义元数据中发现的变更）来确保这些变化被适当记录，当需要时进行调查并以证据证明合理性 　　数据审查文档。对于电子记录，通常是指电子化签署的已审查批准的电子数据集。数据审查的书面程序应明确审查、审批签名的含义，确保有关人员了解他们的作为审查人和审批人的职责，保证完整性、准确性、一致性和符合电子记录和元数据审查和批准建立的标准 　　如果数据审查时发现有误或遗漏，应采取措施启动程序。该程序应是在符合 GXP 方式下进行数据更正或澄清，并依据 ALCOA 原则，原始记录要清晰，数据修改要有审计追溯性

原始记录审查特殊风险管理考虑

■ 当人员选择单独依靠从计算机系统进行纸质打印或采用 PDF 报告而没有满足适用的原始记录法规要求，则可能会发生数据完整性风险。原始记录应经审查－包括电子记录。如果审查人只审查数据子集的打印版或 PDF 版，风险可能不会被发现，则可能会产生危害。

■ 虽然原始记录应该被审查，并且所有相关人员要对完整性和根据原始记录做出的后续决定的可靠性完全负责，但都建议对原始记录的内容进行基于风险的评审。

■ 系统通常包括许多元数据字段和审计跟踪。要求在系统验证时，管理人员根据文件化合理的风险评估－频次、角色职责以及审查各种类型有意义的元数据的方法进行系统建立，如审计追踪。例如，在某些情况下，管理人员可以判断跟踪系统维护活动的审计追踪周期性审查是否合理，而审计追踪可以跟踪GXP关键数据的改变，会对病人安全或产品质量有直接影响，将被逐一审查，并在每次相关数据集进行审核和批准时、优先于决策之前都进行相应审查。审计追踪评审过程的某些方面（如频率）的确定可以在验证过程中发起，然后根据风险评估在系统生命周期中一段时间后进行相应调整，以确保持续改进。

- 基于风险的数据审查方法要求对程序熟悉，明确了解程序中的关键质量风险点，这些风险点会影响病人、产品、合规性和GXP决策的总体准确性、一致性和可靠性。当原始数据是电子数据时，基于风险的电子数据审查方法还要求对计算机系统、数据和元数据及数据流有一定了解。

- 当要确定基于风险的用以审查GXP计算机系统审计追踪的方法时，需注意一些软件开发人员可能在追踪用户对于关键GXP数据操作行为的程序设计上采用元数据方式，而没有将其命名为"审计追踪"，但却设计采用传统的"审计追踪"的命名规范追踪其他计算机系统并对维护活动进行归档。例如，科学数据的更改有时可通过运行数据库查询功能快速查看，或可通过标注为"历史档案"的元数据字段查看，或可通过经设计并验证的系统报告查看。所以仅仅将被软件开发人员指定为审计追踪的档案用于有效审查是有一定局限性的。基于风险的电子数据和元数据审查如审计追踪，要求对系统和管理数据生命周期的科学程序了解，这样才会对具有意义的元数据进行审查，而不仅是对软件开发人员使用的传统命名规范进行追踪审查。

- 系统要通过不同方式设计以便于审计追踪核查；例如，系统设计可采用相关数据表或经验证的异常报告程序进行审计追踪。

- 数据审查的书面程序应明确审查周期、作用、责任和对有意义元数据的审查方法，如审计追踪。这些规程还应说明如果在审查过程中发现异常数据该如何处理。开展此次审查的人员应有充分适当的审查程序培训和软件系统数据审查培训。被查单位应对数据审查人员访问保存电子数据和元数据的系统提供必要协助。

- 质量保证还应审核样品的相关审计追踪、原数据和元数据，作为自我检查的一部分，确保持续符合数据管理政策和规程的要求。

■ 任何与预期结果不符的重大变异都应全部记录和调查。

■ 混合方法不是首选方法，但如果满足原始电子记录的要求，纸质打印输出作为原始电子记录的总结报告也是具有帮助的。为了可将这些打印版总结结果用于未来决策，需要第二个人对原始电子记录和相关元数据进行审查，如审计追踪，确认打印总结代表全部结果。这个确认将记录归档，打印总结可用于后续决策。

■ 实施 GXP 的单位可完全选择电子方法以实现更高效、现代化的记录审查和记录保存。这要求安全可靠的电子签名用于记录签署，原始电子记录或原始副本的适当保存，必要的软件和硬件或其他适用可读设备用以在记录保存期间进行记录查看。

■ 系统设计和数据采集方式能明显影响保证数据一致性的难易程度。例如，可能时采用程序编辑检查器、下拉框方式、复选框、分支问题或根据录入的数据字段均对提高数据一致性大有帮助。

■ 数据和其元数据的日常持有应便于授权人员进行审查，由于其按照数据保存要求进行保存，其保存形式应是便于审查的。理想的数据应是保存于原始系统中的，这样无论何时都可随时生成和调取。当原始系统不再使用或报废时，可将数据转移至其他系统或采用其他方式保存数据内容和意义，使得相关步骤可被重建。对归档数据的可访问性进行检查，不管是形式还是相关元数据，确认数据是持久的，保证数据持续可用、可读和可被人所理解。

原始数据和原始副本的保存	
对纸质记录的要求	对电子记录的要求
对原始纸质记录或原始副本保存的控制包括但不仅局限于： 受控、安全的保存区域，包括纸质记录档案 GLP 规范要求指定的纸质档案员要求独立于 GXP 活动之外；在其他 GXP 中，归档 GXP 记录的角色和职责应界定清晰并有监督（通常应是质量保证部门的责任或独立文档控制部门的责任）	对原始电子记录或原始副本保存的控制包括但不仅局限于： 原始电子记录日常备份副本要另存位置，防止灾难造成原始电子记录丢失 受控、安全的保存区域，包括电子记录档案 GLP 规范要求指定的电子档案员要求独立于 GXP 活动之外（指定人员应具有相适应的资质，相关经验和职责培训）

原始数据和原始副本的保存	
要有准许备用检索的记录检索功能；要有基于风险评估的定期检查，确保归档文书或静态格式记录可被检索 当有要求时，如原始纸质记录被拷贝至微影胶片或缩微胶卷作为原始副本进行归档时，应备有适当读取设备，如微影胶片或缩微胶卷读取器 书面规范、培训、审查和审计、自我检查程序中关于原始纸质记录转换为原始副本的步骤应包括以下方面 －副本来自于原始纸质记录，必要时是保存原始记录的格式，即静态形式（如照相和扫描）。 －副本需与原始记录进行对比以确定副本是否保存了原始记录的全部内容和意义，包括元数据，副本对数据无丢失。如果副本要满足原始纸质记录原始副本的要求，记录的保存形式非常重要 －证明人记录并证明副本为原始副本或提供相当水平的证明	要有准许备用检索的记录检索功能 定期检查，确认从存储位置中检索出归档电子数据的能力，这应在对电子档案验证时进行检查 验证后，应定期再确认，包括从第三方存储中进行的检索 要有要求时，要备有适当读取设备，如软件、操作系统和可视化环境浏览归档电子数据 书面规范、培训、审查和审计、自我检查程序中关于原始电子记录转换为原始副本的步骤应包括以下方面： －副本来自于原始电子数据集，必要时是保存原始记录的格式，即动态形式（例如，电子数据全部集合的归档副本和使用验证备份程序的元数据） －通过第二人确认或技术确证程序（如使用技术散列）确认是否成功备份，且将电子档案副本与原始电子数据集进行对比确认副本是否保存了原始记录的全部内容和意义（如副本包含所有数据和源数据，没有数据丢失，动态记录形式主要记录意义和解释，妥善保存，文件在执行验证备份过程中无受损） －如果副本满足作为原始副本的要求，证明人或技术证明程序应记录该副本经证明为真实副本

对原始记录和（或）真实副本保存的特殊风险管理考虑

■ 数据和文件保存安排应确保记录的保护，不被有意或无意的改变或出现文件。应设置安全控制保证在整个保存期间记录数据完整性。适当情况时，归档过程应以书面程序进行规定并验证。

■ 过程或程序中收集或记录的数据（通过手动和（或）仪器或计算机系统记录）应显示明确要求的实施步骤，其数量和质量的输出能达到预期所示，能追溯工艺或材料的完整历史，并以可被理解、可访问的形式保存。也就是说，原始记录和（或）真实的副本应该是完整、一致和持久的。

■ 只有副本与原始记录比较表明已涵盖原始记录的全部内容和意义，包括适用的元数据和审计跟踪，原始记录的真实副本方可以保留并代替原始记录。

■ 如果原始纸质记录是通过扫描原始文件并转换成电子图像，如 PDF，那么需要额外措施来保护电子图像被进一步修改（例如文件存储在网络安全位置上时，应限制仅电子档案员可访问，并采取控制措施防止可能使用标注工具或其他手段做进一步修改）。

■ 应考虑保存必要的全部内容和意义的原始手签纸记录，尤其是在手写签名的一个重要方面记录的完整性和可靠性，根据记录的时间价值。例如，在临床试验中，保存原始手签的知情同意记录在整个记录的使用寿命中是非常重要的，这是试验和相关应用程序完整性的一个重要方面。

附录6 药品起始物料的贸易和分销管理规范

简介

2000 年，人用药品注册技术要求国际协调会议（ICH）以 ICH Q7[1]文件的形式颁布了原料药的药品生产质量管理规范。ICH 文本的第 17 节是关于代理商、中间商、销售商、分销商、重新包装和重新贴标签者的指导原则。该节是根据世界卫生组织（WHO）对故意将工业级乙二醇重新标识为药用物料而导致死亡事件的调查结果撰写的。这些物料随后还被制成儿科药物，造成多起死亡事件。原料药 GMP 指南的第 17 节适用于除原始制造商以外的任何一方，该方可能会进行交易和（或）获取、重新包装、重新贴标签、操作、分发或存储原料药或其中间体。ICH Q7 不涉及药用辅料。

在涉及二甘醇的一系列事件和世界卫生大会的一项决议（WHA52.19）之后，2004 年，WHO 发布了药品起始物料的贸易和分销规范[2]。在发布这些指南时，世界卫生组织尚未采用 ICH Q7 的文本作为原料药 GMP。WHO 在 1999 年发布的药用辅料指南[3]并未涵盖辅料的贸易和分销规范。

2010 年，WHO 发布了原料药 GMP[4]，该规范反映了 ICH Q7 的内容并包括该文本的第 17 节，以替代现有的 WHO 原料药 GMP[1]。

WHO 药品标准专家委员会在数次会议上讨论了对药品起始物料的贸易和分销规范的修订。WHO 药品起始物料的贸易和分销质量管理规范指南的适用于药品生产中使用的任何成分，包括原料药、辅料和任何其他成分。

注：如果未在规定的 GMP 生产条件和质量体系下生产，食品、工业级非药用物料不符合药用物料标准要求。对于制剂成品（FPP），可以在 WHO 药品分销质量管理规范中找到具体规定[5]。

1　1 请务必注意，参与原料药的重新包装或混合的任何一方均被视为制造商，必须为该制造商提交适当的注册文件。他或她还必须遵守原料药 GMP 规范，参见 2010 年 WHO 技术报告系列第 957 号附录 2[4]。

1. 质量管理

1.1 在机构内部，质量保证是一种管理工具。在开展合同业务时，质量保证体系还有助于建立供应商的信心。应有质量政策文件描述分销商关于质量的总体意图和方向，并应由管理层正式表述和签署。质量政策应清楚地表明分销商在组织及其服务内实施并维护了本指南中所述的贸易和分销规范（GTDP）。

1.2 质量管理应包括：

■ 适当的基础架构或"质量体系"，包括组织结构、程序、流程和资源。在建立或完善质量体系时，应考虑分销商及其业务的规模、结构和复杂程度；

■ 一个独立的质量部门（或指定人员），负责所有与质量相关的事务；

■ 适当的质量风险管理系统（QRM），用于评估、控制、沟通和审核产品质量风险的系统过程。QRM 系统的应用范围应反映所开展的工作；

■ 验证/认证系统，确保最终产品能满足指定应用程序的要求；

■ 为充分确保物料（或服务）以及相关文档能满足预定质量要求，采取的系统性措施 - 这些活动统称为质量保证；

■ 一个明确的书面程序，用于选择、批准、取消和重新批准药品起始物料和服务的供应商；

■ 有效的偏差管理和变更控制程序，确保质量得到持续评估和维持：这些还应能被适当地告知客户；

■ 一个可确保整个供应链中产品和相关文档可追溯性的系统。

1.3 系统应包括但不限于这些指导原则中的质量保证原则。

1.4 制造和供应链中涉及的各方都必须承担责任，确保物料和产品的质量和安全，并确保符合预期用途项下的标准。

1.5 任何个人承担的责任不应过于广泛，以至于对质量构成任何风险。如果供应商的人员数量有限，则某些职责可能会委派或外包给具有适当资格的指定人员。但是，如本指南所述，将GTDP 应用于药品起始物料时，不应存在任何空白或无法解释清楚的职责重叠。

1.6 在使用电子商务（e - commerce）的地方，应建立明确的程序和适当的系统，以确保物料质量及其可追溯性。

1.7 应制定授权的放行程序，以确保在为预期目的放行物料时，该物料具有合格的质量，符合质量标准并从经批准的供应商处采购。

1.8 实施 QRM 管理时，使用危害分析和关键控制点（HACCP）等适当的工具；建议由外部机构检查并认可其符合 ISO 国际标准、国家和（或）区域质量体系标准。但是，这不应被视为替代这些准则的实施，也不能被视为符合药品 GMP 和 GSP 的要求。

1.9 应建立定期开展内部审核的系统，以不断改进。审核的结果以及采取的任何整改和预防措施，包括对其有效性的确认，都应记录在案，并提请负责的管理层注意。

2. 组织机构和人员

2.1 应该有适当的组织机构、足够的人员执行供应商应负责的所有工作。

2.2 应明确规定每个人的职责，并使当事人理解，职责应有明确的书面记录（岗位职责或合同）。某些活动，例如根据当地法规应对活动进行的监督，可能需要特别注意。人员应经适当的资格确认、培训和授权，承担其职责和责任。

2.3 所有人员均应了解 GTDP 等指南规范的原则。

2.4 人员应接受与其任务相关的上岗和持续培训。培训应由合格的培训师根据培训计

■■划进行。应对培训的效果进行确认并保留培训记录。应激励所有人员参与建立并维护质量标准。

2.5 处理危险物质（例如高活性、有毒、传染性或过敏物质）的人员应接受专门培训，并应配备必要的防护设备。应遵循书面的使用个人防护设备的规则和程序，减少直接从事产品工作及附近环境中人员的暴露。

2.6 可能暴露于开放容器中物料的人员应保持良好的卫生习惯，不得有开放的伤口，并应穿戴适当的防护服、手套、口罩和护目镜。

3. 场地设施

3.1 必须对实验室等场地设施进行选址、设计、建造、改造和维护，满足操作要求。设施的布局和设计必须旨在最大程度

地减少错误风险，并便于进行有效的清洁和维护，以避免污染、交叉污染、混淆、积尘、脏污或废物的聚积，总而言之，避免任何对产品质量的不利影响。

3.2 应采取措施防止未经授权的人员进入场所。

3.3 场所应合理设计、装备和维护，以最大程度防止昆虫、啮齿动物或其他动物进入。虫害控制程序应得到实施和维护。应监测其有效性。

3.4 应设置适当的辅助设施和公用设施（例如空气控制、通风和照明），并使其适合相关活动，避免污染、交叉污染和物料的降解。对于可能影响产品质量的公用设施应予以明确并开展监测。

3.5 如果对药物原料进行采样，则采样区域应独立并处于受控环境中。采样只能在没有污染或交叉污染风险的方式下，在存储区域中进行。采样区域应采取适当的清洁程序。

4. 采购、库房和储存

注意：GSP适用于存储物料的所有情况和所有区域。

4.1 应根据双方认可的正式标准从经批准的供应商处购买物料。

4.2 应采取措施将假冒或不合格物料进入供应链的风险降至最低。

4.3 应该有授权程序规定与物料的接收、存储和分发有关的活动。应该采取措施确保到货的货物正确，并来自经批准的供应商并记录。应对交付货物进行检查，确认容器未被损坏、未更改或未受篡改，并且封盖和安全封条完好无损。

4.4 储存区应有足够的空间，以便有序地存放各种物料。

4.5 接收和发货区应配备保护措施免受不利环境条件影响。接收区的设计和装备应允许入库前对来货的外包装容器进行必要的清洁。收货后，物料应隔离，直至质量部门放行。

4.6 应提供隔离区域以存储已接收、隔离、拒收、召回和退回的物料，包括包装破损的物料。任何替代物理隔离的系统，例如基于计算机化系统的电子隔离，都应提供同等的安全性，并应进行适当的确认和验证。

4.7 储存区域应保持清洁干燥。

4.8 隔离区域和物料应适当标识。

4.9　在存储期间，应始终将存储条件保持在物料标准规定的可接受的范围内。收货后应尽快进行适当的检查，以确认运输条件是否满足要求。在收货区进行检查后，应立即将产品转移到适当的存储设施中。

4.10　如果需要特殊的存储条件（例如特定的温度、湿度或避光），则应提供这样的条件并进行适当的监控和记录。

4.11　高活性物料、麻醉品、其他危险药物和存在滥用、火灾或爆炸特别危险的物质，应存放在安全、专用和可靠的区域。此外，在适用的情况下，应遵守国际公约和国家法律。

4.12　应特别注意用于大批量处理和储存的所有设备（例如储罐和料仓）的设计、使用、清洁和维护。

4.13　产品包装应能有效避免破损、污染、篡改或盗窃。包装应足以在运输过程中保证产品质量。有特殊运输条件要求的，应明确规定，提供条件并加以控制。装运产品的容器应密封，并应清楚表明产品及其供应商的真实性。

4.14　应尽快清理溢出物，防止可能的交叉污染和危害。

4.15　应该制定废弃物料等待处置前妥善和安全地储存的规定。有毒物质和易燃物料应按照国家相关法规，存放在密闭区域的适当设计的单独密闭容器中。

4.16　应该建立一个默认的系统，以确保那些先到期的物料先出售或分发（先到期/先出）。如果未指定物料的有效期，则应采用先进/先出原则。

4.17　应建立适当的流程，确保已经到有效期或重新测试日期的物料应立即从可销售的库存中撤出。带有重新测试日期的物料应根据适当的标准进行重新测试。具有到期日期的物料不应在该日期之后重新测试或使用。

4.18　应定期检查库存，至少应检查其数量、总体状况以及重新测试或失效日期。对任何差异都应进行调查。

4.19　应采取适当的控制措施，确保提取、包装和分发正确的产品。分发的产品应具有适当的剩余货架期。应记录所有批号。

4.20　储存区域应保持清洁，无废物和害虫积聚。应该有书面的卫生程序，说明清洁的频率以及用于场地和存储区域清洁的方法。

5. 设备

5.1　必须对设备进行定位、设计、建造、改进、确证、使用、清洁和维护，使适合要执行的操作。其布局、设计和使用应旨在最大程度减少错误的风险，并便于进行有效的清洁和维护，以避免交叉污染、灰尘或污垢堆积以及对物料质量的任何不利影响。

5.2　不应使用有缺陷的设备，应将其移除或作好缺陷标识。设备的放置应做到防止任何误操作。

5.3　设备的状态应易于识别。

5.4　固定的管道系统应清楚地标明其内容物和流动方向（如适用）。

5.5　所有服务、管道和设备均应充分标记，并特别注意应为危险气体、液体和其他物料提供不可互换的连接头或适配器。

5.6　应配备适当范围和精度的天平和其他测量设备，并应按照适当的时间表进行校准。

5.7　应在适当的地方使用专用设备处理和（或）加工药品起始物料。如果使用非专用设备，则应进行清洁验证。

5.8　尽可能使用封闭的设备。如果使用开放式设备，则应采取适当的措施以防止污染。

5.9　应制定设备操作和维护的程序。与物料直接接触的表面上使用的润滑剂和其他物料应具有适当的等级，例如食品级油，不应改变物料的质量。

5.10　洗涤和清洁设备的选择和使用应使其不会成为污染源。

6. 文件

6.1　应仔细规划、起草、审核和分发文件，尤其是与可能影响物料质量的任何活动有关的说明和程序。文件应由适当的授权人员起草、批准、签名并注明日期，并且未经授权不得更改。物料标准（包括包装材料）应定期提交审查和修订。

6.2　文件内容应明确：应明确说明文件的标题、性质和目的。文件应该有序存放并且易于查找。

6.3　应提供原始制造商签发的检验报告（COA）。如果进行了其他测试，则应提供所有 COA。

COA 应写明原始制造商名称和制造地点，以便可以追溯到制造商。COA 应该标明哪些结果是通过测试原始物料获得的，哪些结果是通过批量测试或其他测试获得的，并且应指明负责出具 COA 的责任部门。

6.4　在销售或分发任何物料之前，供应商应确保提供 COA 和检测结果，并确保结果符合要求的标准。

6.5　原始制造商和对物料进行处理的中间商应始终可追溯和透明；应要求时应能够向下游和上游的主管部门和最终用户提供此信息。

6.6　根据风险评估及国家规定，质量协议应构成与供应链中所有相关方关系的基础。协议应包括允许信息传递的机制，例如质量或法规信息以及变更控制。

6.7　贴在容器上的标签应清晰、明确、永久固定，并应按公司许可的格式印刷。标签上的信息应是不可磨灭的。

6.8　每个容器应均通过标签来标识，标签至少应包含以下信息：

－药品起始物料的名称（包括规格和药典相关参考）；

－如果适用，国际非专利名称（INN）；

－数量（重量或体积）；

－如果物料已经重新包装和重新贴标签，应有原始制造商分配的批号或由重新包装商分配的批号；

－重新测试日期或有效日期（如适用）；

－储存条件；

－必要时的预防处置措施；

－原始制造地点的标识；

－供应商的名称和联系方式。

6.9　应提供相关的存储和处理信息以及安全数据表。

6.10　应根据 GMP 和 GSP[6] 的要求保留记录，并且在需要时必须随时提供。

7. 重新包装和重新贴标签

7.1　合批、重新包装和（或）重新贴标签的操作均属于制造过程，通常不建议进行这些操作。必须进行这些操作时，应在符合 GMP 的条件下进行。

注意：请务必注意，参与原料药的重新包装或混合的任何一方均被视为制造商，必须为此制造商提交适当的注册文件。他或她还必须遵守原料药 GMP 规范，参见 2010 年 WHO 技术报告系列第 957 号附录 2[4]。

7.2　应特别注意以下几点：

－防止污染、交叉污染和混淆；

－适当的环境条件以进行分发、包装和取样；

－标签的安全存储、生产间隙的检查、在线检查、多余打印标签的销毁以及标签对账；

－良好的卫生习惯；

－保持批次的均一性（通常不应混合同一固体物料的不同批次）；

－新的标签的样本，以及包装操作过程中从原始容器上移除的所有标签，应作为批记录的一部分予以保留；

－如果在一次操作中使用了多于一批的标签，则应保留每批的样本；

－保持产品的唯一性、完整性和可追溯性。

7.3　收到包装材料后，应将其隔离，不得在放行前使用。应该有包装材料检查、批准和放行的程序。

7.4　当分销商收到来自同一原始制造地点的不同批次的物料并将其合并为同质批次时，合并之前应对每个批次是否符合标准进行确认。

7.5　只有来自同一制造地点，经分销商接收并符合相同标准的物料才能混合。如果将同一物料的不同批次混合以形成同质批次，则应将其定义为新批次，对批次进行测试并提供该批分析证书。在这种情况下，应告知客户所提供的物料是制造商批次的混批产品。

7.6　在所有情况下，应明确标识记录物料的原始制造商及其制造地点，以便于制造商的追溯。

7.7　如果批次是合批或混批的，则合批或混批批次的到期或重新测试日期应以最早的批次确定。

7.8　如果重新包装和重新贴标签保持了批次的完整性和质量，则应提供原始制造商的原始 COA。

如果进行了重新测试，只要保持批次完整性，就应同时提供原始和新的 COA。新 COA 涉及的批次应可追溯到原始 COA。

7.9　重新包装材料时，应使用经认可的质量和适用性均与原始容器相同或更好的包装材料。

7.10 除非使用经过验证的程序清洁了容器，否则不建议再次使用容器。除非有证据表明包装在其中的物料的质量不会受到不利影响，否则容器不得循环使用。

7.11 只有在进行有效的环境控制以确保没有污染、交叉污染、降解、物理化学变化和（或）混淆的可能性时，才允许对物料进行重新包装。供应给该区域的空气质量应适合进行的操作，例如应该进行有效的过滤。

7.12 应遵循适当的程序以确保适当的标签控制。

7.13 重新包装材料的容器和重新贴标签的容器应同时标明原始制造地点的名称和分销商/重新包装商的名称。

7.14 应有适当的程序确保通过适当的方式，保证在重新包装操作之前和之后物料的品质和质量。

7.15 每一批重新包装的物料均应进行测试，以确保其符合文件规定的标准。

7.16 应建立重新包装材料的放行程序，确保在放行前除了对测试结果进行审核外，还要对重新包装记录进行审核评估。

7.17 取样、分析测试和批放行程序应符合 GMP。

7.18 应使用官方药典方法或经过验证的分析测试方法进行检验。如果使用药典规定测试方法的替代方法来检验并提供测试结果，则应证明这些替代方法是适用且等效的。

7.19 应对不合格结果（OOS）进行调查并形成文件。

7.20 应将适当数量的药品起始物料样品保存至有效期或复验日期后至少一年，或分销完成后三年。

7.21 重新包装和重新贴标签应确保对物料稳定性不会造成不利影响。如果使用与原始制造商不同的容器对药品起始物料进行重新包装，则应进行稳定性研究以证明指定的到期或重新测试日期的合理性。有共识认可的一些辅料可能不需要额外的稳定性研究。

8. 投诉

8.1 应依据书面化的程序对所有的投诉以及其他与潜在缺陷物料相关的信息进行仔细的审查，书面程序应描述要采取的措施并指出决定产品召回时所依据的标准。应保留投诉记录，并按规定的时间间隔进行趋势分析。

8.2 任何有关缺陷物料的投诉均应记录下来并进行彻底调查，以查明投诉的源头或原因（例如重新包装程序或原始制造过程）。应在适当的地方采取整改和预防措施并进行记录。

8.3 如果发现或怀疑药品起始物料存在缺陷，应考虑是否检查其他批次。

8.4 必要时，应在对投诉进行调查和评估后采取适当的后续行动，包括召回。

8.5 如果药品起始物料可能的缺陷制造、包装、变质或任何其他严重质量问题之后需要采取措施，则应告知制造商和客户。

9. 召回

9.1 应该有一个系统可以迅速有效地从市场上召回已知或怀疑存在缺陷的物料。

9.2 召回时应通知原始制造商。

9.3 应该有详细的书面程序来组织召回活动。这些程序应定期检查和更新。

9.4 所有召回的物料在最终处理前都应存放在安全的地方。

9.5 万一发生严重或可能危及生命的情况，应立即通知可能涉及该物料的所有国家的所有客户和主管当局，尽一切努力召回这些物料。

9.6 所有记录应便于负责召回的指定人员获得。这些记录应包含有关提供给客户的物料（包括出口物料）的足够信息。

9.7 应定期评估召回行动的有效性。

10. 退货

10.1 退回到供应商的货物应适当标识和隔离。应对退回货物的存储和运输条件进行评估，以确定退货的质量。

10.2 质量部门或指定人员应开展正式且有书面记录的调查程序，以决定退货的处置方式。应采取适当的整改和预防措施。

11. 不合格物料的处理

11.1 应有防止不合格物料进入或重新进入市场的程序，对不合格物料进行处理。应保留所有活动的记录,包括销毁、处置、退还和重新分类。

11.2 应开展调查以确定其他批次是否也受到影响。必要时应采取整改和预防措施。

11.3 应记录对物料的处置,包括降级为其他合适的用途。

11.4 严禁将不合格的物料与合格的物料混合。

12. 发货和运输

12.1 物料的装载、卸载和运输应确保在可控的适用条件(例如温度、对环境的保护)下进行。运输过程不应对物料产生不利影响。除非客户指定的固定承运人,承担运输的任何承运人均应按照书面程序进行批准。

12.2 特殊的运输和(或)储存条件要求应在标签和(或)运输文件中注明。如果药品起始物料即将转移到制造商物料管理系统的控制范围之外,也应将制造商的名称和地址、内容物质量、特殊的运输条件和任何特殊的法律要求包括在标签和(或)运输文件中。

12.3 物料供应商应确保(例如通过审核确认)物料运输合同的承接方知道并提供适当的储存和运输条件。

12.4 应有适当的程序以确保在液体(罐)和散装或包装的物料运输时得到正确的清洁并防止交叉污染。

12.5 药品起始物料的运输中需要采取多种预防措施以避免污染和交叉污染。最佳做法是使用专用设备、运输箱或容器。

12.6 包装材料和运输容器应能够防止药品起始物料在运输过程中的损坏。

12.7 对于散装运输,应在装货过程中使用经过验证的清洁程序进行清洁,并且必须向运输公司提供之前受限货物的清单。

12.8 应采取措施防止未经授权擅自接触所运输的物料。

12.9 应遵守有关安全方面的一般国际要求(例如,防止爆炸和污染环境)。

13. 合同委托事项

13.1 按照 GMP 和 GTDP 的规定,将进行的任何活动委托给另一方,应有书面合同达成协议。

13.2 签订合同之前，合同委托方应评估合同受托方对 GT-DP 的符合情况。

13.3 所有合同受托方均应遵守本指南中的要求。应特别注意防止交叉污染和保持可追溯性。

13.4 合同委托方与合同受托方之间应有一份书面批准的合同或正式协议，其中应详细说明和定义与 GTDP 有关的责任以及由哪一方负责哪种质量措施。

13.5 在某些条件下，经合同委托方批准，可以允许分包，特别是对于诸如取样、分析、重新包装和重新贴标签等活动。

参考文献

[1] ICH harmonised tripartite guideline: Good manufacturing practice guide for active pharmaceutical ingredients – Q7. Geneva: International Conference on Harmonisation of Technical Requirements for Registration of Pharmaceuticals for Human Use; 2000.

[2] Good trade and distribution practices for pharmaceutical starting materials. In: WHO Expert Committee on Specifications for Pharmaceutical Preparations: thirty – eighth report. Geneva: World Health Organization; 2004: Annex 2 (WHO Technical Report Series, No. 917).

[3] Good manufacturing practice: supplementary guidelines for the manufacture of pharmaceutical excipients. In: WHO Expert Committee on Specifications for Pharmaceutical Preparations: thirtyfifth report. Geneva: World Health Organization; 1999: Annex 5 (WHO Technical Report Series, No. 885).

[4] Good manufacturing practices for active pharmaceutical ingredients. In: WHO Expert Committee on Specifications for Pharmaceutical Preparations: forty – fourth report. Geneva: World Health Organization; 2010: Annex 2 (WHO Technical Report Series, No. 957).

[5] WHO good distribution practices for pharmaceutical products. In: WHO Expert Committee on Specifications for Pharmaceutical Preparations: forty – fourth report. Geneva: World Health Organization; 2010: Annex 5 (WHO Technical Report Series, No. 957).

[6] Guide to good storage practices for pharmaceuticals. In: WHO Expert Committee on Specifications for Pharmaceutical Preparations: thirty – seventh report. Geneva: World Health Organization; 2003: Annex 9 (WHO Technical Report Series, No. 908).

附录7 药品质量监测指导原则

1. 简介

优质药品对于疾病的有效治疗起关键作用。国家药品监管机构（NMRAs）应采用多种监管手段确保人们可以获得优质药品。监管手段如下：

■ 在发放药品经营许可和注册证前，审查相关药品文件，对药品生产企业进行 GMP 检查，审核产品信息资料；

■ 药品上市后，对药品许可的变更或注册续期进行持续性监管，对于药品生产企业、批发商、分销商、零售商进行定期监管，包括药品抽检和药物警戒；

■ 一旦发现任何药品质量问题，立即实施监管行动。

药品质量监测可以作为患者获得药物信息的来源，并且是所有国家（无论国力强弱）药品监管系统的重要组成部分。然而需要明确的是，依赖于实验室检验的药品质量监测，并不能确保药物的绝对安全和有效。质量监测可以由国家药品监管机构（NMRAs）、国际组织、采购代理、非政府组织（NGOs）或学术研究机构等组织开展。

正确的收集药品质量监测数据并加以合理的利用和解释，对有效制定提高药品质量的干预计划起到重要作用。监测给出了药品的质量概况，监测数据的准确性、可靠性依赖于监测方案的设计、抽样计划是否合理及抽样来源是否可靠。药品质量监测成本高昂，资源短缺可能会制约药品抽样、药品检测或限制参与质量监测和质量分析的人员数量。因此，对资源优化利用非常重要，应当侧重于监测对患者存在有较高风险的药物及其相应指标，并在监测方案设计中实施风险分析。此外，与各方积极合作，成立多国联合监测组织，共享检测能力、经验和信息，都可以提高质量监测的有效性。

本指导原则概述了开展药品质量监测所需的准备工作和实施步骤。推荐了不同监测方法，列举分析了各个方法的优缺点，并对监测结果的分析处理和报告出版公布等事项提出了详细建议。

2. 术语

下面给出的所有定义仅适用于本指导原则中涉及的术语。在其他的文本中可能有不同的含义。

药品经销商 向患者出售或向其他医药商提供药品的药品经销点（有许可或无许可）。

质量监测中的样品 在特定抽样地点抽取的特定药品（应注明药品名称、活性药物成分（API（s））含量、剂型、规格、批号、生产日期（若已知）、有效期、抽样日期、生产企业或标签注册持有人等信息）。具有相同名称、相同活性药物成分含量、剂型、规格、批号、同一生产企业生产的相同药品，如果抽样地点不同，则为两个不同的样本。每一样本应满足抽样计划所要求的剂量单位数（如片、粒、安瓿、小瓶或瓶）。

抽样计划 抽样计划应当明确样品抽样地点、待抽药品、每件样本的最小抽样量、每种药品需抽取的件数、抽样计划所开展区域需抽样的样品总数等详细信息。抽样计划还应包括抽样的详细操作指南。

3. 监测目的和监测计划

一般来说，药品质量监测是用来评价提供给患者的药品质量，监测所得数据有助于政府制定监管政策和计划以确保优质药品的供应。实施药品质量监测既可以确保患者能够获得其满意的药品，也可以确保日常监管的有序运转；或是当患者怀疑没有得到满意的药品时，可以组织开展药品质量监测。监测目的决定监测活动和监测方案，因此在计划开始时就应当设立明确的药品质量监测目的。质量监测目的反映监测进行的原因，应采用系统的方式确定待监测药品、抽样地点、监测地区/区域或国家，以及采用的检测方法。清晰明确的监测目的对于抽样和检测要求的设定至关重要，因此在药品质量监测方案中应详细阐明监测目的。

药品质量监测目的有很多种，部分监测目的列举如下：

■ 评价在特定地区、区域或国家各级分销/供应链中流通药品的质量，以评估患者服用劣药的可能性并提出相适宜的措施；

■ 评价用于治疗计划的特定药物质量；

■ 比较国产药品和进口药品的质量，以此在国家层面建议采取适宜的监管措施，并调整药物政策；

■ 查找患者获得某种劣药的可能原因，根据监测结果提出解决问题的方案策略和实施计划；

■ 对所选药物进行质量检测，以协助国家药品管理机构（NMRA）判断药品生产企业是否遵守质量标准和法规措施；

■ 针对选定的药品类别，查明是否有假冒伪劣（SFFC）渗透进所选地区、区域或国家的市场，对患者可能产生的健康影响，并提出可能的策略和实施计划以保证患者用药安全。

为了确保监测获得必要的信息，除了设立主要目标外，还要设置监测需要解决的相关问题。以下列举了部分问题：

■ 抽样中不合格药品比例是多少？

■ 在不同监管层级的分销链和非正规市场中，不合格药品比例是多少？

■ 不同地域抽样，不合格药品比例分别是多少？

■ 国产药品和进口药品抽样中，不合格药品的比例分别是多少？

■ 所选药物有哪些不合格检测项目？

■ 有没有哪些缺陷是严重缺陷？是否影响实质性疗效？或是对患者产生危害？

■ 是否存在使用劣药导致治疗失败的例子？

■ 抽样产品的注册状态是怎样的？注册和未注册产品未通过质量检测的比例分别是多少？

■ 劣质药品分布的供应链是怎样的？它们所占的市场份额有多少？

■ 有无迹象显示不良贮存条件和流通环境影响抽样药品质量？

■ 在边境关卡等特定区域是否有劣质药品？

■ 劣质药品占销售的比例是多少？在特定区域，销售劣药的药店所占比例是多少？

■ 劣质药品的比例和销售劣药药店的比例是否超过了预期水平？

■ 在某一地区，某种药品或某类药品质量是否因为重复多次的随机抽样监测而有所改变？

制定合理的监测目标和监测方案需要初步规划。初步规划时需要考虑到的一些问题举例如下：

■ 目标药物质量信息和已知存在的劣质隐患是什么？

这些信息可以通过科学文献、药品质量警示、或是检索已发表的研究成果（如 PubMed 或谷歌学术搜索）得到。当国家药品管理机构参与药品质量监测时，有必要从检查员、技术顾问、实验室和药物警戒专家处收集信息，与多学科团队合作设计监测方案；与药剂师和其他医护人员共同探讨也有助于优化监测设计。

■ 目标药物的经销/供应系统如何？

不同国家的经销/供应链是有差异的，即使同一国家，不同种类药物的经销/供应链也有可能不同。为了合理设计实验，了解目标药物在监测区域的供应以及药物是如何流通到患者手中是非常重要的。对于目标药物的经销/供应链的掌握能够合理优化抽样地点，以满足监测目标的需求。复杂供应链体系易导致药品质量下降，因此在市场监督活动中应侧重监管复杂供应链体系中药品的质量。国家药品管理机构、卫生部门、省级卫生部门和卫生中心，或其他政府组织能够获取经销/供应链的有关信息。某些经销/供应链信息也可从世界卫生组织（WHO）基本药物和健康产品司的网站获得（http：//www. who. int/medicines/areas/coordination/partnerscoordination/en/）。某些国际非政府组织（NGOs）正在绘制多区域的医药网点地图，并在其网站上公布相关信息，如美国国际人口服务组织（PSI）（http：//www. psi. org/）、针对抗疟药的 ACTWatch（http：//www. actwatch. info/）。对于无证经营网点的监测，有必要进行初步监测，以确定药品监测的具体地点。

■ 与目标药物相关的药品消费行为有哪些？

某些药品监测需要了解不同患者的购买行为和消费需求，他们会去哪些场所购买药品以及选择购买哪些药品。在很多国家，医药市场被细分，针对不同购买能力、不同种族的消费者有不同的药品市场。例如，富人可能去药房或私人诊所，而穷人则去杂货店或街头小贩处购买药品，中等收入人群可能去医院购买药品。同种产品针对不同的市场需求细分成不同的品牌，面向不同的人群销售不同的价格。如需此类信息，则应进行初步的预监测。

■ 目标药物的总体用量是多少？

药物的用量越高，则其相应的劣质药品对病人的影响就越大。因此，在市场监督活动中，应侧重监管用量大的药品。有些国家很难统计获得药品用量的数据，但可通过经销量或者不同疾病控制项目的信息估算而得。

■ 在监测地区有哪些已注册的药品？

注册药品清单可能对监测结果的评估是有用的。这些清单通常可从国家药品管理机构或卫生部及其网站得到。此外，大多数国家在某些情况下会提供未注册药品，如用于公共卫生治疗项目的特定药物或捐赠药品。

■ 目标药品在监测地区或选定网点有哪些品牌？

如果监测目的是获得目标药品的总体质量概况，应该收集尽可能多的厂家生产的药品，并且可能需要在若干地点取样。通常，含有相同活性药物成分且剂型相同的某种药物有多少种品牌在市场出售，其市场份额有多少都很难提前知道。在销售点调研产品清单可能有助于收集所需数据，以更好地规划监测。

为了正确理解和合理阐释监测的结果和结论，应该对药品质量监测的局限性进行解释和说明。

4. 监测的组织和进度

理想情况下，被监测国家的政府部门（卫生部和/或国家药品管理机构）应当参与并在监测实施前批准同意监测计划。监测开始时应对在药品监测中起关键作用的人员（如监测项目主要协调人和各地区或国家的地方协调员），包括负责监督、实验、数据处理和出具报告的人员，明确其职责和任务。应事先确定工作流程和沟通方式。

药品质量监测的主要目的是减少药品对病人的伤害，并提高药品质量标准，用于市场监督或获得新的药品知识。通常，药品质量监测不需要伦理批准，然而涉及流行病学药品的质量监测，可能需要伦理批准。由于不同国家对于伦理许可的要求不同，应在监测前核实所在国关于伦理批准的法律法规。

建议在抽样开始前，与地方协调员举行会议，介绍该项目并商讨监测方案，提供详细的流程，确保监测的连贯性。在数据分析完成后报告发布前，应与利益相关方开会告知监测结果和结论，并协商需采取的解决措施。

抽样的时段很重要，因为季节变化、环境条件可能会影响药品的抽样。在疟疾肆虐的季节更容易出现假冒的抗疟药，农村地区在雨季由于洪水和山体滑坡等原因可能会阻挡人们去药店的路。

启动监测后，政府部门和监测各方对如何有效利用监测结果应当有充分地认识。当涉及伪造药品或过失犯罪需与警察或其他执法机构合作时，各国药品管理机构也应履行相应的药品监管职责。如果国家药品管理机构没有直接组织药品监测，药品质量监测组应将药品质量监测结果预先提供给国家药品管理机构，国家药品管理机构应遵循相应的法律法规对相关药品生产厂家开展监测，适当的时候，应采取必要的监管措施。

应在监测开始时确定报告出版计划，包括应提交同行评审并出版的论文作者以及报告分发的对象列表。对可能被视为机密的数据应采取合适的处理方法。默认状态是应尽可能广泛和公开地发布数据。

监测方案应包括监测活动的计划，以及在规定的时间内负责完成具体事项的人员名单（表 A7.1）。在监测开始之前，有必要做好监测预算。

表 A 7.1 监测活动计划示例

监测活动	时间安排	责任人
抽样地区/区域/国家的选择以及待监测药品的选择		
监测方案的准备		
与被监测国家当局达成协议		
获得伦理委员会对于开展流行病学监测的许可		
检测实验室的选择		
与检测实验室达成共识，对测试协议进行定稿		
与目标区域的地方观察员开会讨论监测方案		
具体抽样计划的准备		
如需要，对于抽样过程中数据收集的程序和要求进行编写和预试		
抽样人员的培训和监督		
样品抽样并运输至检测实验室，保持样品监管可控，排除在运输和转移样品至实验室的过程中样品的损坏		
抽样样品信息数据库（包括剂型、标签和包装说明书的扫描图片或照片）		
样品检测		
结果汇总		
数据分析		
报告起草		
与利益相关方开会讨论结果及所需采取的措施		
报告定稿		
监测结果的公布和发表		

5. 方法学

应根据预定的监测方案开展所有的监测活动。方案的解释不明确或不遵守监测方案，例如：样本量不足、不正确的抽样和/或检测等，可能会导致不正确的监测结果和错误的政策导向。仔细评估方法学和认真对待伦理问题可做好监测准备工作，监测人员应遵守监测方案和监测所在地的伦理标准。

原则上，除了监测背景和对监测目的与范围的解释说明外，监测方案还应包含以下信息。

5.1 抽样区域的选择

除非目标明确指出只针对一个区域，否则抽样应在不同的地理区域进行。由于农村和郊区的情况往往不同，所以样本应在不同地点收集。在选择被监测区域时，根据监测目标可考虑以下因素：

- 人口密度；
- 药物适应症疾病的发病率或患病率；
- 劣质药品的风险水平。例如在以下区域风险可能更高：跨国贸易沿线附近；曾发现过劣质药物的区域；正规医疗服务受限的区域；以及在几乎没有 NMRA 或没有资源监测药物分布的区域。
- 城市化程度；
- 目标区域人口的收入水平；
- 具有复杂分销系统的区域；
- 销售点主要销售未注册和/或非法药品的区域。

根据相同监测方案对几个国家进行抽样，可以更广泛地了解该区域药品的质量，并可在不同国家间进行比较。

抽样地区的遴选需要得到充分合理的解释说明。

5.2 监测药品的选择

可通过各种方式对待监测的药品进行分类，例如：根据其原料药成分、治疗组分类、剂型、配方组成、特定的治疗计划、或标签上注明的制造商或经销商等。如果需要收集常用的药品，可能有必要对寻求治疗方案的行为进行预监测。与国家疾病控制部门等其他机构合作可能有助于确定常用药品。

药品的选择由监测目的和公众健康驱动。选择时应重点关注劣质药品对公众健康的潜在影响。为了优化配置可用资源，监测应侧重于对患者构成最大风险的药物，例如：治疗窗窄，一旦质量不合格就可能导致严重不良后果的药物；或某些特别容易被制成假药的药物类别。因此，有必要对单个药品进行风险评估分析。风险评估要考虑的因素包括：

■ 药品质量问题的发生概率，应考虑：

– 药品生产的复杂程度；

– 药品的稳定性 – 在当地条件下储存、分销和使用时发生质量下降的风险；

– 药品生产企业遵守 GMP 原则的程度；

– 药物分销链的复杂程度，不遵守分销质量管理规范（GDP）原则的可能性，分销和储存期间储存条件不合格的可能性；

■ 患者服用药物及发生潜在不良反应的严重程度，应考虑：

– 暴露人群 – 患者的数量、疗程及药品用量，

– 患者体质 – 治疗人群对药物产生不良反应的敏感性，

– 与给药途径相关的剂型复杂程度，

– 疗效和风险：如安全剂量和副作用风险，治疗失败风险，急性毒性、慢性毒性，及耐药性风险。

应向抽样人员提供待抽样药品的剂型和规格等明确的指导信息。除监测目标需要关注特定的品牌外，如果样品收集地点同一药物存在多个品牌，应向抽样人员提供药品品牌选择的指导意见。

监测药品的抽样数量取决于经费预算和人力资源，同时注意保证监测的可管理性。

5.3 抽样地点的选择

5.3.1 抽样地点的类型

各国的药品销售点类型差异很大，可根据各国药品法规进行分类。为了确保区域和/或国家之间的比较，销售点可以归类为：

■ 公共销售组织（政府）；

■ 正规（有许可的）销售机构，即营利性注册私营组织、及非营利性注册私营组织（非政府组织（NGO））；

■ 非正规（无许可的）机构。

另一个样品收集地点的分类方法是根据其在供应链中的

级别：

■ 一级－进入市场的起点，例如进口商或生产商的仓库、中央药店、NGO 中央药店、采购中心或各类计划药品直供机构、中央批发商和/或分销商；

■ 二级－批发商和/或分销商、药房和其他受监管的零售商、配药机构、医院、保健中心、地区医院、诊所、联合诊所、药品陈列柜（自动贩卖机）、治疗中心、卫生站和社区卫生工作者；

■ 三级－在批准的分销系统之外的非正式销售点，例如售货亭、街头摊贩、杂货店、药店及流动卖家；

■ 四级：虚拟销售点，例如通过互联网销售的药物。

抽样通常应在公共和私营部门以及"非正规市场"中进行，即应包括有许可和无许可的销售点。抽样地点的类型应符合监测目标的要求，并说明选择原因。

在供应链中，接近患者的销售点（2 级和 3 级）收集的样品质量与患者服用的药品质量最接近，但可能容易受到分销和储存条件的影响。当发现药品由于降解而导致不合格时，可随后在第 1 级对该药物进行抽样，以确认该药品在供应链中质量问题的根源。

在进入市场的起点（1 级）收集的样品，与 2 级和 3 级收集的药品相比，受到分销和存储条件的影响较小，因此与患者实际服用的药品质量相差较大。但在该点的抽样能够反映生产企业生产和供应造成的质量问题，如果结果迅速可用，可能更容易采取整改措施，在产品到达患者前及时排除安全隐患。

一旦选定了抽样地点的类型，就需要对采样区域、地区或国家进行定位，并确定监测时实际收集样本的地点（按地址和机构类型）。与国家药品管理机构和相关疾病控制部门合作，掌握目标药物在当地分销和供应链的结构，以及患者在何处获得药物，对于抽样地点类型的选择至关重要。如果监测目标药物需要从流动商贩处收集样本，则可能无法对其"销售区域"进行有效定位，因此有必要进行一个预监测，比如从当地住户处进行了解；另一种方法是列出一份流动商贩获取药品的销售点清单。

5.3.2 抽样设计

可采用多种抽样设计方案，开展抽样地点的选择。抽样设计取决于监测目的、抽样方法的特点所导致的风险和后果，以及可用资源。

5. 3. 2. 1　方便抽样

　　方便抽样是基于监测组织者的判断进行的非随机抽样技术。然而，不能以易于获取或距离较近为原因进行抽样，应制定有效地反映监测目标的相关抽样指导原则。使用方便抽样时，必须报告抽样点的选择依据、类型及该类型药品销售点所占的比例。

　　方便抽样要求简单，由于难以对区域内所有销售点进行完整统计，尤其是无许可或移动的销售点，因此无需提供完整的销售点名单；然而，在上报监测结果时应对上述情况予以关注。这种监测方法主要用于国家药品管理机构市场监管的抽样。为了有效利用资源，国家药品管理机构更关注劣药发现率高的地点。当选定这类销售点作为抽样地点时应进行风险分析，例如药品分销至该销售点的过程、运输条件、药品储存条件和药品的现场销售方式，以及国家药品管理机构对该销售点和销售链的监管。

　　方便抽样的结果不能用于其他区域（即使在同一个国家），也非长期有效。然而，该监测可为监管行动或某一药品质量问题提供必要的证据。一旦方便抽样监测确定某药品存在质量问题，将启动深入监测或监管行动。如需获得更多信息，将采用概率抽样的模式进行后续监测。如果方便抽样监测没有显示药品存在质量问题，需注意这可能是一个假阴性的结果，应在报告和科学论文中着重说明该抽样方法的局限性。

　　尽管有其局限性，方便抽样依然最适合国家药品管理机构确定高风险区域，以便进行下一步监管行动。

　　方便抽样的示例包括在非洲[1,2]和东南亚[3,4]进行的一些监测。

5. 3. 2. 2　简单随机抽样

　　随机抽样是一种概率抽样方法，在样本量足够的情况下，对销售点销售劣质药品的发生率（置信区间）做出可靠评估。随机抽样的样本量计算公式可参见文献[5,6]。随机抽样的缺点是样本量大，需要完整的目标销售点位置列表，以及需要增加人力和时间方面的额外成本。此外，只有当销售点列表及实际抽样与监测主要目的一致时，随机抽样才能产生可靠和有用的信息。例如，当大多数患者是通过公共部门获得某药品时，对私营药店中该药品的质量进行随机监测将没有意义；对于药店销售员不能直接销售给患者的药物，采用公开抽样的随机监测也不会有用。与后续的抽样设计相比，随机抽样是有效的，且可用于对干预措施的预估。

5.3.2.3　分层随机抽样

分层抽样是一种概率抽样技术，先将待监测组中的全部目标（销售点）划分为不同的子组（层或阶层），然后按一定比例从不同的子组中随机选择监测对象。分层抽样可用于调整潜在的组间差异，例如销售量，客户类型，或地域、贸易和社会经济学变量（如农村相对城市，私营销售点相对公共销售点，以及一个地理区域相对另一个地理区域）。分层抽样需要对各层样本量进行计算，按销售点数量比例进行的分层抽样比简单随机抽样更加有效。分层抽样应使用正式的随机数字表或统计软件完成随机化程序。老挝在分层随机监测[7]中已采用了该技术。分层抽样的案例包括尼日利亚[8]和坦桑尼亚[9]进行的一些监测。

5.3.2.4　批质量保证抽样

批质量保证抽样（LQAS）是一种能够替代正式随机抽样的抽样方法，特点是简便、经济、样本量小。该技术可用于判断销售点出现劣质药物的发生率是否超过一定阈值。

LQAS 是在无需检查整批次货物的情况下查明该批货物是否合格的一种抽样方法。因此，LQAS 中的样本量被定义为在每个地点或地区（"批次"）抽取的销售点或药品（"货物"）的数量，其判定结论是唯一的，即该地点或地区是"合格"或"不合格"。设置风险水平，能确保研究人员在对批次内随机抽取的样本进行检查后判断整个批次是否合格。因此，LQAS 中的样本量取决于判定整批样品合格和不合格的限度值和研究人员愿意接受的误差概率。

必须规定可接受的误差概率，即接受"不良"批次的风险（消费者风险）和不接受"良好"批次的风险（供应商风险）。这些风险通常被分别称为 I 类（α）错误和 II 类（β）错误。前者通常设定为 0.05。这意味着如果零假设（该地区出现的销售劣药的销售点比规定值低）为真，那么当劣药销售点数量占地区全部销售点数量不大于 5% 时，可视该地区为合格或未检出。一般来说，I 类错误的设置值比 II 类错误低。

一旦确定阈值和误差概率，就可以确定样本量和判定值。判定值是指该区域被定为不合格所需的劣药销售点的数量。LQAS 仍然需要随机抽样和准备完整的销售点位置列表，且存在不能准确评估发生率的缺点。其优点是所需样本量相对较小。一旦发现的劣药销售点数量超标，即可停止抽样，大大减少了抽样时间和成本。

由于 LQAS 提供的结果仅为合格或不合格，因此如需掌握劣药发生率变化的准确信息，仍需要进行正式随机抽样。当掌握劣药发生率的准确信息时，LQAS 也可作为一种有效监测手段。

几乎没有关于劣药销售点占多少比例为不合格的相关讨论。理想情况下对于劣药销售点应该是零容忍，比如像疟疾、结核病和艾滋病等可能致命的疾病，即使劣药发生率仅为 1%，对个体患者来说也是灾难性的。

多个出版物[10,11]都列举了该方法案例。接收他人生产的产品的接收方所需的批次抽样程序和相关表格可以在国际标准中找到，如 ANSI/ASQ Z1.4 和 Z1.9 或 ISO 2859 和 ISO 3951 系列。[1]

5.3.2.5 哨点现场监测

哨点现场监测用于从始至终对特定地区的药品质量进行监控。关于这些地区是否应该根据潜在的重要变量（如农村对城市，及私营和公共销售点）或抽样设计（方便抽样、随机抽样或 LQAS）进行选择，没有通用规则。这种方法的力量在于允许在一个地方遵循纵向变化，但是应当谨慎地解释来自固定哨点现场监测的数据。哨点现场监测的缺点是店主可能很快意识到他们正在被抽样，并相应地改变他们的行为，从而使数据不再具有代表性。该方法的案例包括湄公河区域开展的监测[12]。

5.4 抽样计划

应在参与监测的每个地区、区域和国家做好抽样计划，抽样计划应符合监测方案的规定要求，并注明以下信息：

■ 抽样地点（包括该地点的设施类型和地址，如有可能可提供全球定位系统坐标（GPS））

■ 待抽样的药品（包括 APIs，剂型，规格，如有必要应提供包装规格）

■ 每件样品的最少抽样量（以最小剂量单位表示）

■ 每种药品所需要抽取的样品件数

■ 相关地区、区域和国家待抽取样品的总件数

抽样计划中还应附有详细的抽样指导说明。抽样计划实例详

1　http：//asq. org/knowledge － center/Z14. Z19/index. html；http：//www. iso. org/iso/home/store/catalogue＿ tc/catalogue ＿ detail. htm？ csnumber ＝ 39991；http：//www. iso. org/iso/home/store/catalogue＿ tc/catalogue＿ detail. htm？ csnumber ＝57490.

见出版的 WHO 监测报告[2]。

5.4.1 抽样量

每种样品的抽样量取决于监测目的、待监测药物品种、测试项目、实验方法和实验资源。为了保护样品的完整性，并避免药品在检验前的质量受损，通常不要打开样品的一级包装和二级包装，检验用样品应从完整、未开封的药品包装中抽取。在抽样计划里通常明确每件药品的最少抽样数量，而所要抽取的药品包装数量取决于包装规格。

药品质量监测在协助国家药品管理机构组织或参与监管行动时，通常会采用药典收载的检测方法。在监测中，参与药品质量控制的 QC 实验室[13]必须遵守实验室质量规范，另外每件样品的取样量需要包含：

■ 开展检验的正常检验量

■ 检验发现不合格后，进行调查和复检的用量

■ 足够的留样量以防日后可能产生的纠纷

为了满足上述要求，每件样品都需要根据药品本身和所需开展的检测项目抽取足够的样品量（比如，片剂 100 片，注射剂安瓶或注射用粉针 40 支），但是在许多经销商处可能很难实现大量的抽样。当隐性买家为了监测购买大量药品时，经销商可能会意识到该买家并非寻常顾客。每种药物的最少抽样量必须得到检测实验室的认可。按照药典程序进行监测的好处是可以直接使用药典收载的质量标准，而缺点是可被监测的品种较少。

监测还可包含一些其他形式的筛查手段，如使用基础的，简单的，非破坏性的测试方法［如拉曼光谱和红外光谱（IR）］或者非标方法（如：非药典方法或未经国家药品管理机构注册审核的检测方法）来鉴别主药成分并估算其含量。这些监测不能作为监管行动的依据，但可以为进一步的监测提供适当的信息。这些筛查手段的优点是所需的样品量很少，当有需要时，再抽取更大的样品量或利用隐性买家方法进行采购；而缺点是当样品数量较少时，无法按药典标准进行检测，例如，利用几片药片只能对该药品的主药成分含量进行估算，而无法按药典标准进行该品种的含量测定。

通过测试药品单个剂量单位以得到其主药成分含量带来的问

2　WHO 药品认证计划，质量监控（http：//www.who.int/prequel/）。

题是，每种药品具体需要测多少份才可达到目的。每个剂量单位之间的差异性可能非常大，特别是质量较差的药品可能尤为严重。药物的各种代表性抽样方法，特别是用于仲裁分析的药物抽样方法已在上述章节介绍。详见联合国毒品和犯罪问题办公室[14]，缉毒分析工作组[15]，欧洲法医科学研究所网站³和其他出版物[16]关于药品抽样方法的介绍。

世卫组织关于药品及相关材料的抽样指导原则[17]中详述了药品验收货物，批放行检测，过程控制，特殊控制，报关检查，假劣药品检查，获取留样所需的抽样程序，这些抽样程序可以确保药监局、药品采购机构、生产企业或客户抽取到的样品是具有代表性的。

5.5　样品抽样

5.5.1　公开抽样法与隐性买家法

采用何种抽样方法取决于监测目的、被监测药品的监管现状，以及对于销售者的了解（例如，药店是否知道销售的是劣药，及对健康、法律和道德意识的认知）。当销售者也急切地想要避免劣质药品且知晓监测目的时，公开抽样便能够得到销售者的配合，收集更多关于劣质药品的资料及风险信息，也能更利于完善药品的供应链。在某些诊所或者公共场所，公开抽样也可能是唯一的选择。

但在监管较薄弱的国家，许多销售商会出售过期或未注册的药品，这些销售商对药品质量监测保持警惕并感到焦虑。如果销售商知道或担心自己的库存中有非法或劣质药品，而怀疑买方为国家药品监管人员时，那么他们提供的样品可能是经调换合格的药品。另一种令人担心的情形是在许多资源匮乏的国家里，医药市场因不同消费能力和种族人群而被严重分割；在同一药店同一品种药品的销售，也会提供给不同层次的消费者不同品牌不同价格的药品。这种情况下就有必要采取隐性买家法[18]，买家的身份和购买目的不能被销售商知道。隐性买家通常需要由本国公民担任，尽管可能存在一些情形，例如移民打工者可能会服用劣质药物，在此不做讨论。住在同一个社区的人作为隐性买家可能不安

3　缴获毒品的定量抽样计算（http：//www.enfsi.eu/documents/enfsi – dwg – calculator – qualitative – sampling – seized – drugs – 2012）

全；反之，在一些偏远的农村地区，当一个外地人想要购买药物时可能也会引起怀疑。隐性买家的安全必须得以保护，因此在开展行动前有必要进行执行隐性买家法的风险评估和给出一些适应当地条件的安全指导。

隐性买家应当在衣着，谈吐和行为上都表现成当地的普通消费者，并采用一种标准化模式进行购买。例如假装是一个患有某种疾病的游客，恰巧需要某种药物。他们还应当提前准备好如何解释他们的真正来意，以便在身份暴露时可以保护自己。

隐性买家需在离开监测地点后，记录每次购买的细节。药品的价格、销售者或供应商的名称、购买现场的温度、及购买现场有多少人、购买时长、隐性买家与销售者之间的互动、购买药品是否顺利等等的一些现场情况都需要被记录下来。收集到的药品应按规定进行标注及保存，例如装在一个标有卖家名称的塑料袋中。

在离开购买地点后，隐性买家应及时向当地的地方观察员简要地汇报情况。地方观察员应将隐性买家所报告的购买情况记录下来，可对记录进行适当翻译。翻译不可逐字直译，应如实反映购买过程记录。翻译稿及原始稿件应由监测组的其他人员仔细校对并妥善保存。

在亚洲开展的一些公开抽样实例[19,20]以及隐性买家法抽样实例详见老挝的国家药品质量监测报告[7]。

5.5.2　抽样人员的抽样指南

每个地区，区域或国家的地方观察员必须安排对抽样人员的培训，以便他们熟悉整个项目，监测方案，抽样计划和样品收集的方法。国家药品监管机构的人员和各国疾病控制机构可为监测方案提供一些有用的见解。抽样人员应掌握药品收集过程中数据收集的程序和要求（如有必要，可对上述内容进行翻译、修订、演练）。以下原则应在抽样指南中详细说明：

■ 必须严格按照抽样计划规定的抽样数量进行抽样。包括所有样品在每个抽样地点的最小抽样量和抽样批数。

■ 抽样的药品应明确其品名、剂型、规格和包装尺寸。当销售商提供多种品牌的某一药品，指南中必须明确抽样人员该如何进行选择。需要注意的是，隐性买家坚持要求购买某个特定品牌或者某种特定药品的行为可能会引起卖家的警惕。但当有证据表明只有某品牌的基本药物是伪造的或不合格时，就只能使用隐性买家法，这种情况下可通过使用含有目标药物的书面处方进行购药，以减少可能引起的怀疑。使用处方购药时，也可见证药店配药过程是否合理、标签说明是否明晰和用药指导是否正确。

■ 同一份样品中的所有药品必须是同一批号。

■ 被抽取的样品不可从直接接触药品包装和小包装中取出（从大型的次级包装中取出是被允许的）。不能打开小玻璃瓶等包装。如果抽样时发现在售药品无包装说明书或装在无标识的塑料袋内（重新分装过的）或没有包装单个剂型单独售卖的情况，都需要记录下来。

■ 理想情况下，所抽药品的有效期应当不低于 6 个月，以便有足够的时间进行检验。然而，过期药物的出现频率也是一个重要的指标，所以一旦发现有过期药品在售也应该记录在案。

■ 被抽样药品的标签和包装说明书应保持完整，不可移除或被破坏。

■ 每份抽样药品都应填写药品抽样记录单（可参见附件1）。药品抽样记录单应记录任何需要记录而又缺失的药品信息和抽样现场所观察到的所有异常情况。

■ 每份抽样药品都必须有唯一的样品编号，样品编号应在药品抽样记录单上体现，且药品的每个最小独立包装上都需要标明样品编号。样品编号必须标示清晰，且不能遮盖药品的基本产品信息。药品抽样记录单和该份样品应一起保存（例如，用来装填抽样药品的带拉链的专用塑料袋或标有样品编号和药品商品名的信封）。对于大型监测，条形码系统可有助于减少错误。

■ 当公开抽样时，如有生产商的出厂检验报告书，应同样品同时收集，与抽样记录单一同保存。

■ 抽样记录单上应记录抽样地点的药品贮存条件（温度，湿度，是否避光和所有观察到的情况）。如抽样地点没有温度控制，在公开抽样时抽样人员可现场测量，而隐性买家可以估计并记录温度。

■ 抽样收集到的药品必须按照产品标签要求的条件贮存和运输。必要时，必须保持冷链运输。样品应避免光照直射、过度的潮湿或干燥。应采取防盗措施，药品保存箱应保存在锁定区域。

■ 应规定抽样的时间周期和样品送达检测实验室的截止日期，并严格执行。

■ 通常抽样人员应支付所抽药品的费用。在确定药品抽样量时，应当也考虑到这一因素。在某些国家，药品监管人员有从市场免费抽样的合法权利。

抽样人员应注意被抽样药品在被抽样单位的库存情况，以及被抽样药品是否存在及时补货的困难，以免影响患者需求。如果抽样后存在药品短缺的风险，则应在监测结束后立即归还抽取的药品；如果某种药品的短缺情况十分严重，则应取消在该销售点的抽样计划。

药品质量监测如需确定已售劣质药品所占比例，必需有销售商提供的销售量数据。当采取隐性买家法时，可在抽样完成后将监测告知销售商，并收集销售量数据。收集药品销售量数据需要得到国家药品监管机构的支持，因为检查人员或当局主管部门能够更好地完成这项工作。

5.6 样品的储存及运输

样品的储存和运输必须按照"WHO 药品和相关材料的抽样指导原则"[17] 第 2.3 段的要求进行。运输应尽可能快速直接，以免损害抽样药品的质量。

■ 样品应保存在原包装中，并按标签规定条件进行储存；应避免冷冻，并在必要时保持冷链。

■ 运输过程中，所有样品应妥善包装以避免破损和污染。应用适当的材料填充包装空隙位置。

■ 对于温度敏感的药物，可在长途运输途中配备温度数据记录仪记录温度，以监控运输过程药物是否保持适宜的温度。

■ 汇总清单，抽样记录单副本，出厂检验报告书副本（如有）应与样品一起运输。

■ 如果抽样人员不直接将样品运送到检测实验室，应通过快递服务发送样品和随附文件。每批货物的文件应清楚地标明，样品仅用于实验室检验，不适用于人或动物，没有商业价值，也不会投放市场。如果实验室所在的国家需要进口样品的许可，该实验室或国家药品监管机构可协助尽快完成通关手续。抽样人员应向检测实验室工作人员提供货物运输信息和快递单号，以便于他们能尽快跟踪货物并及时收货。

■ 抽样记录单副本和出厂检验报告书副本（如有）应当一并发送给监测负责人或监测报告作者。

5.7 检测

5.7.1 检测实验室

只有能够给出可靠测试结果的 QC 实验室才可以参与质量监测。因此应当仔细筛选检测实验室，并符合以下要求：

■ 检测实验室要遵守 WHO 的药品质量控制标准，并且最好是通过 WHO 认证的实验室[4] 或者是能证明其具有同等资质的实验室；

■ 实验室要有能力根据实验方案要求开展实验；

■ 实验室要有能力根据现有预算，在规定期限内完成既定数量的样品测试。

在监测方案、报告和出版物中都应对检测实验室的选择作出相应的解释。监测的样品可能会由一个或者多个实验室进行检测。如果有多个实验室同时参与样品检测，则应该对样品进行区分，所有含有相同原料药的样品应由同一个实验室进行检测。没有功能齐全的质量控制实验室的国家，应考虑与海外实验室进行洽谈合作，并应提前拟定合适的合作协议。

在常规的筛选和协议达成过程中，除了常规要素外（比如截止日期和财务合同），以下这些要素也应该进行详细地阐述。

■ 检测方案中规定的药品及样品数量、检测项目及标准，若有多个实验室参与检测，应提供相应的检测方案给每个检测实验室；

■ 监测过程中实验室的所需承担的责任会在 5.7.4 部分有所说明；

■ 实验室的保密声明；

■ 接受可能发生的实验室审计，和对原始记录及留样的查看权限。

■ 达成协议后，监测负责人应向参与地区、区域或国家的监测观察员告知以下事项。

■ 实验室的名称和地址；

■ 实验室联系人；

■ 每个特定实验室所分配到的检测药品。

通常，只有当含有相同原料药同一剂型的所有样品都被接收

---

4 通过 WHO 认证的实验室名单见 www.who.int/prequal.

到位后，实验室方可开展实验。因此应设定样品送至检测实验室的截止日期并严格遵守这个截止日期。

5.7.2 检测项目

实验室应该依照检测方案对所有接收的样品进行检测。检测方案是监测方案的一部分，并应经过检测实验室的同意。根据监测目的、目标药物和可用资源，实验项目可包括以下内容：

- 样品确认
- 按照完整药典方法或其他类似的方法进行检测
- 进行特殊或特定的检测项目

如果要提供目标药物全面的质量描述，那么原则上，实验应该根据药典通则或药典品种项下的下列检测项目进行：

- 外观，目检
- 鉴别
- 标示原料药的含量测定
- 有关物质
- 固体剂型 – 溶出度或崩解时限，片重差异，含量均匀度，分散片的分散均匀性
- 液体剂型 – pH 值和最低装量
- 注射剂 – 无菌和细菌内毒素检测

当检测项目昂贵又耗时，并需更多剂量单位时，如含量均匀度检测或无菌和细菌内毒素检测，则应该考虑和目标药物和可用的资源的具体情况。仅通过检测并不能确保样品达到了 100% 无菌，在某些情况下，执行遵守 GMP 可能更有效。

应该对每个样品包装，标签和包装宣传册进行目检，来判断其是否可能是假冒伪劣药品（SFFC）。世界卫生协会已经出版了相关目录清单[21]。鉴别假药或劣药的实验室分析并不是一帆风顺的，任何在鉴别中发现的可疑样品，应该与可疑样品标签上生产厂家和厂家所在国家的 NMRA 合作进行进一步的研究。（见 WHO 指导原则中进行此类监测的作业指导[5]）。

标签和包装说明书上的信息同样可以用于质量检查和关键信息的完整性检查，产品是否符合标准以及被采样国家批准的产品信息都可以得到确认。然而，当参与监测方不止一个城市，需要

---

5 "疑似"劣药/假药/伪造标签/伪造的/仿冒药物的检测（QAS/15.634）（草案起草中）

注意药品标签和包装宣传册上提供的信息可能会有不同的要求。

快筛方法并不能对药品质量做整体评价，相较于实验室检测也更容易出现假阴性情况[1]，但是快筛方法能在现场测试更多的样品。实验室应对快筛的结果进行验证，至少对通过初筛的样品进行随机抽样及所有未通过初筛的样品进行检测。

5.7.3 检测方法和标准

应选择能够最有效地服务于监测目标的检测方法和标准。总的来说，当不同生产厂家的样品被收集起来用于质量监测时，其中剂型相同且含有相同原料药的样品需使用相同的检测方法和标准，以便对不同生产厂家的样品进行质量比对。并用此相同的标准来判断监测用的检测样品是否符合规定。需要说明的是，有个别生产厂家可能会使用不同的标准和不同的检测方法来检测他们的产品，通常这些标准和检测方法是经过所在国注册部门认证许可的。当这类药品不符合监测用标准时，并不一定意味着其不符合所在国批准的药品质量标准，这种情况下，必须提醒该药品生产国的药品监管部门，需要更密切地关注这些产品及其注册审批的条件，并进一步同药品生产厂家或者是注册批件持有人进行沟通商议存在问题。

药品质量监测应尽可能选择药典方法和标准。如果质量监测仅限于某一个国家内，则应该选择该国药典；如果涉及到多个国家，则应该选择广为接受的国际药典（例如：英国药典、欧洲药典、国际药典或者美国药典等）。尽管各国药典之间进行了很多的协调同步工作，但是不同国家的药典还是有很多内容不尽相同。当被监测药品在多个国家药典中均有收载时，其检测方法和质量标准一般会各有所不同，其质量控制侧重点也有所不同，应根据监测目的选择合适的检测方法和质量标准。所选测试方法的适用性也应当进行相应的方法确认。

如果待测药品在药典中没有收载或者是收载的品种项下没有所需的检验项目，则可以使用经实验室验证的非标方法。

当仅监测某一厂家生产的药品，在可获得企业标准的情况下则可以使用企业的检测方法和质量标准。检测实验室应对企业标准的适用性进行适当的方法确认。

如果检测的样品被怀疑是假冒伪劣（SFFC）产品，仅使用药典方法进行检测就显得不够充分，需要进行进一步的检测（关于此类研究的指南参见 WHO 指导原则[6])。

一旦确定测试项目、检测方法和质量标准，就可对检测方案进行定稿。对于每一个待检药品，其检测方案应包括检验项目的清单、参考的检验方法以及引用的质量标准。WHO 组织的质量监测检测方案实例可参阅已出版的质量监测报告[7]。

5.7.4 检测实验室的样品受理和检测

当接收样品时，检测实验室应该做到以下几点：

■ 检查每一份样品，确保其标签标识与药品抽样单上的填写信息一致或与检测要求一致；推荐使用电子数据库（如保存药品包装、说明书、药片外观的扫描图片或照片等信息）。

■ 按照产品标签上指示的条件存贮样品，包括遵照任何冷链的要求；

■ 按照检测方案和依照 WHO 药品质量控制实验室管理规范[13]进行质量检测，包括适时对检测方法进行确认，根据实验室标准操作程序将每一个 OOS 结果进行调查并记录在案。假如已确认 OOS 结果，应该将结果通知监测负责人，不得拖延，并将结果和监测报告一并提交；

■ 准备完整的分析检测报告和分析证书，证书内容详见附件 2 分析测试报告和分析测试证书。监测负责人应规定报告输出的格式（如每个样品的测试结果报告书或者整合为表格形式的综合报告书）。

■ 保存样品受理时的随行文件，每份样品的原始记录，根据药品质量监测主办方的留样规定进行留样（合格样品至少留样 6 个月，不合格样品至少留样 1 年或至有效期（按两者中时间长者进行留样）），并按规定将数据文件归档。

6 数据管理和发布

为了得到可靠的药品质量监测结果，应当汇总所有被监测药品的收集信息和检测数据，并将其导入合适的数据库（Excel 或适当的流行病学统计软件），并确保每一样本与所有数据的一致

---

6 "疑似"劣药/假药/伪造标签/伪造的/仿冒药物的检测（QAS/15.634）（草案起草中）

7 开展各类研究使用的调查方案详见 http：//apps. who. int/prequal/

性和安全性。要采取适当的措施避免发生错误。对于大样本量的数据分析要采用统计软件。参与监测的相关人员（例如买方和卖方）也应该且只能用编码的形式录入数据库。

确认的 OOS 结果应立即通报药品质量监测所在国的 NMRAs，NMRAs 应该对相关药品制造商、注册批件持有人和其他相关组织（如药品经销商）展开监测。值得引起注意的是，如果在药品质量监测过程中采用的检测方法和质量标准与药品原有注册标准不同而引起的该药品不符合规定结论，应当有必要采用其自身药品质量标准进行再次检验，应采取适当的措施保证结果的准确性。

一旦形成汇总、评估和总结的药品质量监测报告，应立即向监测国 NMRAs 通报监测结果，这些信息可以警示 NMRAs 和生产厂家。在结果发布之前，应与利益相关方开会沟通药品质量监测过程中发现的质量问题，并商议采取的措施方案。当认为质量结果构成公众健康突发事件，应将药品质量监测结果通报 WHO 快速预警系统。

一份详细的监测报告应该包括所有采集样品的检测结果及解释说明。在附件 3 中有一份监测报告内容的概要示例。药品质量监测报告书中需要重点陈述的内容可参照在已出版的著作[22]。

应尽可能广泛和公开地公布药品质量监测报告。报告应言辞谨慎，以避免尴尬和引起恐慌。谨慎的措辞可以降低一系列风险，如病人停止使用正品药品的风险，公众对政府和医疗卫生体系失去信心的风险等。同时也应考虑对药品生产厂家、供应商和销售商可能造成的潜在利益损害，尽可能避免法律纠纷。

参考文献

［1］Survey of the quality of selected antimalarial medicines circulating in six countries of sub‐Saharan Africa. Geneva：World Health Organization；2011（http：//www. who. int/prequal/info＿applicants/qclabs/monitoring＿documents/WHO＿QAMSA＿report. pdf, accessed 25 November 2015）.

［2］United States Pharmacopeia Drug Quality and Information Program. Survey of the quality of selected antimalarial medicines circulating in Madagascar, Senegal, and Uganda‐November 2009. Rockville（MD）：The United States Pharmacopeial Convention；2010（http：//www. usp. org/worldwide/dqi/resources/technicalReports, accessed 25 November 2015）.

［3］Newton P, Proux S, Green M, Smithuis F, Rozendaal J, Prakongpan S, etal. Fake artesunate in Southeast Asia. Lancet. 2001；357（9272）：1948‐50.

[4] Dondorp AM, Newton PN, Mayxay M, Van Damme W, Smithuis FM, Yeung S, et al. Fake antimalarials in Southeast Asia are a major impediment to malaria control: multinational cross – sectional survey on the prevalence of fake antimalarials. Trop Med Int Health. 2004; 9 (12): 1241 – 6.

[5] Cochran WG. Samplingtechniques, second edition. New York: John Wiley and Sons; 1963.

[6] Yamane T. Statistics: an introductory analysis, second edition. New York: Harper and Row; 1967.

[7] Sengaloundeth S, Green MD, Fernández FM, Manolin O, Phommavong K, Insixieng-may V. A strati ? ed random survey of the proportion of poor – quality oral artesunate sold at medicine outlets in the Lao PDR – implications for therapeutic failure and drug resistance. Malar J. 2009; 8: 172. doi: 10. 1186/1475 – 2875 – 8 – 172.

[8] Onwujekwe O, Kaur H, Dike N, Shu E, Uzochukwu B, Hanson K, et al. Quality of anti – malarial drugs provided by public and private healthcare providers in south – east Nigeria. Malar J. 2009; 8: 22. doi: 10. 1186/1475 – 2875 – 8 – 22.

[9] Kaur H, Goodman C, Thompson E, Thompson KA, Masanja I, Kachur SP, et al. A nationwide survey of the quality of antimalarials in retail outlets in Tanzania. PLoS One. 2008; 3 (10): e3403.

[10] Khojah HMJ, Pallos H, Yoshida N, Akazawa M, Tsuboi H, Kazuko K. The quality of medicines in community pharmacies in Riyadh, Saudi Arabia. A lot quality assur-ance sampling (LQAS) – based survey. Pharmacol Pharm. 2013; 4 (7): 511 – 9. doi: 10. 4236/pp. 2013. 47074.

[11] Lemeshow S, Taber S. Lot quality assurance sampling: single – and double – sam-pling plans. WorldHealth Stat Q. 1991; 44 (3): 115 – 32.

[12] Phanouvong S. Mekong Malaria Initiative. Antimalarial drug quality monitoring and evaluation. Indicators. Rockville (MD): United States Pharmacopeia Drug Quality and Information Program; 2004 (http: //pdf. usaid. gov/pdf_ docs/pnadh147. pdf, accessed 25 November 2015).

[13] Good practices for pharmaceutical quality control laboratories. In: WHO Expert Com-mittee on Speci ? cations for Pharmaceutical Preparations: forty – fourth report. Ge-neva: World Health Organization; 2010: Annex 1 (WHO Technical ReportSeries, No. 957 (http: //www. who. int/prequal/info_ general/documents/TRS957/GPCL _ TRS957_ Annex1. pdf, accessed 25 November 2015).

[14] United Nations Office on Drugs and Crime. Guidelines on representative drug sam-pling for use by national drug analysis laboratories. New York: United Nations; 2009 (http: //www. unodc. org/documents/scienti ? c/Drug_ Sampling. pdf, accessed 25 November 2015).

[15] Scienti ? c working group for the analysis of seized drugs (SWGDRUG). Recom-mendations. United States Department of Justice Drug Enforcement Administration;

2011（http：//www. swgdrug. org/Documents/SWGDRUG% 20Recommendations%
206. pdf，accessed 25 November 2015）.

［16］ Hoffman CG, Frank RS, Hinkley SW. Representative sampling of drug seizures in
multiple containers. ASTM International. 1991；36（2）.

［17］ WHO guidelines for sampling of pharmaceutical products and related materials. In：
WHO Expert Committee on Speci？ cations for Pharmaceutical Preparations：thirty
－ninth report. Geneva：World Health Organization；2005：Annex 4（WHO Techni-
cal Report Series，No. 929）.

［18］ Madden JM, Quick JD, Ross － Degnan D, Ka？ e KK. Undercover careseekers：
Simulated clients in the study of health provider behavior in developing countries.
Soc Sci Med. 1997；45（10）：1465 － 82.

［19］ ACTwatch. Outlet survey. Kingdom of Cambodia. 2011 Survey Report. Washington
（DC）：Population Services International；2011（http：//www. actwatch. info/sites/
default/？ les/content/outlet － reports/ACTwatch% 20Cambodia% 20OS% 20Endline
_ 2011. pdf，accessed 25 November 2015）.

［20］ Survey of the quality of anti － tuberculosis medicines circulating in selected newly in-
dependent states of the former Soviet Union. Geneva：World Health Organization；
2011（http：//www. who. int/prequal/info_ applicants/qclabs/monitoring_ docu-
ments/TBQuality － Survey_ Nov2011. pdf，accessed 25 November 2015）.

［21］ Be aware. Tool for visual inspection of medicines. Ferney Voltaire：World Health
Professions Alliance（http：//www. whpa. org/Toolkit_ BeAware_ Inspection. pdf，
accessed 25 November 2015）.

［22］ Newton PN, Lee SJ, Goodman C, Fernández FM, Yeung S, Phanouvong S, et al.
Guidelines for ？ eld surveys of the quality of medicines：A proposal. PLoS Med.
2009；6（3）：0252 － 0257.

附件1　样品抽样单示例[8]：

监测项目标题

地区/区域/国家：　　　　　　　　　　　　　样品编号：

（地区/区域/国家编码/药品名称缩写/序列号/药品收集日期
/dd/mm/yy）[9]

样品抽样单位/地点：

样品抽样地址（尽可能包含联系电话，传真号码和邮寄地

8　抽样单应随抽取的样品一起保存

9　地区/区域/国家代码：比如对于国别，采用双字母代码；药品缩写；在特定地区/区
域或国家，样品代码可以扩展至采集系统。

址，GPS 定位）：

抽样单位及抽样人：

1.

2.

样品产品名称：

药品活性成分名称（INN）及规格：

药品剂型（片剂、注射剂、注射用粉针，等等）：

药品包装大小、类型及直接接触药品的包装材料：

产品批号：

生产日期：有效期：

当地管理部门名称，药品注册证号：

生产商名称和地址：

抽样量（包括片数/安剖瓶数/瓶数和包装数）：

初始页：

药品名称：样品编号：

批药品收到日期：

抽样点储存条件：

有无环境控制是 □　　　　　　否 □

抽样期间样品存放点的温湿度：

产品贮存地是否适宜，或其他可能相关的异常情况，或相关情况：

抽样日期：

抽样人签字：　　　　　　　　　被抽样单位代表签字：

（只针对公开抽样，可选）

1.

2.

注意：被抽样品必须保证其直接接触药品的包装和小包装完整无损。

附件2 检验报告的内容

- 样品检测实验室名称和地址
- 检测委托方名称和地址
- 检验报告书编号
- 检测实验室样品委托编号和样品抽样编号（样品抽样单和样品包装上注明的样品编号）
- 样品接收日期
- 抽样区域/地区/国家的名称
- 样品名称（标签标注的商品名），剂型，原料药，规格，包装大小（如，一个铝塑包装中片剂数量×小包装铝塑板的数量；安瓿瓶中的药品容量和小包装中安瓿瓶的数量）
- 样品描述（描述产品和其直接接触药品的包装和小包装，直接接触药品的包装材料和类型），在运输过程中有任何不符合要求的操作均应记录。
- 样品批号，有效期，和生产日期
- 样品数量（按最小剂量单位计）
- 药品标签或说明书标明的药品生产商和详细地址
- 包括限度值的样品检测用质量标准
- 含量测定用标准物质（例如国际药典，英国药典或美国药典标准物质或工作对照品）
- 所有检测项目的检测结果；有助于评价和解释结果的所有实验观测结果和量化数据结果，以及下列内容：

    - 含量均匀度实验，提供每个独立单位的检测结果，

    - 溶出度实验，提供每片的检测结果，

    - 含量测定，提供每份供试品的检测结果（通常平行制备3份），平均值和RSD；重测之后的OOS结果，监测报告和重测结果
- 检验结论，是否符合监测提供的标准规定
- 检测完成日期
- 实验室最高管理者或授权人签名

附件3 监测报告综述

术语及缩写

综述

1. 介绍

1.1 背景

1.2 监测目的

2. 方法

2.1 监测起止日期

2.2 监测药物的选择

2.3 药品质量监测地区/区域/国家的选择

2.4 药品抽样设计和抽样地点的选择

2.5 样品收集和运输

2.6 检测实验室

2.7 药品质量检测、检测方法和质量标准

2.8 样品符合标准的规定

3. 结果

3.1 抽样概述

3.1.1 药品

3.1.2 药品生产厂家和批次

3.1.3 抽样地点

3.1.4 样品存储和运输条件

3.2 药品注册状态

3.3 符合标准情形

3.3.1 总体结果

3.3.1 单个产品的特定检测项目结果

4. 讨论

4.1 检测方法和数据质量

4.2 方法学局限性

4.3 结果的解释

4.4 建议

5. 结论

6. 其他信息（利益冲突，经费）

参考资料

附件 – 单个样品详细检测结果表格

附录8　世界卫生组织（WHO）认证工作组与国家监管机构在 WHO 认证药品和疫苗的评估和加快国家注册之间的合作程序

1. 定义

2. 背景信息

3. 合作原则

4. 药品和疫苗国家注册合作步骤

5. 认证后和（或）注册后变更合作机制

6. 认证药品、疫苗和注册产品的撤回、暂停或撤销

参考文献

附件1　国家监管机构参与协议和国家监管机构主审员承诺书

附件2　WHO 认证持有人同意 WHO 根据本程序与国家监管机构秘密共享信息

附件3　对 NRA 评估和加快国家注册的意向表达，NRA 接受和程序备案

附件4　关于根据本程序注册的产品在注册后采取措施的报告

1. 定义

合作程序（程序）[10]

世界卫生组织（WHO）认证工作组（WHO/PQT）与有意向的国家监管机构（NRAs），在 WHO 认证药品和疫苗的评估和加快国家注册之间的合作程序。

参与的机构或 NRAs

NRAs 是指自愿同意执行此合作程序，并接受符合 WHO 认证要求的药品和疫苗注册申请的机构。这些参与机构名单公布在 WHO/PQT 网站（药品网址为 http：//www. who. int/prequal/，疫苗网址为 http：//www. who. int/immunization_ standards/vaccine_ quality/expedited_ review/en/）上。

药品

用于治疗、预防、诊断人的疾病，或用于恢复、调节或改善人的生理功能的已上市或已生产待上市的任何物质或物质组合。

疫苗

疫苗是一种能提高对特定疾病免疫力的生物制剂。疫苗通常含有一种类似于致病微生物的物质，该物质通常由减弱或灭活的微生物、毒素、其表面蛋白质的一种或基因工程材料构成。疫苗能刺激机体免疫系统，将其识别为外来异物，破坏它和"记住"它，这样免疫系统就可以更容易地识别和消灭以后遇到的这些微生物中的任何一种。

2. 背景信息

药品和疫苗（上市许可）注册申请的国家评估是关键的监管流程，该流程能够使 NRAs 对药品与疫苗的质量、安全性和有效

10　1. 世界卫生组织（WHO）药品认证计划与国家药品监管机构在 WHO 认证药品的评估和加快国家注册之间的合作程序见附录 4（WHO 技术报告系列，No. 981, 2013）。

性进行评价并监督。对大多数国家来说，药品和疫苗的注册由两部分工作组成。

■ NRA 通过合规性的检查（主要聚焦药品生产质量管理规范（GMP）和生产现场核查）、产品特性检测（适用时）以及对申请文件的审评。

■ NRA 参考其他国家的 NRA 对产品的评估和检查结果及决定，对于疫苗，还需要通过国家质控实验室的批签发对其进行监督。

药品监管机构基于共同标准的检查和评估结果，做出的监管决定有助于节约监管资源，提高监管决策质量，同时保留 NRAs 独立自主做出监管决定的权力，这反映了各国 NRA 基于国情和立法环境的利益 – 风险判断。参考其他 NRAs 的监管决定，需要建立一个系统，该系统将允许：

■ 确认参考机构的监管决定是基于可接受的标准，明确与监管决定相关的文件，这与该国的监管环境希望依靠外部决定的意愿相关；

■ 确保参考 NRA 做出决定的产品，与待审评的产品相同（见3.2），如果是不同产品，应明确阐述该产品在两个国家监管环境下的差异；

■ 有效地利用现有的科学专业知识、专家和财力等资源，合理确定一个已经过国外机构审批的产品，在指定国家使用时的利益 – 风险状况；

■ 各 NRA 的选择，应能充分利用自身的资源、工作负荷和监管能力。

各 NRA 既可以选择不进行额外技术审评，完全采用参考机构的审评决定，也可以独立地开展部分或全部的数据审核和现场检查。一种务实的做法是确认申请注册的产品是否与通过认证的产品相同（见3.2），只评估该产品在本国使用涉及的问题，以及不符合监管标准可能造成健康风险的领域（如稳定性资料）。在其他领域，可以采用参考机构的结果。

增强各国及时获得通过认证产品的信息，确保各国产品与已通过的认证产品相同，并为各国监管信息的交流提供一种模式。本程序是基于上述考虑制定的。根据药品认证程序[1]和联合国机构采购疫苗的评估程序[2]，本程序旨在提供一个便利的工具，协助 NRAs 利用 WHO/PQT 实施的科学评估工作，加强上市前评估和注册体系。本程序是 WHO/PQT 与 NRAs 关于药品检查合作程序的补充（http：//www. who. int/prequal，"Inspections"）。

合作程序于 2012 年 6 月首次试行，目前用于药品注册（http：//www. who. int/prequal，"Collaborative Registration"）。2007年，另颁布了关于加快国家免疫计划用进口认证疫苗的审核程序，自 2010 年起已在国家注册中实施。但是，本程序不包括与 NRAs 的合作安排。2010 年，WHO/PQT 试行了一项加速注册程序，涉及与 NRAs 分享 WHO/PQT 评估报告信息。

加强 NRAs 和 WHO/PQT 间的协作和信息交换，将使所有合作方获益。根据 WHO 认证（PQ）持有人的有关协议，NRAs 有权获得非公开的评估结果，该评估报告按照 WHO 药品认证程序[1] 和联合国机构采购疫苗的评估程序[2] 的国际标准进行起草。这些报告和 WHO 相关文件有助于 NRAs 做出决定，也有助于对国家监管人员的培训。同时，根据本程序，NRAs 对收到的 WHO/PQT 信息和文件的反馈，也有助于 WHO/PQT 改进工作，并确保其评估结果与 NRAs 相关。因此，患者和疫苗接种者将受益于药品和疫苗合作程序，可更快地获得符合联合国（UN）机构采购原则的产品。在紧急情况下，对药品和疫苗实施合作注册程序可能更具有特别的价值。

依靠现有资源，合作机构有机会参与 WHO/PQT 组织的评估和检查工作。

通过在相关国家更快更好、协调一致的批准程序，认证药品和疫苗生产企业也从上述合作程序中受益。当 WHO/PQT 与 NRAs 合作开展检查活动时，上述程序还可以减轻国家检查机构对生产企业检查带来的负担。

3. 合作原则

3.1　本合作程序适用于：

■ 根据官网 www. who. int/prequal（"Information for applicants"）公布的程序和标准，经 WHO/PQT 评估和检查，并符合联合国机构采购原则的药品，可在 www. who. int/prequa 查阅 WHO 认证药

品目录。本程序不适用基于严格监管部门（SRAs）[11] 批准的认证药品。对于此类产品，评估的主要部分已由 SRAs 执行，WHO/PQT 没有可共享的评估和核查报告。

- 根据官网 http：//www. who. int/immunization_ standards/vaccine_ quality /pq_ system/en/的程序和标准，经 WHO/PQT 评估和检查，并符合联合国机构采购原则的疫苗，可在 http：//www. who. int/immunization_ standards /vaccine_ quality/PQ_ vaccine_ list_ en/en/ 查阅 *WHO* 认证疫苗目录。本程序适用于成功通过认证标准或简化流程的疫苗：http：//www. who. int/immunization_ standards/vaccine_ quality/pq_ revision2010/en/

虽然本程序主要用于加快认证多来源（仿制）药品的审评和注册，但也适用于已向 WHO/PQT 提交临床前和临床数据，证明其安全性和有效性的所有药品和疫苗。

本程序有三个主要利益相关方：WHO/PQT、有意向的 NRAs，以及同意将本程序用于 WHO 认证产品向 NRA 进行国家注册申请的 WHO PQ 持有人或申请人[12]。

3.2 WHO/PQT 和参与机构接受相同药品或疫苗的申请。在本程序范围内，相同药品或疫苗的是指：

- 相同的产品档案[13]；
- 相同的生产链、工艺、物料控制和成品，对于疫苗，也应有相同的批签发方案；
- 相同的原料药和制剂质量标准；
- 相同的产品信息等基本要素[14]，对于疫苗，应有相同的产品信息、包装说明和标签。

---

11 按照关于获得严格监管机构批准的药物制剂成品提交认证文件的指导原则，通过认证的产品目录。见 WHO 药品标准专家委员会：48 次报告。日内瓦：世界卫生组织；2014：附录 5（WHO 技术报告系列，No. 986）。

12 如果国家注册申请人与 WHO PQ 持有人不同，WHO PQ 持有人必须通过授权书（附件 3 A 所附的模板）向 NRA 和 WHO/PQT 确认申请人为其代理，或获得授权，且同意在相关国家进行本程序的申请。

13 按照 WHO/PQT 的要求，通用技术文件（CTD）为申请文件的标准格式。特殊情况下，可以根据特定国家或 WHO 要求对资料进行不同的组织；但是，档案中包含的技术资料必须相同。当不同国家对数据管理有差异，或者 NRAs 有特殊要求，可以提供额外的技术资料（例如：与特定国家参比制剂的生物等效性数据）。

14 产品信息的基本要素包括特定的适应证、禁忌、剂量、特别警告和使用注意事项、不良反应、储存条件、包装及货架期。其中，商标的名称、申请人或认证持有人的姓名、语言、产品信息的格式和细节层次、内包装和外包装的标签等方面的差异，就本程序而言不被认为是必要的。只要信息内容与 WHO/PQT 批准的内容相同，产品信息的语言可能会有所不同。

3.3　经 WHO PQ 持有人同意，在适当的保密义务和使用限制（见下文）下，WHO/PQT 与参与机构共享认证评估和检查的全部结果，包括最终的评估和检查报告，如果相关，也可以共享实验室检测结果。

关于评估和检查结果及实验室检测结果的共享，只有 WHO PQ 持有人和 WHO 拥有的资料才能共享。任何其他资料（如与原料药主文件相关的保密部分）的共享需要有相关资料所有者签订补充协议。

3.4　就本合作程序而言，参与机构接受产品的资料和报告，其格式由 WHO 按照药品认证程序[1]和联合国机构采购疫苗的评估程序[2]规定。但应该注意的是，参与机构可能要求申请人遵守当地监管审评的具体要求。各参与机构应对此类具体要求应公开。

3.5　申请人持续按照标准国家程序向参与机构支付费用。类似地，如果需要，实验室检测用样品的生产企业也持续按照国家立法部门和（或）NRA 规定的标准程序进行付费。建议参与机构不进行实验室注册检验。认证评估或检查期间组织的实验室检测结果，将包含在可供参与机构审评的信息中。

3.6　与附件 1 A 部分和附件 3 B 部分条款相同，参与机构致力于：

■ 对 WHO/PQT 依照本程序提供的任何信息和文件按照附件 1 A 部分条款进行保密，且只允许下列人员[15]访问这些信息和文件：

－需要了解该产品在该国进行产品评估和加快注册信息的人员，以及那些从事注册后流程的人员；

－签署信息和文件保密承诺的人员，这些信息和文件保密的严格程度不低于附件 1 A 收载的内容；

■ 对认证产品的注册申请受理后，在 90 个自然日[16]的时限内[17]作出审评决定（批准或不批准）。如果申请人在无正当理由的情

15　包括 NRA 内部的主审员以及能访问 WHO/PQT 提供的任何信息和文件的所有其他人。

16　在收到认证产品的保密信息和文件后，参与机构应尽早签发其国家监管决定。虽然本程序规定了 90 天的时限，但通常应在 60 天内作出决定。如果技术或决策会议的预定日期不允许参与机构在 60 天内发布决定，则此期限最多可延长至 90 天。如果参与机构在 90 天内没有发布自己的决定，且没有向 WHO/PQT 说明正当的延迟原因，WHO/PQT 将会与 NRA 负责人联络并了解情况。应尽可能缩短时间，以便在紧急情况下使用所需的产品。

17　受理时间从收到根据本程序提出的有效注册申请和获得保密信息访问权（以较晚者为准）后开始，一直持续到注册决定之日。受理时间不包括申请人完成文件缺失部分、提供补充数据或回复 NRAs 提出疑问的时间。

况下，提交补充资料或数据、或对 NRA 提出的其他疑问作出答复的时间超限，或者申请人未、能向 NRA 提供必要的信息和合作，NRA 有权终止快速程序并转到正常注册流程。当终止快速流程时，通过附件 3 C 通知申请人和 WHO/PQT。

各参与机构通过签订附件 1 A 所述的协议，以书面形式向 WHO/PQT 提供承诺，并对寻求合作的药品或疫苗的承诺进行再确认（见附件 3 B）。

每个参与 NRA 最多指定三个主审员并规定其责任范围（检查、药品评估和疫苗评估），这些主审员可以访问受限访问网站，WHO/PQT 将会通过这些网站发送所有保密信息和文件。根据 NRA 向 WHO/PQT 提出的合理请求，可增加联络人数量。

NRA 指定的主审员在获准访问受限访问网站之前，必须签署附件 1 B 的承诺书。主审员的任何变更必须以书面形式及时通知 WHO/PQT，且新的主审员也必须签署承诺书（见附件 1 B）。

3.7 对于某个国家，是否批准注册一个产品，是每个参与机构的特权和责任。因此，参与机构可以得出与 WHO/PQT 不同的结论。参与机构在 30 个自然日内作出自己的决定，并向 WHO/PQT 报告这一决定，同时告知申请提交和注册的日期，如果该决定与 WHO/PQT 的认证决定有任何差异，应向 WHO/PQT 报告产生该偏差[18]或终止该程序的原因。可通过受限访问网站填写附件 3 C 部分的表格来完成上述工作。NRA 给申请人提供一份完整的表格复印件或信息。

3.8 WHO 认证（WHO PQ）持有人/申请人通过附件 3 A 向参与 NRA 提交自愿参加的意向。对于每一个产品，参与意味着 WHO 认证持有人/申请人接受本程序的条款，包括 WHO/PQT 和 NRA 之间保密信息和文件的交换（见附件 2）。

WHO PQ 持有人/申请人可以随时终止参与本程序，只要他/她将终止决定书面通知 WHO/PQT 和参与 NRAs。在这种情况下，NRA 将按照参与协议条款终止各产品信息的披露和使用（见附件 1）。

3.9 NRAs 和 WHO/PQT 对变更的要求和程序可能有差异

---

18 偏差是指不批准 WHO 认证产品的注册申请，或虽然批准，但在适应症、禁忌证、剂量、特别警告和注意事项、药物不良反应、贮存条件及货架期等方面存在差异。商标的名称、申请人或认证持有人的姓名、产品信息的格式、产品信息的细节层次、内外包装的标签及产品信息的语言等方面的差异，不是与认证结论的偏差。

（见 WHO 指导原则[3]）。本合作程序中的变更程序（见第 5 节）旨在促进 WHO/PQT 与参与机构对变更管理的一致性。有些情况下，WHO 认证产品生产商向参与机构提交了变更申请，但未向WHO/PQT 提交，反之亦然。在这种情况下，最初与 WHO PQ 决定"协调一致"的国家注册条件可能会在产品的生命周期内变得非常不同。这时参与国家注册和采购的药品不再与 WHO 认证药品相同，因为该产品的质量标准、生产场所和（或）其他基本参数不再与 WHO/PQT 受理时相同。希望 WHO PQ 持有人/申请人和 NRAs 将上述差异以及产生差异的原因告知 WHO/PQT，如果由于变更不一致，国家注册的产品与 WHO 认证产品不再是同一产品。

因此，申请人需要在 WHO/PQT 接受变更后，将符合国家监管要求的变更立即提交给参与机构，最迟要在 30 个自然日内提供。WHO/PQT 将通过受限访问网站将此类产品认证状态的变更信息，通知已注册该认证产品的 NRA。应鼓励参与机构认可WHO 为拟在各国注册批准的认证产品的变更审评结论。

如果因国家变更管理程序导致国家注册产品不再与 WHO 认证产品相同（见 3.2），或因国家注册产品的变更未遵循 WHO 认证产品的变更要求（如果特定变更符合国家监管要求），参与机构应通过提交附件 4 中的表格，报告 WHO 相关情况，并明确指出差异。向 WHO/PQT 报告变更结果的最后期限是在 WHO/PQT通知 NRA 后 30 天。在信息共享 30 天后，由 WHO/PQT 批准的变更，除非 NRA 另行通知 WHO/PQT，否则 WHO/PQT 将视为无异议。对于其他根据本程序注册 WHO 认证产品的所在国家的 NRA，应通过受限访问网站了解此类变更信息。此外，如果 WHO 认证产品已根据本程序在一个国家注册的信息已经公开，则任何后续的变更也应公开。

3.10 如果认证产品被 WHO PQ 持有人撤回或被 WHO/PQT暂停或撤销，WHO/PQT 将通过受限访问网站，根据在附件 1A 的保密义务，通知所有已批准或正在审核该产品的参与机构，根据本合作程序撤回、暂停或撤销，并告知采取此措施的原因。同样地，无论出于什么原因，当 NRA 注销或暂停认证药品或疫苗注册时，NRA 应通过受限访问网站通知 WHO/PQT 该决定，并告知做出该决定的原因。其他根据本程序注册了 WHO 认证产品的参与 NRA，应通过受限访问网站了解此类国家注销或暂停注册。此外，如果 WHO 认证产品已根据本程序在一个国家注册的信息已经公开，则任何后续的注销或暂停也应在 WHO/PQT 网站上公开。

3.11 参与本程序并不能免除国家注册申请人和国家注册持有人各自的国家监管要求。参与机构有权评估提交的数据，并在其认为适当的范围内组织现场检查。WHO 鼓励 NRA 不对全面评估过的数据进行重复评估，而是将重点放在数据核实上，以确保提交注册的产品与通过认证的产品相同。强烈建议不要重新检查已由 WHO/PQT 检查组或 WHO 认可的 NRA 检查过的场所，因为对这些场所的检查就像对待疫苗生产场所进行检查那样严格。

3.12 WHO/PQT、WHO PQ 持有人/申请人和 NRAs 之间共享与本程序相关的信息，并通过附件 1、附件 2、附件 3 和附件 4 管理。填写完整的附件 1 和附件 2 必须提交给 WHO/PQT，内容不得有任何变化。附件 3 和附件 4 的条款可以通过提供相同信息的其他方式来代替。

4. 药品和疫苗国家注册合作步骤

4.1 申请人向参与合作的 NRA 机构提交 WHO 认证药品或疫苗的产品资料。应及时更新资料的技术部分，以反映在最初的认证过程、连续变更过程和再认证过程（如适用）中由 WHO/PQT 批准的数据。申请人必须向参与机构提供：

■ 符合国家要求的申请材料，包括与 WHO/PQT 批准的相同的技术资料。在某种程度上，国家监管要求允许文件的技术部分与 WHO/PQT 文件[19]的当前版本相同；

　■ 参与意愿（见附件 3 A 部分）；

　■ 根据特定国家具体要求提供资料和样品；

　■ 按照要求支付 NRA 所需的费用。

为尽量减少 NRA 的工作负荷并加快该进程，申请人应确保在提交国家注册申请前，按照本程序（附件 3 A 部分）向 NRA 和 WHO/PQT 表达参与意愿。如果 NRAs 同意，不仅提交的资料

19　10 如果疫苗通过"有资格的 NRA 上市/许可的疫苗简化程序"获得认证（定义见联合国机构采购疫苗原则程序。参见 WHO 生物标准化专家委员会第 61 次报告。日内瓦：世界卫生组织；2013：附录 6（WHO 技术报告系列，No. 978））。提交的资料应反映提交给 NRA 上市许可的基本信息，以及向 WHO 提交的附加资料。

的技术内容应相同，而且提交资料的格式也应严格遵循提交给WHO/PQT的通用技术文件（CTD）格式。对于疫苗，也可采用产品综述文件格式。

如果申请人希望将本程序应用于NRA已暂停的申请，申请人应首先更新资料，确保文件的技术部分与WHO/PQT批准的技术部分内容相同。

4.2 WHO PQ持有人/申请人通过提供填写完整的附件3 A复印件的方式，告知WHO/PQT根据本程序提交给参与NRA的每个申请。与此同时，WHO PQ持有人应向WHO提供书面同意书，同意WHO/PQT将有保密要求的产品相关信息提交给有关国家的NRA（见附件2）。

4.3 参与合作的NRA应告知WHO/PQT和各自申请人（附件3 B部分），其决定接受或拒绝纳入本程序的每个申请。各NRA有权决定是否将本程序应用于提交的每个申请。本程序仅适用于NRA完全接受全部合作程序的申请。

4.4 在收到WHO PQ持有人同意书后30个自然日内，WHO/PQT与参与机构通过受限访问网站，共享最新的产品信息及评估、检查和实验室检测结果。此信息受保密义务和使用限制约束，可能包括评估报告、变更评估报告（如适用）、最近一次检查的检查报告、认证或再认证信函及实验室检测结果（如适用）。应参与机构要求，WHO/PQT可提供解释和（或）更详细的信息。如果NRAs有重大关切或有影响认证药品或疫苗在其国家注册的问题，最好在监管时间第一天起的60个自然日内，将问题发送给WHO/PQT。WHO/PQT将与相关方合作促进问题解决。

4.5 在收到WHO/PQT的信息和文件后，参与机构将对有关产品进行加速评估。对于每项申请，参与机构必须在受理[20]后90个自然日内发布相关的国家决定。在做出决定后30天内，参与机构报告该决定，并注明提交日期、注册日期和非监管时间（如适用）。参与机构还应通过受限访问网站向WHO/PQ报告与认证结论不一致的任何差异及产生的原因，或者，如果已经决定终止某产品的注册程序，应报告终止的原因。本报告使用附件3 C部分向WHO/PQT报告，并将复印件提供给申请人。WHO/PQT在其公共网站上公布参与合作的NRA根据本程序注册的药品和疫苗名单。药品和疫苗的国家注册合作步骤概述见

---

20 11 见脚注7。

图 A8.1。

图 A　8.1 合作程序的主要步骤流程图

NRA 向 WHO/PQT 确认愿意参与本程序，并指定主审员使用受限访问网站。NRA 签署协议（附件 1 A）并提交给 WHO/PQT。指定的主审员使用受限访问网站填写承诺书并提交给 WHO/PQT，承诺书见附件 1 B 部分。

附件 1 A 部分和附件 1 B 部分

↓

WHO/PQT 在其公共网站上公布参与合作的 NRAs 名单。

注册流程

申请人向参与机构提交 WHO 认证药品或疫苗的国家注册申请，并通过填写意向书（见附件 3 A 部分）的方式通知当局愿意参加下列程序。如果国家注册申请人与 WHO PQ 持有人不同，WHO PQ 持有人必须通过授权书（见附录附件 3 A 所附模板）向 NRA 和 WHO/PQT 确认申请人是其代理，或获得 WHO PQ 持有人的授权，且 WHO PQ 持有人同意在相关国家按合作程序进行申请。

附件 3 A 部分

WHO PQ 持有人/申请人通知 WHO/PQT 已向 NRA 提交申请（通过提供已填写的附件 3 A 的复印件），对于每个产品和每个注册国家，在保密范围内，向 WHO/PQT 提供书面同意书，同意与参与机构共享与产品相关的信息和文件，WHO PQ 持有人填写并签署同意书（格式见附件 2）后提交给 WHO/PQT。

附件 2

↓

参与机构通知 WHO/PQT 和申请人同意将本程序应用于产品注册申请，前提是申请被完全接受，否则通过填写和签署附件 3 B 拒绝申请。

附件 3 B 部分

↓

在收到 WHO PQ 持有人知情同意书 30 个自然日内，WHO/PQT 通过受限访问网站向参与机构提供与产品相关的信息和文件，如果要求，还可以提供其他说明，但 WHO/PQT 和 NRA 之间的信息共享应遵守保密义务和使用限制。

↓

参与机构根据 WHO/PQT 和申请人提供的产品信息和文件，自行决定国家注册的结论，并且在受理[21]后 90 个自然日内对注册作出决定。

↓

在作出决定 30 个自然日内，参与机构通知 WHO/PQT 和申请人注册决定，同时给出提交日期和注册日期。如适用，通过受限访问网站报送与 WHO PQ 结论不一致的差异及产生的原因。本报告通过填写附件 3 C 部分向 WHO/PQT 提交。

附件 3 C 部分

↓

WHO/PQT 根据本程序在其公共网站上公布在参与合作的 NRAs 注册的药品名单。

注册流程

WHO PQ 持有人/申请人最迟应在 WHO/PQT 接受变更后 30 个自然日内，向参与机构提交符合国家监管要求的变更。如果监管措施被认为是合理的，WHO/PQT 会通过受到上述保密义务和使用限制的受限访问网站，将变更评估报告和认证后的检查报告及认为与之有关的任何相关信息迅速提供给有关参与机构。如果因国家变更程序导致国家注册产品不再与 WHO 认证产品相同（见 3.2），或因国家注册产品的变更未遵循 WHO 认证产品相同的变更，参与机构应在 30 个自然日内通过提交附件 4 的表格，获取 WHO/PQT 信息和文件，向 WHO 通报有关情况，明确说明偏差的情况。其他根据本程序注册了 WHO 认证产品的参与 NRA，应通过受限访问网站了解此类偏差。

附件 4

↓

WHO/PQT 通过受到上述保密义务和使用限制的受限访问网站，通知参与机构关于撤回、暂停或从列表中删除一个认证药品或疫苗的有关情况。参与机构通过受限访问网站，通知 WHO/PQT 该国注销或暂停（任何原因）认证药品或疫苗的情况及原因。其他根据本程序注册了 WHO 认证产品的参与 NRA，应通过受限访问网站了解此类国家撤销或暂停注册的信息。

附件 4

21　见脚注 7。

↓

> WHO/PQT 会从符合本程序的列表中删除一个产品：
> · 当国家注册产品与 WHO 认证产品不同（见 3.2），或
> · 当 NRA 注销了一个 WHO 认证产品，或
> · 当 WHO/PQT 从列表中删除了一个 WHO 认证产品。
> WHO/PQT 也会公布从列表中删除的原因。

5. 认证后和（或）注册后变更合作机制

5.1　对于提交给 WHO/PQT 的认证后的变更，应在 WHO/PQT 接受变更后最迟 30 个自然日内，提交给各相关的参与机构接受审评，不得延误。提交给 NRAs 的变更应遵守国家监管要求。变更申请人应告知参与机构，WHO/PQT 正受理相同的变更申请。

5.2　WHO/PQT 根据上述的保密义务和使用限制，通过受限访问网站，及时与相关参与机构共享变更评估报告和认证后的检查报告（如果适用）。在任何情况下，包括根据 WHO/PQT 变更程序[3] 属于"备案"管理的变更，均需要监管机构的审批（如涉及产品的质量、安全性、有效性或患者信息资料等方面）。

在从 WHO/PQT 获得信息和文件的 30 日内，各参与机构应通过受限访问网站告知 WHO/PQT，WHO 认证产品的更变是否符合在该国注册的同品中的同样变更的管理要求，如果不符合，请告知不符合的程度。在上述情形下，在该国注册产品便不再与 WHO 认证产品相同（见 3.2）。WHO/PQT 认为，由 WHO 批准的变更，在信息共享后 30 天内后若无异议，将视作被 NRA 接受，除非 NRA 另行通知 WHO/PQT。

5.3　如果因注册国的变更程序的原因，与提交给 WHO/PQT 的变更无关的变更，导致国家注册产品不再与 WHO 认证产品相同（见 3.2），参与机构应在 30 日内告知 WHO/PQT 该国变更程序涉及的品种和审评结果。

5.4　上述 5.2 和 5.3 的变更可能包括原料药或起始物料、生产场所、生产工艺、产品质量标准、检测方法、贮存条件、货架期、包装材料、适应症、禁忌症、剂量、特别警告和使用注意事项及不良反应等方面的变化。商标名称、申请人或 WHO PQ 持有人姓名、产品信息格式、产品信息细节层次、内包装和外包装标签及产品信息语言等方面的差异，并不认为是与药品认证结论不

一致的偏差。

5.5 如果由于国家变更程序的原因，导致注册产品不再与 WHO 认证产品相同（见 3.2），或 WHO 认证产品的变更未遵循该国注册产品的变更要求，导致认证产品与国家注册产品不再相同，WHO PQ 持有人应告知 WHO/PQT 该产品的变化和原因。

5.6 如果国家注册产品不再与 WHO 认证产品相同（见 3.2），WHO/PQT 将根据本程序，从目录中删除这一产品。

6. 认证药品、疫苗和注册产品的撤回、暂停或撤销

6.1 当 WHO 认证产品被 WHO PQ 持有人撤回，或产品被 WHO/PQT 暂停或撤销，相应地，WHO/PQT 将根据上述保密义务和使用限制，及时通过受限访问网站通知相关的参与机构，并在需要时提供原因说明。

6.2 无论任何原因，当参与合作的 NRA 注销或暂停认证药品或疫苗的注册时，该机构应通过受限访问网站通知 WHO/PQT 这一决定（连同原因说明）。当涉及产品的质量、安全性或有效性时，应在 30 日内及时提供相关信息。在对 WHO 认证产品注册作出注销或暂停决定之前，鼓励参与机构与 WHO/PQT 进行协商。

6.3 当 WHO 认证产品在国家层面被注销或被 WHO/PQT 撤销时，WHO/PQT 会相应调整该产品在网站上的相关信息。

参考文献

［1］Procedure for prequalification of pharmaceutical products. In：WHO Expert Committee on Specifications for Pharmaceutical Preparations：forty – fifth report. Geneva：World Health Organization；2011：Annex 10（WHO Technical Report Series，No. 961）.

［2］Procedure for assessing the acceptability, in principle, of vaccines, for purchase by United Nations agencies. In：WHO Expert Committee on Biological Standardization：sixty – first report. Geneva：World Health Organization；2013：Annex 6（WHO Technical Report Series，No. 978）.

［3］For pharmaceutical products：WHO guidelines on variations to a prequalified product. In：WHO Expert Committee on Specifications for Pharmaceutical Preparations：forty – seventh report. Geneva：World Health Organization；2013：Annex 3（WHO Technical Report Series，No. 981），（and any updates thereto）. Forvaccines：http：//

www. who. int/immunization_ standards/vaccine_ quality/variations_ pq_ vaccine/ en/（and any updates thereto）.

附件1 国家监管机构参与协议和国家监管机构主审员承诺书

附件1 A 部分

同意参与世界卫生组织（以下简称"WHO"）认证工作组（以下简称"WHO/PQT"）与国家监管机构（以下简称"NRAs"）在 WHO 认证药品和疫苗评估和加快国家注册之间的合作程序。

NRA 详细信息

NRA 名称：＿＿＿＿＿＿＿＿

邮政地址：＿＿＿＿＿＿＿＿

国　　别：＿＿＿＿＿＿＿＿

电话号码（包括区号）：＿＿＿＿＿＿＿＿

电子邮箱（请注明适当的联系方式，以便列入 WHO 网站上保存的参与 NRA 名单中）：＿＿＿＿＿＿＿＿

协议范围

特定的 WHO 认证药品或疫苗国家注册的申请人（以下简称"申请人"）可以根据"WHO/PQT 与 NRAs 在 WHO 认证药品或疫苗评估和加快国家注册之间的合作程序"（以下简称"程序"）[22]，向所在国的 NRA 表达对该产品采用评估和加快注册程序的意愿。

根据本程序（通过受限访问网站，将本程序附件3 B 部分提交给 WHO/PQT），经 NRA 同意后开展评估并考虑加快产品注册，NRA 据此确认与 WHO/PQT 及该产品注册申请人合作，按照程序条款对该产品进行注册审批。

信息保密

根据程序，WHO/PQT 提供给 NRA 的任何与产品相关的信息和文件，可能包括但不限于：

■ WHO/PQT 全面评估和检查结果（报告），如果相关，还包

---

[22] 如果国家注册申请人与 WHO 认证持（PQ）有人不同，WHO PQ 持有人必须通过授权书（根据本附录附件3 A 部分所附的模板）向 NRA 和 WHO/PQT 确认申请人是代理，或是根据 WHO PQ 持有人授权，且 WHO PQ 持有人同意在相关国家按程序进行申请。

括实验室检测结果；

■ 变更（定义见 WHO 指南[23]）资料和文件及 WHO/PQT 或 NRAs 对产品认证后采取任何措施的资料和文件；

■ 所有这些数据、报告、资料和文件，以下简称为"信息"。

关于共享评估、检查和实验室检测结果，只有 WHO 认证（以下简称"PQ"）持有人和 WHO/PQT 拥有的资料才能被共享。任何其他资料的共享需要有有关资料所有者的补充协议。

只有在相关国家对产品进行评估和加快注册，以及按照本程序开展注册后的监管时，WHO/PQT 才同意通过受限访问网站将此类信息提供给 NRA。NRA 同意对 WHO/PQT 提供的上述任何信息严格保密，这些信息专属于 WHO/PQT、WHO PQ 持有人/申请人和（或）与 WHO/PQT 和（或）与 WHO PQ 持有人/申请人合作的各方。NRA 同意只在上述工作中使用这些信息，不作他用。因此，NRA 承诺对从 WHO/PQT 接收的信息严格保密，并采取一切合理措施确保：

■ 从 WHO/PQT 接收的信息除了用于上述目的外，不得用于其他任何用途；

■ 这些信息只能透露给从事上述工作需要了解该信息的人，并受保密承诺约束，这些信息和文件的保密严格程度不低于本程序所含的信息和文件。

NRA 保证并声明，有足够的程序确保遵循上述义务。

本程序所包含的保密义务和使用限制不得在目的完成后终止。

当 NRA 能够明确证明属于下列情形时，本程序所包含的保密义务和使用限制不适用于下列信息：

■ WHO/PQT 根据本程序向 NRA 披露时，属于公共领域或公共知识主体；或

■ 非 NRA 过错，成为公共领域或公共知识主体的一部分；或

■ 法律要求进行披露时，NRA 有义务将此类事情立即书面通知 WHO/PQT 和申请人，给 WHO/PQT 和（或）申请人提供足够的机会去应对此类披露或要求保密处理（但前提是，本程序所包含

23　对于药品：关于认证产品变更的 WHO 指南见：WHO 药品标准专家委员会，47 次报告。日内瓦：世界卫生组织；2013：附录 3（WHO 技术报告系列，No. 981）。对于疫苗：http：//www. who. int/immunization_ standards/vaccine_ quality/variations_ pq_ vaccine/ en/（及其更新版本）。

的任何内容，不得解释为放弃由 WHO/PQT 享有的特权和豁免权和（或）将 WHO/PQT 提交到任何国家法院管辖）。

上述工作完成后，NRA 应停止使用并不再使用根据本程序向其披露的所有信息，并立即销毁从 WHO/PQT 接收的所有有形或无形的信息，但 NRA 可根据其既定的存档程序保留资料的副本，但应始终遵守上述保密义务和使用限制。当出现下述情况时，每个产品的上述目的应视为完成：

- WHO 认证持有人/申请人停止特定产品参与本程序；
- 产品被 NRA 注销和（或）被 WHO/ PQT 从名单中移除。

当 NRA 终止参与本程序时，NRA 主审员访问受限访问网站的权利将自动终止。当 NRA 主审员被新的主审员取代或者不再是 NRA 雇员时，该人对受限访问网站的访问也将自动终止。

NRA 同意，除用于上述工作目的外，其无权使用或获取该信息，不得通过暗示或其他方式将本程序中的任何内容授权 NRA 使用。

审评时限

根据本程序，关于 NRA 接受评估和考虑加快注册的每个产品，NRA 承诺遵守本程序条款，包括但不限于下列处理每个申请的时间表：

- 在获得下列数据访问权限（通过受限访问网站）后 90 个自然日[24]内：

    – WHO PQ 持有人拥有的，提交给 WHO/PQT 的产品认证资料；

    – 完整的 WHO/PQT 评估和检查结果（报告），NRA 承诺将对该产品的国家注册作出决定；

- 在 NRA 对产品的国家注册作出决定的 30 个工作日内，NRA 承诺向 WHO/PQT 通知这一决定，并告知与 WHO 认证结论是否有任何差异（如有差异应报告原因），通过受限访问网站填写并提交本程序附件 3 C，向 WHO/PQT 报告有关信息；

- 如果因国家变更程序，导致国家注册产品不再与 WHO 认证

24　监管时间从收到根据本程序提出的有效注册申请和获得保密信息访问权（以较晚者为准）后开始，一直持续到注册决定之日。监管时间不包括申请人完成文件缺失部分、提供额外资料或回复 NRAs 提出疑问的时间。

产品相同[25]，或 WHO 认证产品的变更在某种程度上与国家注册产品的变更要求不一致，则国家注册产品不再与 WHO 认证产品相同，NRA 承诺在国家变更程序作出结论 30 日内，或收到有权使用 WHO/PQT 提供的信息和文件 30 日内，通知 WHO/PQT 上述情况（连同产生差异的原因说明），当发生上述情形时（即通过受限访问网站填写并提交本程序附件 4 向 WHO/PQT 报告相关信息）[26]；

■ 如果 NRA 注销或暂停本国产品注册，NRA 承诺通过受限访问网站填写并提交本程序附件 4 向 WHO/PQT 报告有关信息。如果该决定涉及产品质量、安全性或有效性的问题，则应及时告知；如果该决定是基于其他原因，则应在 30 个工作日内告知。

访问受限访问网站的主审员

NRA 指定以下人员作为主审员访问 WHO/PQT 受限访问网站。主审员填写并签署协议书作为本协议的附件。

指定主审员的任何变更，必须通过书面形式及时传达给 WHO/PQT，并将新指定的主审员通过本程序附件 1 B 提交给 WHO/PQT。当指定的主审员不再是 NRA 雇员，NRA 也承诺通知 WHO/PQT。

检查员

如果适用，这应与"WHO/PQT 与 NRAs 在检查活动中的协作程序"（http：//who. int/prequal，"Inspections"）相同。药品和疫苗的检查应指定相同的检查员。

1.

先生/女士/博士

名：_____

姓：_____

在 NRA 中的职务：_____

电子邮箱：_____

电　话：_____

□ 附签署的承诺书

_____

25　在本程序范围内，相同的药品/疫苗的特点是具有相同的产品档案，相同的生产链、生产工艺、物料控制及制剂，对于疫苗，有相同的批放行方案；相同的原料和制剂质量标准；以及相同的药品产品信息等基本要素，对于疫苗，有相同的产品信息、包装说明和标签。

26　如果 WHO 认证产品根据本程序在一个国家注册的事实已经公开，则任何后续变更也应公开。

档案评估员

对于档案评估，可以为药品和疫苗指定不同的人员。可以指定相同人员作为检查和档案评估的人员。如果指定其他人员进行档案评估，请填写以下详细信息。

2.

先生/女士/博士　　　　作为档案评估员

仅药品　　　　　　　　　　　　　□

药品和疫苗　　　　　　　　　　　□

名：＿＿＿＿＿＿＿＿

姓：＿＿＿＿＿＿＿＿

在 NRA 中的职务：＿＿＿＿＿＿＿＿

电子邮箱：＿＿＿＿＿＿＿＿

电　　话：＿＿＿＿＿＿＿＿

□　附签署的承诺书

3.

先生/女士/博士　　　　作为疫苗档案评估员

名：＿＿＿＿＿＿＿＿

姓：＿＿＿＿＿＿＿＿

在 NRA 中的职务：＿＿＿＿＿＿＿＿

电子邮箱：＿＿＿＿＿＿＿＿

电　　话：＿＿＿＿＿＿＿＿

□　附签署的承诺书

其他

NRA 同意 WHO/PQT 可以将 NRA 的名称作为本程序的参与者公布在 WHO/PQT 网站上。除上述规定外，未经另一方事先书面同意，任何一方不应在任何声明、广告或推广活动中披露本协议中各方的关系，和（或）另一方与产品、信息和（或）目的的关系。

除非 WHO 和 NRA 双方书面相互同意，否则本协议不得修改。NRA 还承诺及时将任何可能影响本协议实施的情况或变化通知 WHO/PQT。

双方应尽最大努力友好协商解决与本协议解释或执行有关的任何争议。如果协商无果，则争议应由仲裁解决。仲裁应按照双方协商一致的方式进行，或在没有协议情况下进行，自联合国国际贸易法委员会（UNCITRAL）仲裁规则对本协议生效之日执行。双方应当接受最终的裁决结果。

此外还同意，本协议中包含的任何内容均不应被解释为WHO 放弃了根据国家法律和国际法享有的任何特权和豁免权，并/或将其提交给任何国家法院管辖。

同意并接受药品和疫苗。

对于 NRA

签名：_____

姓名：_____

职务：_____

地点和日期：_____

附注：_____

签署 NRA 联络人承诺书（见附件 1 B 部分）。

附件 1　B 部分

NRA 联络人承诺书

签署人：

先生/女士/博士

名：_____

姓：_____

在 NRA 中的职务：_____

NRA 名称：_____

国别：_____

电子邮箱：_____

电话：_____

WHO 认证药品或疫苗国家注册的申请人（以下简称"申请人"）根据"世界卫生组织（WHO）药品认证工作组（WHO/PQT）与国家监管机构（NRAs）在 WHO 认证药品和疫苗的评估和加快国家注册之间的合作程序"（以下简称"程序"）[27]，可以向 NRA 表达对这些产品评估和加快注册的意向。

如果 NRA 同意根据本程序对 WHO 认证产品进行此类评估和考虑加快注册，WHO/PQT 将会与每一个此类产品相关的保密信息（按以下定义）发送给 NRA，NRA 也会通过受限访问网站（只有 NRA 指定的主审员，包括签署人能访问）将这些产品的国

---

[27]　如果国家注册申请人与 WHO PQ 持有人不同，WHO PQ 持有人必须通过授权书（按照附件 3 A 部分所附的模板）向 NRA 和 WHO/PQT 确认申请人是代理，或者 WHO PQ 持有人进行了授权，且 PQ 持有人同意在相关国家进行本程序的申请。

家注册程序结果和注册后采取的措施等发送给 WHO/PQT。按照并遵循与本程序一致的条款，为了访问受限访问网站、下载信息和上传报告，WHO 将为签署人提供一个访问代码。签署人承诺将对此访问代码严格保密，不得将其透露给任何其他人。签署人还承诺采取一切可能的预防措施防止任何其他人获得上述秘密访问代码和访问受限访问网站（已签署本协议书的其他指定人员除外）。

上述"信息"是指 WHO/PQT 根据本程序提供给 NRA 与 WHO 认证产品相关的任何资料和文件，包括但不限于：

■ 完整的 WHO/PQT 评估和检查结果（报告），及相关的实验室检测结果；

■ 后续变更（定义见 WHO 指南[28]）的资料和文件，及该产品认证后由 WHO/PQT 或 NRAs 采取的任何监管措施的资料和文件。

关于评估和检查结果的共享，只有 WHO PQ 持有人和 WHO/PQT 拥有的资料能共享。任何其他资料的共享需要有有关资料所有者的补充协议。

签署人确认：

1. NRA 受保密义务和使用限制约束的严格程度不低于本程序附件 1 A 部分中所包含的内容；

2. 上述保密义务和使用限制义务不应在完成任何产品在该国的评估和加速注册时终止，也不应在完成任何可能需要的注册后程序时终止，也不应在签署人不再是 NRA 的雇员时终止（或终止与 NRA 有其他关系）。

当 NRA 指定一个新的主审员取代签署人或当签署人不再是 NRA 的雇员时，签署人将被自动终止访问受限访问网站的权利。

除非 WHO 和签署人双方书面相互同意，否则本承诺书不得修改。签署人还承诺及时将任何可能影响本承诺书实施的情况或变化通知 WHO/PQT。

双方应尽最大努力友好协商解决与本协议解释或执行有关的任何争议。如果协商无果，则争议应由仲裁解决。仲裁应按照双方协商一致的方式进行，或在没有协议情况下进行，自联合国国

28　对于药品：关于认证产品变更的 WHO 指南见：WHO 药品标准专家委员会，47 次报告。日内瓦：世界卫生组织；2013：附录 3（WHO 技术报告系列，No. 981）（及其任何更新）。对于疫苗：http：//www. who. int/immunization_ standards/vaccine_ quality/variations_ pq_ vaccine/ en/（及其任何更新）。

际贸易法委员会（UNCITRAL）仲裁规则对本协议生效之日执行。双方应当接受最终的裁决结果。

此外还同意，本承诺书中包含的任何内容均不应被解释为WHO 放弃了根据国家法律和国际法享有的任何特权和豁免权，并/或将其提交给任何国家法院管辖。

签署人同意并接受：

签名：_____

姓名：_____

在 NRA 的职务：_____

地点和日期：_____

附件 2　WHO 认证持有人同意 WHO 根据本程序与国家监管机构秘密共享信息

参考随附的评估和加快国家注册意向书，根据下列 WHO 认证药品（以下简称"产品"）在_____（国别[29]）的程序。

□ 药品

□ 疫苗

WHO 认证详细信息：

WHO 认证（以下简称"PQ"）参考编号：_____

认证日期（日/月/年）：_____

再认证日期（如适用）：_____

WHO PQ 持有人[30]：_____

申请详细信息：

实体名称（"申请人"）：_____

街　　区：_____

国别和城市：_____

电子邮箱：_____

电　　话：_____

WHO PQ 持有人特此同意 WHO 认证工作组（WHO/PQT）根据本程序为了产品在该国的评估和加快注册，提供下述信息和文

29　请为每个国家填写一份本附录所附的独立表格。

30　如果国家注册申请人与 WHO PQ 持有人不同，WHO PQ 持有人必须通过授权书（按照附件 3 A 部分所附的模板）向 NRA 和 WHO/PQT 确认申请人是代理，或者 WHO PQ 持有人进行了授权，且认证持有人同意在相关国家进行本程序的申请。

件给_____（国别）的 NRA，并可与之同为上述目的开展自由讨论。

■ 完整的 WHO/PQT 评估和检查结果（报告），及相关的实验室检测结果，其他监管机构的评估和检查报告，假如这些机构书面同意在程序中使用这些报告。

■ 后续变更（定义见 WHO 指南[31]）信息和文件，及 WHO/PQT 对产品认证后采取任何措施的资料和文件。

■ 所有这些数据、报告、资料和文件，以下简称为"信息"。

关于评估和检查结果的共享，只有 WHO PQ 持有人和 WHO/PQT 拥有的信息能共享。任何其他信息的共享需要有关信息所有者的补充协议[32]。

这种同意需经 NRA 按照本程序附件 1 A 部分与 WHO/PQT 签订协议，并根据本程序通过提交本程序附件 3 B 部分表格给 WHO 的方式对产品进行评估和考虑加快注册。

WHO PQ 持有人/申请人承诺向 WHO/PQT 和任何相关遵守国家监管要求的参与机构提交认证后的变更。变更应在 WHO/PQT 接受变更后的 30 个自然日内提交给参与机构。应告知参与机构，WHO/PQT 正在处理相同的变更申请。如果国家变更程序造成国家注册产品不再与 WHO 认证产品相同[33]，或者，如果 WHO 认证产品的变更与国家注册产品的变更要求不一致，则国家注册产品不再与 WHO 认证产品相同，WHO PQ 持有人/申请人应告知 WHO/PQT 两者的差异和产生此差异的原因。

对于 WHO PQ 持有人

签名：_____

姓名：_____

职务：_____

地点：_____

日期（日/月/年）：_____

31　3 对于药品：关于认证产品变更的 WHO 指南见：WHO 药品标准专家委员会，47 次报告。日内瓦：世界卫生组织；2013：附录 3（WHO 技术报告系列，No. 981）（及其任何更新）。对于疫苗：http://www. who. int/immunization_ standards/vaccine_ quality/variations_ pq_ vaccine/ en/（及其任何更新）。

32　如果 WHO PQ 持有人提交给 WHO/PQT 的某些与产品 PQ 有关的数据不属于其所有，WHO PQ 持有人需在本同意声明附件中列出这些数据。

33　在本程序范围内，相同的药品/疫苗的特点是具有相同的产品档案，相同的生产链、工艺、物料控制及制剂，对于疫苗，有相同的批放行方案；相同的原料和制剂质量标准；以及相同的药品产品信息等基本要素，对于疫苗，有相同的产品信息、包装说明和标签。

附件3 对 NRA 评估和加快国家注册的意向表达，NRA 接受和程序备案

附件3 A 部分

对世界卫生组织（WHO）认证药品或疫苗的国家监管机构（NRAs）评估和加快国家注册的意向表达。

根据程序，签署姓名的申请人[34]愿意向_____（国别）的 NRA 提交下列国家注册申请：

☐ 药品

☐ 疫苗

申请详细信息：

实体名称（申请人）：_____

街　　区：_____

国别和城市：_____

电子邮箱：_____

电　　话：_____

申请日期（日/月/年）：_____

产品在国家系统中的名称（如果知道）：_____

国家参考编号（如果知道）：_____

药品产品详细信息：

原料药［API（s）］［国际非专利名称（INN）］_____

剂型和规格：_____

包　　装：_____

生产场所，包括街区/单元，如适用：_____

疫苗产品详细信息：

疫苗名称：_____

成　　分：_____

包　　装：_____

生产场所，包括街区/单元，如适用：_____

WHO 认证详细信息：

34　如果国家注册申请人与 WHO 认证（PQ）持有人不同，WHO PQ 持有人必须通过授权书（按照附件 3 A）向 NRA 和 WHO/PQT 确认申请人是代理，或者 WHO PQ 持有人进行了授权，且 PQ 持有人同意在相关国家进行本程序的申请。

WHO 认证参考编号：_____

认证日期（日/月/年）：_____

WHO PQ 持有人：_____

申请人确保为支持上述提交国家注册而提供的信息和文件是真实和正确的，确保提交国家注册的药品与 WHO 认证产品相同[35]，确保注册档案中的技术信息与 WHO/PQT 初始认证程序、连续变更程序和再认证（如适用）期间批准的信息相同[36]。与提交给 WHO/PQT 的信息存在以下细微差异[37]：

NRA 同意进行评估并考虑根据本程序加快产品注册，申请人：

1. 承诺按照本程序条款与 NRA 和 WHO/PQT 进行合作；并

2. 将授权 WHO/PQT[38] 向 NRA 提供下列秘密信息和文件的访问权，并为上述目的与上述 NRA 开展自由讨论：

■ 完整的 WHO/PQT 评估和检查结果（报告），及相关的实验室检测结果，其他监管机构的评估和检查报告，假如这些机构书面同意在程序中使用这些报告。

■ 后续变更（定义见 WHO 指南[39]）信息和文件，及 WHO/PQT 对产品认证后采取任何措施的信息和文件。

关于共享评估和检查结果，只有 WHO PQ 持有人拥有的资料能共享。任何其他资料的共享需要有有关资料所有者的补充协议。

3. 授权 NRA 与 WHO/PQT 自由共享和讨论申请人提供给 NRA 的所有注册和产品相关信息，受包含在 NRA 参与协议和联

---

[35] 在本程序范围内，相同的药品/疫苗应具有相同的产品档案，相同的生产链、工艺、物料控制及制剂，对于疫苗，有相同的批放行方案；相同的原料和制剂质量标准；以及相同的药品产品信息等基本要素，对于疫苗，有相同的产品信息、包装说明和标签。

[36] 档案中包含的技术资料必须相同。可能特定国家对数据管理有差异，或者，如果 NRAs 在特殊情况下要求，可以提供额外的技术资料（例如：特定国家参比制剂的生物等效性）。

[37] 定义见本程序 3.2，就药品而言，不被视为必要因素的细微差异的例子可能包括行政信息、商标的名称、申请人的姓名（前提是申请人是代理的，并且有权代表 WHO PQ 持有人）、产品信息的格式、产品信息的细节层次、内外包装的标签和产品信息的语言等方面存在的差异。

[38] 如果国家注册申请人与 WHO PQ 持有人不同，则 WHO PQ 持有人或其法定代表人必须向 WHO/PQT 提供授权。

[39] 对于药品：关于认证产品变更的 WHO 指南见：WHO 药品标准专家委员会，47 次报告。日内瓦：世界卫生组织；2013：附录 3（WHO 技术报告系列，No. 981）（及其任何更新）。对于疫苗：http://www.who.int/immunization_standards/vaccine_quality/variations_pq_vaccine/en/（及其任何更新）。

络人承诺中保密义务和使用限制的约束。

□ 在申请人决定将本程序应用于产品之前，已经提交了国家注册申请，因此，在提交注册资料时不涉及本程序条件。采取措施向 NRA 提交更新资料，使其符合本程序要求，措施和参考资料详见所附信件。

□ 申请人不是 WHO 认证持有人，应附上 WHO 认证持有人的授权书。

对于申请人

签名：＿＿＿＿＿＿＿＿

姓名：＿＿＿＿＿＿＿＿

职务：＿＿＿＿＿＿＿＿

地点：＿＿＿＿＿＿＿＿

日期（日/月/年）：＿＿＿＿＿＿＿＿

授权书模板

［如果申请人不是 WHO 认证持有人，请提供。请提供一封单独的信函给每一个相关的 NRA，并提供一份副本给 WHO/PQT］。

该信函用于确认＿＿＿＿＿（申请人姓名）根据 WHO 认证产品加快注册的 WHO 合作程序寻求认证产品＿＿＿＿＿（*WHO PQ* 编号）在＿＿＿＿＿（国别）的注册，是代理人，或者根据来自＿＿＿＿＿（*WHO PQ* 姓名）的授权和＿＿＿＿＿（*WHO PQ* 持有人姓名）的同意在相关国家按照程序进行申请。

对于＿＿＿＿＿＿＿＿（*WHO PQ* 持有人姓名）：

签名：＿＿＿＿＿＿＿＿

姓名：＿＿＿＿＿＿＿＿

职务：＿＿＿＿＿＿＿＿

日期：＿＿＿＿＿＿＿＿

附件 3　B 部分

NRA 同意对指定的 WHO 认证药品应用本程序的决定，并要求访问产品具体信息和文件。

请填写所有标记"＊"的项目。对于其他项目，如果 A 部分填写的信息发生变化，请填写以下相关项目。若以下项目空白，则 A 部分的资料被认为是有效的。

申请详细信息：

实体（申请人）名称：_____

街　　区：_____

国别和城市：_____

电子邮箱：_____

电　　话：_____

＊接受提交文件的日期（日/月/年）：_____

产品在国家系统中的名称（如果知道）：_____

＊国家参考编号：_____

药品产品的详细信息：

原料药（API（s））　　　　（国际非专利名称，INN）：_____

剂型和规格：_____

包　　装：_____

生产场所，如适用，包括街区/单元：_____

疫苗产品的详细信息：

疫苗名称：_____

成　　分：_____

包　　装：_____

生产场所，如适用，包括街区/单元：_____

WHO 认证详细信息：

＊WHO PQ 参考编号：_____

认证日期（日/月/年）：_____

WHO PQ 持有人：_____

请填写以下第一节或第二节：

□第一节

NRA 同意根据本程序对上述产品进行评估和加快注册，按照并遵循与本程序一致的条款及 WHO/PQT 与 NRA 之间的协议（签订日期___/___/___（日/月/年）），要求访问产品的具体信息。

□第二节

NRA 决定不把本程序应用于上述产品的原因如下：_____

_____

＊对于_____（指明国家）的 NRA

签名：_____

姓名：_____

职务：_____

地点：_____

＊日期（日/月/年）：_____

附件 3　C 部分

NRA 提供国家注册程序结果通知。

产品和申请详细信息在上述 A 部分和 B 部分中填写。

请填写以下第一节或第二节：

□第一节

根据程序条款批准的注册，上述产品在国家药品注册处的标识如下：

产品名称：_____

国家注册号：_____

注册日期（日/月/年）：_____

非监管时间（天）：_____

产品详细信息（如果与 A 部分和 B 部分中指定的产品不同）：

药品详细信息：

原料药（INN）：_____

剂型和规格：_____

包　　装：_____

生产场所（如适用，包括街区/单元）：_____

疫苗详细信息：

疫苗名称：_____

成　　分：_____

剂型和规格：_____

包　　装：_____

生产场所（如适用，包括街区/单元）：_____

注册持有人（如果与 A 部分和 B 部分中指定的申请人不同）：

实体名称：_____

街　　区：_____

国别和城市：_____

电子邮箱：_____

电　　话：_____

国家注册结论是否与认证结果不同[40]？_____（是/否）

如果对上述问题回答"是"，请详细说明：

偏　差	原　因

请明确注册是否遵循具体的承诺，注册是临时的或附条件的，产品的使用仅限于特定的处方，或是需要额外的临床试验，抑或需要额外的数据：_____

□第二节

请视情况填写：

□ 产品注册申请被拒绝的原因如下：_____

□ 本申请合作程序终止的原因如下：_____

对于 NRA

签名：_____

姓名：_____

职务：_____

地点：_____

日期（日/月/年）：_____

附件4　关于根据本程序注册的产品在注册后采取措施的报告

□ 国家注册变更造成国家注册条件与 WHO/PQT 认证结论不一致

□ 产品注册的撤销或暂停

产品详细信息：

产品在国家系统中的名称：_____

国家注册号：_____

注册日期（日/月/年）：_____

40　这里的偏差是指在适应症、禁忌症、剂量、特别警告和使用注意事项、药物不良反应、贮存条件及货架期等方面存在的偏差。商标的名称、申请人/认证持有人的姓名、产品信息的格式、产品信息的细节层次、内包装和外包装的标签及产品信息的语言等方面的差异并不认为与认证结论存在偏差。

WHO 认证详细信息：

WHO PQ 参考编号：＿＿＿＿＿＿＿＿＿＿＿

认证日期（日/月/年）：＿＿＿＿＿＿＿＿＿＿

WHO PQ 持有人：＿＿＿＿＿＿＿＿＿

□ 国家变更程序造成国家注册产品不再与 WHO 认证产品相同[1]。

偏　差	原　因

　　□　WHO/PQT 向 NRA 通报的变更，不符合国家对注册产品的变更要求，因而，国家注册产品不再与 WHO 认证产品相同[41]。

偏　差	原　因

□ 产品被撤销注册或产品注册被暂停。

撤销注册：＿＿＿＿＿＿＿＿＿（是/否）

注册暂停：＿＿＿＿＿＿＿＿＿（是/否）

生效日期：＿＿＿＿／＿＿＿＿／＿＿＿＿（日/月/年）

原　因：＿＿＿＿＿＿＿＿＿＿＿

对于 NRA

签名：＿＿＿＿＿＿＿＿＿＿＿

姓名：＿＿＿＿＿＿＿＿＿＿＿

职务：＿＿＿＿＿＿＿＿＿＿＿

地点：＿＿＿＿＿＿＿＿＿＿＿

日期（日/月/年）：＿＿＿＿＿＿＿＿＿＿＿

41　在本程序范围内，相同的药品/疫苗应具有相同的产品档案，相同的生产链、工艺、物料控制及制剂，对于疫苗，有相同的批放行方案；相同的原料和制剂质量标准；以及相同的药品产品信息等基本要素，对于疫苗，有相同的产品信息、包装说明和标签。

附录9 实施体内生物等效性研究机构指南

背景

在 2014 年举办的非正式会议以及第 49 次会议上，WHO 药品标准专家委员会就体内生物等效性研究指南（WHO 技术报告，第 937 号，附录 9，2006）的修订进行了讨论。WHO 药品标准专家委员会同意根据该领域的新进展起草修订草案。

这些新的指南考虑了其他多来源指南的修订以及新增关于数据管理指南的制订。修订版同时考虑了自 2006 年以来在生物等效性（BE）评估与检查积累的经验。对于检查员反复指出的相同问题，新的指南提供了说明，并在生物分析方面增加了补充细则。该指南强调了项目安全性与数据完整性。

在第一版工作文件基础上[1]，第二版修订版包含了大量的来自公开咨询会上的评论与反馈，如 WHO 认证组（PQT）以及在 2015 年举行的关于数据管理、生物等效性、GMP 与药品检查等咨询会议。

WHO/PQT 于 2001 年成立，旨在保证药品的供应与采购符合 WHO 质量、安全、有效性的规范与标准（http：//www.who.int/prequal/）。特别重要的是提交的产品的所有必需资料，经审核应符合规定；制剂成品（FPP）与原料药（API）的生产场所应经过检查并符合 GMP。因为提供给 WHO/PQT 的产品通常是多来源（仿制）产品，通常需要进行 BE 研究证明治疗等效性，如合同研究机构（也称为临床研究机构）（CRO）。除上述要求外，企业选择进行 BE 研究的 CRO 机构应符合 GCP，并需要考虑 WHO 药物非临床研究质量规范（GLP）与 WHO 药品质量控制实验室规范（GPCL）的相关要求，以保证数据的完整性与可溯性，对上述产品进行认证是非常重要的。此外，如果当地法规有规定，CRO 应该获得相关国家药品管理机构的许可。如果国家法规有规定，BE 研究应该获得国家药品管理机构的许可。为了应对 WHO 的检查，参加认证产品 BE 研究实施与分析的机构需要确保符合 WHO 的相关法规与标准。

简介

1. 范围

2. 术语

第一部分总则

3. 组织与管理

4. 计算机化系统

通则

硬件

软件

网络

数据管理

5. 质量管理

6. 档案设施

7. 研究基地

8. 人员

第二部分临床

9. 临床阶段

10. 临床实验室

11. 伦理

11.1 独立伦理委员会

11.2 知情同意

12. 监查

13. 研究者

14. 研究用药品的接收、储存和处置

15. 病例报告表

16. 志愿者的招募办法

17. 饮食

18. 安全、不良反应及不良反应报告

第三部分生物分析

19. 方法开发

20. 方法验证

21. 样本的采集、贮存以及生物材料的处置

22. 研究样品的分析

23. 数据处理与记录

24. 药物非临床研究质量管理规范（GLP）

第四部分药物代谢动力学，统计计算及报告

简介

多来源药品需要在质量、有效性和安全性等方面与原研药品（对照药品）符合同样的标准。特别是多来源药品应与对照药品具有治疗等效性和互换性。一种能够证明一个药品与对照药品的治疗等效性，但不进行大量患者参与的临床试验的方法就是，对该药品与适当的对照药品（药剂学等效或药剂学替代品）进行药物代谢动力学研究。在药物代谢动力学研究中，任何关于受试药品安全性和有效性的结论都基于系统浓度测量值的预测，其假设的前提是基本近似的血浆药物浓度会导致作用位点相似的药物浓度，从而产生相似的治疗效果。因此，生物等效性研究间接证明了多来源药品的安全性和有效性。通常，这也是证明产品安全有效的唯一方法。所以，用恰当的方法进行生物等效性研究是至关重要的。很多指南也强调了现场检查的重要性，通过现场检查来确认研究是否符合 GCP（药物临床试验质量管理规范）要求[1~3]。

1. 范围

本文件旨在为实施体内生物等效性研究并进行分析的组织提供指南。该指南取代了 WHO 技术报告，第 937 号，2006 年[4]的版本。

应按照 WHO 生物等效指导原则[5]、GCP[1] 和 GLP[4] 的要求，以及推荐的程序进行生物等效性研究。众所周知，正式的 GLP 仅应用于非临床安全研究。WHO 的 BE 指导原则要求对生物分析方法进行验证，并且 BE 研究用样品也应按照 GLP 的原则进行分析，但这些并不表明负责生物分析研究的实验室应被作为国家 GLP 规范的一部分进行监管。

下面的文本为实施生物等效性研究并对临床试验样本进行分析的机构提供了指导性建议。特别考虑了一些前提，如设备，组织与管理。在附件 1 里记录了指导性建议，标准操作规程（SOPS）与记录。但还不是很全面，根据每个独立的 CRO 的实际规定还需要其他的文件。

本文件提供了生物等效研究的如下信息：

－组织与管理

－研究方案

　　－研究的临床阶段

　　－研究的生物分析阶段

　　－药物代谢动力学及统计分析

　　－研究报告

　　－质量管理系统

　　本文件不能替代上述 GCP、GLP 指导原则。因此，本文件不是一个独立的文件。

2. 术语

　　下面给出的定义仅适用于本指南，在其他文件中这些术语可能有不同含义。除另有规定外，这些定义来自药物临床试验管理规范的指导原则。[1]

　　不良反应（adverse event）：临床试验受试者接受一种药品后出现的意外有害医学事件，但并不一定与治疗有因果关系。

　　临床试验的核查（audit of a trial）：由独立于直接参与试验的第三方人员实施的一种系统性检查，确定试验的实施是否符合试验方案，报告的数据是否与现场记录一致，比如：病例报告表中报告或记录的数据是否与医院文件或其他原始记录一致。

　　生物等效性试验（bioequivalence test）：对于两种药学等效或者药学可替代的药物制剂，在同样的条件下给予相同量（摩尔）的药物剂量，以吸收速率（C_{max} 和 t_{max}）和吸收程度（曲线下面积 AUC）表征两个制剂的生物利用度，当生物利用度相似到可以预期两者疗效相当时，可认为两个制剂生物等效。

　　标准样品（calibration curve samples，or calibration standards）在样本基质中增加或掺入已知含量的待测物，用于建立标准曲线的标准样品。

　　病例报告表（case report form，CRF）：指研究方案所规定的，记录每一名受试者试验过程中的数据的文件。数据的收集程序应保证信息的良好保存、维护和恢复，而且要便于接受确认、核查与检查。

　　参比制剂（对照药品）（comparator product，or reference product）：参比制剂是指其他多来源药品试图在临床替代的药物产品。参比制剂通常是原研产品，已经具备有效性、安全性、质量可控性。如果原研产品不在上市了，可按照《多来源可替代药物（仿制药）生物等效性评估的参比制剂遴选指导原则》[5]确定一个合适的替代参比制剂。

合同（contract）：是指一个由研究机构、研究所和申办者对财务问题与责任的授权与分配达成一致，共同签署并注明日期的文件。如果一个试验方案包含以上信息并由责任人签字，那么可以视为合同。其他机构，如为合同研发机构提供服务的供应商也可以签署合同。

合同研究机构（contract research organization，CRO）：申办者可委托其执行临床试验的某些工作和职责的一种商业、学术或其他性质科研机构。应对此种委托做出书面规定。

在该指导原则正文中，通常是申办人与CRO签署生物等效性研究的合同，CRO将要承担申办人的任务同时也要负责审计。因此CRO需要雇佣监查员（临床研究的部分）与研究负责人（生物分析研究的部分）。

为了方便阅读，本文件中用到所有的"CRO"是指任何承担审计的机构，即使该研究的部分或者全部由申办人自己在机构内部或者在医院完成的。

伦理委员会（ethics committee[6]）：由医学专业人员及非医务人员组成的独立机构（研究所、地区性或全国性的审核委员会），其职责是确认参加特定临床试验的受试者的安全、尊严和人权得到保护，并考察临床试验是否合乎基本道德规范，通过上述行动为公众提供安全保障。该委员会的组成和一切活动不应受任何偏见或临床试验实施者的干扰或影响。

最终报告（final report）：指临床试验完成后对其全面描述，包括试验方法及统计方法、试验用的物料，试验结果的形式与分析、统计分析结果以及重要的合乎伦理与统计学意义的临床评价。

药物临床试验质量管理规范（good clinical practice，GCP）：一个有关临床研究的设计、实施、监控、终止、核查、分析、报告和记录的标准化要求，该规范保证了临床研究的科学性及充分符合伦理要求；保证正确记录受试药品的临床特性（诊断，治疗或者预防）。

药物非临床研究质量管理规范（good laboratory practice，GLP）：关于非临床健康与环境安全研究的组织过程和条件的质量系统文件，在此规范下进行非临床研究的计划、实施、监控、记录、存档和报告。

知情同意（informed consent）：受试者自愿确认其同意参加该项临床试验及其相关文件，只有向受试者说明研究情况、研究目的、潜在的益处、风险和不便之处、可用的其他治疗方法以及符合《赫尔辛基宣言》规定的受试者权利和义务等情况后，才可寻求受试者同意参加该项研究。

检查（inspection）：指有关管理部门对一项临床研究进行的官方检查（比如：对临床试验实施情况的检查，包括对质量保证体系、有关人员、管理和检查机构的检查），可以在研究单位或申办者所在地进行上述检查，以确认研究工作符合本文件规定的GCP 与 GLP 要求。

内标（internal standard）将一种浓度已知并稳定的受试化合物（如结构相近或稳定放射性核素标记的化合物）加入到标准样品、质量控制样品和研究样品中，对样品制备与检测产生的实验偏差进行校正。

研究用标签（investigational labeling）：为临床试验中所用的药品专门设计的药品标签。

试验用药品或研究用药品（investigational product 或 study product）：临床试验中用作试验或参比的任何药品（参见药物定义）或安慰剂。

研究者（investigator）：对临床试验及受试者权益、健康、福利负责的人。研究者应通过最新的简历或其他文件证明其具备符合当地法律与法规要求的资质与能力。任何有关医疗或口腔护理方面的决定或措施必须由合法从事医药和口腔的临床专家负责。

最低定量限（lower limit of quantification）最低定量限是指样品中的待测物能被精密并准确定量测定的最低浓度。

中继数据（metadata）中继数据用于描述其他数据属性的数据，提供了背景与意义。通常，这些数据定义了数据的结构、数据元素以及与其他特征数据的关系。同时也允许数据归属于某一个体。例如采用某一种软件，中继数据可以审计追踪。

监查员（monitor）：由申办者或 CRO 指定并对申办者或 CRO 负责的人员，其任务是对临床试验进行监督、报告试验的进展情况、临床数据的核实。

药品（pharmaceutical product）：指任何以制剂形式适合人类服用并具有治疗、预防或诊断作用，或用于改变生理功能的物质或物质的复合物。

主要研究者（principal investigator）：指试验中起协调作用的研究者，如多中心临床试验。

注意："主要研究者"也有一个规范，但是不同于实验室规范，很少用于生物等效性研究。为了避免混淆，"项目负责人"作为临床规范只用于本指导原则。

研究方案（protocol）：表述临床试验的背景、依据和目的，并对试验设计、方法和组织、统计学考虑以及试验实施和管理的条件等项内容进行叙述的文件。方案应由研究者或研究机构和申办者共同签署并注明日期。该文件有时也能起合同的作用

临床试验的质量保证（quality assurance relating to clinical trials）：为保证临床试验的实施与数据的生成符合 GCP 与 GLP 要求而建立的系统和质量控制程序。内容包括需要遵循的对研究的伦理学和技术措施、标准操作规程（SOP）、报告及专业人员的资质或技能的规定。

质量控制样品（quality control samples）：加标样品，用于评价生物分析方法性能并评估单一批次中未知样品分析结果的完整性与有效性。

原始数据（raw data）：指在临床试验中重现或评价试验需要的所有原始观察记录或经过确认的复印件、临床发现或临床试验中的其他活动的记录。这些资料包括：实验记录本、备忘录、计算与文档，还包括自动化仪器给出的数据记录或者经过确认的与原件一致的复印件，比如：影印或缩影胶片形式的文件。原始数据也包括相片底片、缩影胶片、磁介质（如计算机磁盘）和光学介质（如 CD – ROMs）文件。

严重不良事件（serious adverse event）：与临床试验相关的导致受试者死亡、需住院诊治、延长住院时间、长期或明显的伤残或功能丧失以及威胁生命的事件。

申办者（sponsor）：对一项临床试验的启动、管理、财务负责的个人、公司、机构或组织。当一名研究者启动并承担一个试验的全部责任时，该研究者即扮演了资助者的角色。

标准操作规程（standard operating procedure，SOP）：为管理临床试验而制定的标准且详细的书面指导文件。SOP 提供了一个总的框架，使本文所述的临床试验的功能和活动得到有效执行。

研究主管（study director）：依据经济合作与发展组织（OECD）关于 GLP 的原则：研究主任全面负责非临床健康和环境安全研究的实施。在生物等效性试验中，研究主管负责试验中

生物分析部分的工作。

研究样品（study product）：参见试验用药品定义。

实验样品（test product）在临床试验中，与参比制剂一起进行对照研究的药品（见定义）或安慰剂。在生物等效性研究中，是指与参比制剂进行对照研究的仿制制剂。

受试者（trial subject）：指参加临床试验的试验对象。受试者可以是受试药物的接受者，也可以是对照药品的接受者。受试者可以是：

－自愿参加试验的健康志愿者。

－个体情况与试验药品无关的人员。

－个体情况与试验药品有关的人员（通常是病人）。

最高定量限（upper limit of quantification）最高定量限是指样品中的待测物能被精密并准确定量测定的最高浓度。

验证（validation）：根据 GCP 与 GLP 原则，证实任何程序、过程、设备（包括使用到的软件、硬件）、物料、活动或系统能确实并能够持续获得预期结果的证明并形成文件的行动。

数据的确认（验证）（verification（validation）of data）：为确保最终报告中的数据与原始观察资料相一致而采取的程序。这些程序适用于原始数据、病例报告表中的数据（硬拷贝或电子文件）、电脑打印结果、统计分析和表格。

第一部分　总则

3. 组织与管理

注意：首字母缩写"CRO"在本文中不仅指合同研究机构（CRO），也指任何参与体内等效性研究的实施和分析的机构。

3.1　只要有关国家对 CRO 的法律地位有要求，就必须遵照执行。这也适用于生产企业的附属机构——研发部门。

3.2　CRO 应有明确地列出关键岗位及负责人的组织机构图。该组织机构图应经过授权（签字并注明日期）。

3.3　应对包括关键人员在内的每个员工的职责进行说明。所有执行每一个岗位职责的员工需要签署名字与日期。

3.4　应有每一项研究授权人员签字样本材料。

3.5 在生物分析实验的部分，GLP 原则中应明确确立实验设备管理者的职责。在临床实验部分，CRO 管理者应知道作为 CRO 聘用的调查员，调查员的某些职责也是 CRO 管理者的职责，至少，CRO 管理者应该：

– 确保在 CRO 中需遵守 GCP 与 GLP 的原则。

– 确保在研究过程中，有足够的有资质的员工，及时提供相应的设施、设备与材料并正确开展研究。

– 确保为每个专业与技术人员保存资格确认、培训、经验与岗位描述等记录。

– 确保员工清楚知道他们将要从事的工作，如有必要，提供相应的培训。

– 保证建立并遵守合理且技术有效的 SOPs，并批准所有的新建与修订的 SOPs，确保已保存所有 SOPs 的历史文件。

– 确保有指定人员执行 QA 程序，保证按照适当的 GLP 与 GCP 原则执行 QA 的职责。

– 确保指定人员负责档案管理，确保已将文件转成档案并在适合的环境中保存相应的期限。

– 确保供应物品符合研究中的相应用途的要求。

– 建立程序以保证计算机化系统符合其预期用途，并已按照 GCP 与 GLP 的相应原则进行了验证、操作与维修。

4. 计算机化系统

注意：这个部分强调的仅是 BE 实验中计算机化系统的要求。参加 BE 研究机构应保证符合指南中的相关原则：

– GAMP5：基于风险分析的 GXP 计算机化系统[7]

– 符合 "GXP" 环境和 PIC/S 原则的计算机化系统管理规范[8]

– 美国食品药品监督管理局（FDA）工业指南：第 11 部分[9]

– 欧盟人用与兽用药品 GMP 指导原则：附录 11，计算机化系统[10]

– WHO 数据与记录质量管理指导原则[11]

通则

4.1　应对计算机化系统（硬件、软件、网络、数据存储系统与接口）[7~10]进行确证与验证。确证是验证的一部分，是对设备或系统进行检测的计划、实施和记录，证明该设备符合预期使用要求。

硬件

4.2　应有足够数量的计算机提供给相关人员进行数据的输入和处理、计算和报告的编写。

4.3　计算机应有足够的硬盘空间与内存。

软件

4.4　应对写入并保存在计算机里与实验相关的信息进行控制。应规定控制进入的方法，（如密码保护）并且应保留打开数据人员的名单。应使用安全并唯一的身份识别与密码。

4.5　本指导原则中应详述用于关键步骤的软件系统，满足用途并经过验证。任何购买的标准、商品软件或者开发订制的软件，应提供开发商、零售商和/或服务商的确证或者验证证书，但是使用者有责任保确保所使用软件符合预期用途，应按照 QA 体系要求以受控的方式开发软件。

4.6　应由开发者进行正式的确证与验证。性能评定时应考虑特殊用户的要求，以及 BE 研究的法规/指导原则的要求、操作环境、以及研究人员的使用。当决定对某一部分进行验证时，应采用质量风险管理原则。应考虑仪器全生命周期的所有阶段。比如：当 CRO 卸载 HPLC 和质谱（如 HPLC – MS – MS）软件后，应能保证仪器采用该软件采集的数据能被完全读出。可将旧软件安装在一个工作站上，仅供检查或者验证数据可读。

4.7　用于 BE 研究的每一个软件程序都应有相应的 SOPs。

4.8　一旦关键软件程序（如，用于处理色谱与质谱的操作和数据处理软件）需要变更，应建立一个系统，可以对变更对当前数据与确证或者验证的状态的潜在影响进行风险评估。

4.9　应以书面形式规定使用的软件、杀毒频率、数据保存、备份文件的制作、存档及保存等所有相关的电子数据，并应规定备份和存档的频率。如果备份数据是定期要重新读写一遍，则在重新读写之前，应先将备份数据存档。

4.10　所使用的程序应能可靠、准确地提供所需的质量和管理信息。用于数据管理的必要程序包括文字处理、数据录入、数据库、图表、药物代谢动力学与统计软件。自行设计软件程序必须满足并已验证符合预期用途。

4.11　因为用于 BE 研究的数据经常通过电子文件的方式在参加研究的机构之间传递，每一个机构所使用的软件的验证方法应是相互兼容的，以保证对数据的传递无影响，并应在开始关键的研究任务之前验证。

4.12　这些要求适用于临床 BE 研究中使用的所有系统，如受试者数据库，电子病历报告表，心电图（EGG）记录软件，HPLC – MS/MS 软件，用于药代动力分析以及任何用于相关的统计分析的软件。

网络

4.13　网络，包括完整的客户机/服务器体系结构和接口，如所使用的实验室信息管理系统，其设计、确认、管理、控制应符合要求。

4.14　任何参与研究的机构不同用户进入系统的每一个部分应被限定，受控并记录。

4.15　应有一张所有的联网计算机的记录清单，并有一个符合 GXP 规定的清晰识别号。网络的任何变更，包括系统临时的增加与移除，都应被记录。

数据管理：

4.16　数据的录入包括：将病历报告表格（CRFs）的数据，分析数据以及任何和研究的可靠性和完整性有关的数据录入计算机化系统。

4.17　设计的数据录入程序应具备防止错误发生的能力。应在标准操作规程中对数据录入的过程进行明确规定。

4.18　应以书面形式规定并执行数据验证方法（包括数据的校对、双数据录入、电子逻辑控制）。

4.19　只能由授权人员对录入数据库的数据进行变更。应详细说明并记录变更。

4.20　应对电子数据进行定期备份。应对备份的可靠性与完整性进行验证，不应挑选数据，而是应备份所有的数据。

4.21　应保存所有的原始的电子数据，包括

■ 计算机化系统里、仪器设备（包括积分、结果、项目，仪器

的审计追踪）所有的中继数据
  ■ 验证数据和中继数据的源电子文件

PDF 复印件不能作为原始数据，除非能够证明这些是原始数据并在产生后没有变更的可能。

4.22　应记录、保存和备份所有的从 HPLC 与 MS（如 HPLC/MS/MS）获得的电子数据。应确保所备份的数据是准确和完整的，是安全的，不会变更、意外删除或者丢失。色谱图的打印纸质副本不能作为能够创建色谱图放入原始电子数据"真实的、准确的和完整的副本"。打印的色谱图一般不包括，如，进样序列，仪器方法，处理方法，积分设置与全部的审计追踪等所有用于创建色谱或者与其准确性有关的信息。因此电子数据的保存比纸数据更应受到重视。纸数据通常不被认为是真实的数据来源，除非是手写的原始记录纸质日志。

4.23　如果在数据处理过程中改变了数据（比如对色谱图进行重新积分），应对原始数据与处理后的数据进行比较。

5. 质量管理

5.1　CRO 应有适当的 QA、QC 系统以及书面 SOPs，确保临床研究的实施、数据的生成、数据的记录与报告符合研究方案、GCP、GLP、GMP 规范及相关法规的要求。

5.2　QA 人员应能独立进行质量保证工作，包括：
  - 实施并监督临床研究
  - 实施生物分析
  - 进行报告、药物代谢动力学与统计分析

因此，QA 人员不能直接参加研究的相关活动，QA 人员在研究过程中的审计不能代替其他必要人员的监督。

5.3　QA 需负责：
  - 确认在研究中的所有工作
  - 确保执行、审核并更新质量管理系统
  - 确定研究人员能够获得所制定的方案与 SOPs，并遵照执行。
  - 检查所有研究数据的可靠性与可溯源性。
  - 按照 SOP 规定的间隔，定期计划并进行自查（内审），并跟进所有的整改措施，确认所有的研究均按照 GCP 与 GLP 的要求执行。

－确保合同机构符合 GCP 要求，如适用，也需符合 GLP；包括对合同机构的检查，并跟进任何的整改措施。

－确认实验报告正确并完整地反映了研究中的数据、操作方法和规程。

－尽快将审计结果以书形式面报告给管理层、研究者以及研究主管。

5.4 CRO 应允许申办者监督研究过程，并对临床研究、分析研究和现场进行审计，企业应为上述活动提供合适的办公场所。

5.5 应执行过程与回顾性的 QA 确认（如在生物分析中，所配制和测试的样品与标准物质）。

5.6 质量管理系统应包括根本原因的分析，跟踪趋势，保证所有数据的完整性并执行了相应的整改与预防措施（CAPA）。

6. 档案设施

6.1 合同研究机构（CRO）应具备充足并安全的，用于存放审计文件的储存场所，该空间应具备防火、适宜的湿度控制与卫生控制，应保护档案免遭洪水威胁。

6.2 应制定归档方面的标准操作规程（SOP）。

6.3 应对授权人员进入档案储存区域进行控制与限制。

6.4 应保存档案借出与归还记录。

6.5 应在 SOP 中规定包括原始数据在内的研究档案的保存期限，根据各国的规定，保存时限可能会有不同。应在申办者与 CRO，包括存档资金的提供者的合同中规定保存期限。

6.6 所有的纸质与电子数据都应易于检索并可追溯。

7. 研究基地

7.1 应保持设施的清洁及充足的照明、通风，必要时还应控制环境。地板、墙壁与工作台表面应易于清洁和消毒。

7.2 必须保证受试者在足够安全的条件下进行临床试验。所选择的地址应与研究的潜在风险适配。

7.3 合同研究机构（CRO）应该有足够的空间，为研究项目的人员提供住宿及开展实验活动的条件。临床试验单位应该具备足够的设施，包括实验室与设备。用于临床研究的实验设施，包括在 9.6 节所列的空间和区域，应进行最优化的布置，使研究活动能够按逻辑顺序进行。

7.4 进入设施应受到限制并受控。应有预警系统监控临床设施的出口，应将门上锁（只有紧急情况下可打开），出入设施应登记。

7.5 临床试验的设施应配有药房，将研究用样品保存在适宜的环境中，并严格控制人员进出，并保存每一个进出药房人员的记录。

7.6 应有充足，稳定及不间断的水、空气、气体和电力。

7.7 实验室应有电话、传真和电子邮件传输的设备，保证通畅的对外联系。合同研究机构（CRO）应配置必要的办公设施（如打印机、复印机），以便开展研究活动。

7.8 各实验室的设施设计应适于在其中进行的实验操作。应提供足够的场所，防止试验用品的混淆、污染以及交叉污染，应有足够的空间用于样品、标准物质、仪器、设备、溶剂、试剂和记录的保存。

7.9 实验室的设施设计，应能对所有的人员及授权的外部人员提供充分的保护，包括检查员和审计员，保证他们在处理或者使用化学和生物样品中的安全。

不合适的工作环境会对工作的质量与生成的数据有负面影响。

安全通则应符合国家法规和 SOP 要求，通常包括如下条款：

▪ 在执行测试前，应向员工提供安全数据。在实验室工作的人员应熟悉并了解他们所接触的化学品与试剂的相关安全信息。

▪ 禁止在实验室吸烟、饮食以及喝水。

▪ 员工应知道如何使用消防设备，包括灭火器、防火毯以及防毒气面具。

▪ 员工应穿戴实验服或者其他防护服，包括眼睛的防护。

▪ 处理高活性、传染性或挥发性样品时，应有适当的保护措施。

▪ 处理剧毒或者有基因毒性的样品，应在专门设计的设施中进行，避免污染。

▪ 所有化学品的容器应明确标记重要的警示（如："有毒""易燃"以及"放射性"）

▪ 应为电子线路和设备（包括冰箱）提供足够的绝缘和防火花保护。

■ 应能方便地阅读安全处理压缩气体的规则，员工应熟悉相关颜色标识的含义。

■ 员工应注意避免一个人在实验室工作。

■ 应提供急救物品并指导员工急救技能、紧急救援与解毒药的使用。

■ 存放流动相或者液液提取溶剂等挥发性有机溶剂的容器，应有密封措施。

■ 应在合格的通风橱或排风装置下使用挥发性化学品，应在实验室提供眼部淋洗器。

7.10 应有适当的系统处理废弃物和烟雾，保护环境并符合当地或者国家规定。

8 人员

8.1 应该有足够数量、有资质并经过培训的有经验的医疗、护理、技术与文案人员，参加实验并能有效应对所有可能预见的紧急情况。所需人员的数量由合同研究机构承担的临床试验项目数量和复杂性决定。在试验期间，包括晚上，都应有足够数量的有资质并经过培训的人员，保证受试者的权益、安全和福利，并且能够在紧急情况下照顾受试者。

8.2 承担实验相关重要职责的人员应有书面岗位职责。

8.3 可以雇佣合约人员从事某些工作，应提供所有从事临床与生物分析领域的合约人员以及从事实验相关工作的合约人员足够的信息、培训以及工作记录。应在他们开始工作之前签署合同。

8.4 应记录全职和合约员工的简历和培训记录。

8.5 负责计划和实施研究的负责人，应具有适当资质并拥有丰富的相关领域的专业知识和经验。他们应接受过所从事相关工作相关的学习与培训。

8.6 应该保存 GLP、GCP 以及任何其他相关技术领域的培训和考核记录。

8.7 应有足够的措施保护收集血液样品、处理的样品来源于血液制品（如血浆或者其提取物）或者处理或清除污染物的人员避免事故伤害（比如避免针刺等意外伤害）。

第二部分　临床

9. 临床阶段

注意：体内 BE 实验被认为是临床实验，特别是在 I 期阶段，GCP 的通则要求和建议适用于所有的 BE 实验，必须在有足够的安全保证情况下进行临床实验。应在 CRO 机构或者合约的医院进行临床阶段的研究。

9.1　CRO 应该有符合下列要求的房间。

9.2　应有足够的空间容纳研究受试者。

9.3　在适当的情况下，应为志愿者提供床位。是否需要配置床位和过夜的设施，应根据试验的类型和研究的药品决定。这些都应在临床试验方案中进行说明。为了确保充分的控制条件，通常在给药前需要先留夜观察，以保证在实验方案中规定的在数小时内不能进食与服药。

9.4　应在住宿的地方建立相应的系统，以便在需要时，受试者可联系到 CRO 人员。

9.5　更衣、存放衣服、清洗池与厕所应洁净、有序、容易到达并可供一定数量人使用，上锁的卫生间应有警报系统，应将门设计成可以从外打开，以保证医疗急救时使用。

9.6　研究地址应有如下适当的房间或者地点：

- 受试者登记与体检的房间与场所；

- 在不损害个人隐私的情况下获得受试者的个人的信息；

- 受试者的住房；

- 受试者的娱乐；

- 有关药品处置的受控场所，比如储存、包装、分发、档案记录等）（见 14 章）；

- 试验药物的管理与样品采集；

- 样品处理（比如血浆分离）与储存（冰柜）；

- 研究材料、药物以及包括 CRFs 在内的文件的储存是受控的；

- 准备标准的餐厅与餐食；

－使用急救设备或者急诊所需的药物为需要急救或者其他医疗护理的受试者提供适当的护理；

－存档。

9.7　如有必要，应能提供将受试者紧急转运至医院和能够为他们提供急救服务的诊所。

9.8　应有专人保管关键的档案，如随机抽样单以及由药剂师管理的研究报告。应对电子文档的相关文件设立密码，或者对拷贝的硬盘上锁，并记录放置地点。

9.9　定期对设备进行校准。

9.10　定期对使用急诊用设备的功能与性能进行验证。

10. 临床实验室

10.1　应在通过相关评定或认证的临床实验室进行样品分析。

10.2　应在研究方案中规定在临床实验中进行的血液检查、尿液分析以及其他检验。

10.3　应保证样品的标记、接收、储存与物证连续保管全程可被追溯以及样品的完整性[9]。

10.4　CRO 应接收实验室用分析方法的信息、实验室正常范围的日期列表，如果可以，还应有实验室的认证证书。并能够在监管机构检查时提供。

10.5　实验室应向 CRO 提供负责人最新署名的个人简历。

10.6　实验室应对每一个受试者建立单独的报告，并且作为病例报告表的一部分。应将实验室所有实验的原始数据或资料进行电子或纸质存档，取决于资料以及实验室的存储容量。推荐电子存档。

10.7　数据完整性的要求适用于研究中所有的实验[11]。比如：应对原始数据有充分的保护措施避免被修改与删除。

11. 伦理

11. 1　独立伦理委员会

在研究开始前，临床方案必须经过独立伦理委员会（IEC）（或等同机构）的批准，符合伦理委员会关于生物医学研究[6]的

WHO 指导原则以及法律的规定。该委员会应独立于申办者、研究者以及 CRO。应保留 IEC 会议中的讨论、建议以及决定的详细内容。应给 IEC 充足的时间审查方案，知情同意书（ICFs）以及相关文件。

11. 2　知情同意

关于知情同意，应牢记以下几点：

■ 应向临床研究的受试者提供的信息，应采用受试者能理解的语言和文字，包括口头和书面两种形式。

■ 根据 GCP，在开始任何临床实验之前，应保证在研究项目与文件中以书面形式提供知情同意书。如果同时采用了视频方式记录了知情同意，应根据当地法律要求保存记录。

■ 信息表中必须明确受试者是自愿的，并且他们有权在任何阶段退出该项研究，并且不需要说明理由（其医疗补偿按比例来计算）。如果受试者提供了退出研究的理由，应在研究记录中记录这些原因。

■ 必须使受试者能够获知如她或他在参与试验或者筛查中导致的伤害或致残可得到保险或者其他补偿或治疗相关程序的信息。

■ 在参与试验前，应提供给志愿者或者受试者机会与医生讨论他们在使用研究用样品中可能产生潜在的副作用或者副反应的顾虑。如果受试者希望，应提供给他们机会与充足的时间与 CRO 之外的个人讨论参加试验的顾虑，比如朋友与家人。

■ 如果有多种语言（如英语或者当地语言，或者各种方言）的 ICF，应注意保证所有版本的表格包含相同的信息。

12　监查

注意：临床监查是临床试验的必要组成部分

12. 1　监查员应该具备一定的资质（见第 8 节，人员）。生物等效性试验监查员的主要职责是确保研究过程符合研究方案、GLP、GCP 及相应的伦理和法规要求。包括确认在建立病历报告（CRFs）中使用正确的程序，以及确认所获得数据的准确性。

12. 2　申办人可以委托合同研究机构进行监管。在这种情况下，合同研究机构应有依照法规要求，开展临床试验监查工作的能力。此时，为避免利益冲突与监查的压力，应注意监查功能的独立性。应持续将监查报告提供给申办者。

12.3　应考虑基于风险的监查方法。此外，通常应进行研究前后的访问以及在实验进行中的监查访问。监查人员在每一次访问后以及与 CRO、申办者沟通后，应尽快撰写书面报告，尽管研究还在进行中，如果可能，要及时采取整改措施。应记录此类的沟通与整改措施。

12.4　如果将监查工作委托给 CRO，应在 SOP 中规定：

－不能指派参加试验的人员作为监查员

－监查访问的流程

－原始数据验证的范围，是否按照方案履行药品管理职责。

监查的范围以及访问的次数应获得申办者认可。

12.5　建议向监查员提供关于早期调查、常规监查以及后期调查工作独立的 SOP（包括列表清单）。

12.6　应保存每次监查访问的进出记录。

13. 研究者

13.1　主要研究者（PI）应全面负责研究方案的设计、研究用药品的给药、与当地管理机构和伦理委员会的联络、研究方案和最终研究报告的签署等临床研究中的事宜。

13.2　研究者需要具备一定的资质、接受过相应的培训并具有实施生物等效性研究的工作经验（在不同的国家，对作为研究者的授权人员的法律要求是不同的），至少要有一名研究者具有从事医学工作的合法资格。

13.3　具有医学资质的研究人员应对受试者在临床试验期间的尊严、健康、福利以及所有相关临床数据的准确记录等项事宜负责。

13.4　合同研究机构负责研究人员的筛选。如果研究人员不是合同研究机构的长期职员，应与外聘的研究人员签订协议并对他们进行相应的培训。

14. 研究用药品的接收、储存和处置

14.1　在临床试验的所有阶段，合同研究机构应记录受试药品和对照药品的接收、

储存、处置及管理等所有的相关信息。合同研究机构还必须对研究用药品的运输、传递、接受、储存（包括储存条件）、分配、管理、协调以及剩余药品的退回与销毁做好记录。研究用药

品的详细信息应包括药品的剂型、规格、批号、有效期以及能够确定受试药品特性的代码等。

14.2　应由合同研究机构有相应资质的人员或者当地的药房或医院药房承担研究用药品（如适当，也包括对照药品）的储存、传递、退回及保存记录的责任。

14.3　药品应在由申办者提供的正式药品信息规定的适宜环境下贮存。

14.4　所有的研究药物置于只有授权人员才能接近的上锁的安全区域内。

14.5　药品的随机性包括随机取样和配制应依照 SOP 进行，只有制作随机列表的人员能够看到它，负责分配的药剂师和统计员不能通过任何方式将其传播或交给其他工作人员。应建立一个系统，允许 PI 或授权人员在紧急情况下看到随机列表。

14.6　应按照下列要求贴标签
■ 应参照 SOP 要求按顺序打印，以减少贴错标签的潜在风险。
■ 每一个标签应包含以下信息：
　– 申办者的姓名；
　– 仅供"临床实验使用"的声明；
　– 实验参考编号或研究编号；
　– 批号；
　– 受试者识别编号（给予受试者已规定好的产品）；
　– 效期（月/年）或者复检期；
　– 研究期限；
　– 有效成分及剂量；
　– 存储条件；
　– 效期（月/年）或者复检期；
　– 产品标识（如是样品或是参照物）。

■ 如果将标签在贴在容器之前打印出来，则需确认所有标签与随机单是否一致。

■ 应将标签贴在容器上，而不是盖子上，以保证盖子打开后信息不会丢失。

■ 用于贴标识与样品管理的记录系统，应可以验证每一个受试者所接收的分给他/她的产品。例如：通过使用撕下部分的标签。因此，应将标签设计成有两个标识，一部分贴在容器上，另一部分则是容易撕下来或者独立的，将其在给药的时候贴在 CRF 上（例如：将两个标签并排打印，一个贴在容器上，另一个保留不粘贴）。使用两个独立的标签，一个贴在容器上，一个保留，但应避免混淆的风险。

■ 应将空的容器贴上标签并与试验用和参比用的待测样品分开，在分配阶段之前，将其单独放在一个上锁的安全区域，以避免潜在混淆的风险。

■ 应对标签进行核对。

■ 如果需要，应保留上述每一个步骤的详细记录。

14.7 应按照下列要求进行分配与包装

■ 在将瓶装样品带进来之前，应将使用样品的表面充分清洁。将所有的样品容器（满的或者空的）、单剂量制剂、标签材料、污染物、垃圾与残渣等清理出该区域。

■ 在将样品的容器带进来以及打开之前，应由另外一位人员确认作业场地（也可以是某个"界限"内）干净整洁的。

■ 应用适当的仪器接触测试与参比样品，如钢铲或者勺子，而不能用戴手套的手。

■ 应按照随机单将参比制剂药片与测试药片分置于每个容器中。但必须不能同时处理两个样品。这条也适用于给容器贴标签。

■ 应按照 WHO GMP 指南中关于生产中批记录采用的方法记录这个步骤，如：按顺序详细记录每一个步骤。

■ 在下一个样品配药前和配药后，应清理药品表面和环境，值得注意的是，这个操作适用于同一个研究中使用的不同样品。

■ 应一直保存研究样品的保管与分发记录，所有操作都要有记录，包括：

　　－制剂的分发、退回以及销毁的记录；

　　－在分发之前区域的清洁与清场；

　　－清洁验证的记录；

　　－应有另一个人员对每一步步骤确认的记录。

应记录、监管及控制任何影响试验药物与参比药物的数据完整性的因素。

关于标记与分发的更多指导原则，请参考 WHOGMP：生产人体临床用试验药物的补充指导原则[12]

14.8 应按照以下要求给药

■ 应按照 SOP 给药。

■ 应在研究人员与以书面委托的授权人员的监督下进行给药。

■ 在任何给药之前的时候，应进行核对以保证药品的含量与标签上的信息一致。

■ 应准确记录给药时间。

■ 对于口服固体制剂，为保证受试者吞咽了药品，应使用压舌板、铲或者发光笔检查受试者进行口腔检查，包括舌下、嘴唇下、嘴角、牙龈和脸颊之间。对于其他剂型，应采用其他适当方法确认。上述内容应被记录。

■ 如果超过一个给药剂量，应记录清楚。

■ 可直接在 CRFs 中记录给药，如果将报告表格抄写在其他文件里，应保留原始记录文件。

■ 应有另一负责人对药物进行核实与确认。

14.9　研究人员应按照研究方案的要求、随机取样计划以及必要的双盲法进行临床研究。为保证药物剂量的正确，研究人员要确保试验用药品的使用都有记录。

14.10　为了将来可能的验证实验，应保留原样品瓶中样品至少到最新样品到效期后一年，或者符合国家或国际推荐的方法。应在 SOP 中规定留样期限，并写在申办人和 CRO 之间的合同中。应保留已分发未服用样品的记录。

15. 病例报告表

15.1　病例报告表应被用于记录临床研究过程中每一位受试者的研究数据。

15.2　如果申办者要求合同研究机构设计病历报告表，那么 CRO 应有设计病例报告表的相关程序。建议使用标准的格式；根据具体研究计划的要求，应使其适用于每个研究计划。应对照其他实验文件审查 CRF，如方案与实验数据，保证相应的信息与数据已被记录，CRF 与其他实验记录一致。

15.3　应在临床试验方案中指明需要从每一位志愿者身上收集的信息，并指明在病例报告表直接记录所有的数据（如，不能预先手写或电子记录数据）被认为是原始数据

15.4　病例报告表应反映研究获得的真实数据，并便于对数据进行确认、审计和检查。

15.5　应建立相应的程序并且依照该程序，将反映研究者的病例报告表准确度的证明材料存档。对于报告中的任何错误或删除，研究者应予以澄清、修改、签署修改日期、修改人签字并对修改进行说明。

15.6 每一位受试者病例报告表和心电图结果（ECGs）的副本应与档案一起提交，并应符合档案监管机构的要求。

16. 志愿者的招募方法

注意：开展生物等效性研究的组织或者机构，理论上应有足够的已经通过医学检验和筛选的后备健康志愿者。在研究开始前才招募志愿者，往往会时间仓促，而且会影响到志愿者的筛选标准，尤其是安全性方面的标准。在 CRO 的任何一个 BE 研究中选择一组受试者进行基因筛查（除非方案中已预先写明包含或者排除的标准）有助于筛选。

16.1 应提供志愿者的招募过程并且包括 CRO 将要使用的方法的描述。应保留志愿者的数据库，避免交叉参与，并规定一项研究与下一项研究的时间间隔。应给数据库设置密码以确保志愿者与受试者的隐私安全。

16.2 应确保志愿者与受试者的身份识别。如果使用可生物识别系统，应定期对系统进行验证，对认证系统的任何变更都可能影响该系统功能。

16.3 除了参加研究项目受试者的知情同意书，在任何研究筛选程序之前，应获得准备参加的受试者的知情同意书。

16.4 应在临床实验方案中，标明受试者筛选标准（允许入组或者排除的标准）以及筛选过程。

16.5 应在已验证的数据库记录受试者的筛选与参与试验的结果并由 CRO 保存。如果有地区的或者国家的志愿者数据库，应查找每一个人受试者是否参加过以前的实验，并且应将受试者的数据上传到中央数据库，避免过度参加志愿者。应将该数据库设置密码以保证受试者隐私安全。

16.6 理想情况下，应记录 CRO 的数据并允许用户查询：

－合同细节

－性别

－状态：例如：合格的、未获资格的、不合格的、隔离以及目前这种状态的原因；

－最后一次参加研究的时间和地点（如果适用/已知）；

－最后一次筛选的日期；

－永远不能改变受试者的唯一标识；

－最后一次实验结果：如完成、随机实验未给药、因个人原因的撤回、因医疗原因撤回等。

这些数据应每天备份并在任何时候都可被审查。

16.7　应为每个受试者建立医疗记录，应包含受试者所参加的每一次筛查与研究的信息，这与后续的实验受试者是可以继续参加有关。应提供单独受试者以前的医疗记录，并应进行与已经生成的试验医疗记录一致性的检查。这点是非常重要的，在受试者参加评估之前，能够保证评估安全性。

17. 饮食

17.1　研究期间，应充分地做好禁食和用餐的控制工作，因为进食能显著地影响药物的吸收。应依照临床试验方案，有计划地提供给受试者标准试验餐、零食和饮料。

17.2　应保留进餐时间及用时、进食量及流质饮食数量的记录。在获取门诊受试者的样本之前，如方案中有相关规定，则应询问受试者的食物与饮料的食用情况。

17.3　应由具备相应资质，接受过培训以及有经验的营养师设计标准餐。如果该项服务是外包的，则还应有一份接受委托的正式合同。

18. 安全、不良反应及不良反应报告

18.1　合理的研究计划中应包括对受试者自身可能发生的所有危险，都有充分的评估。研究过程应该有计划、有组织地实施及监查，使包括志愿者在内所有相关人员，都能够接受研究的安全性。

18.2　在研究场所，应有急救设备及相应的治疗用药品。并且要有足够的设施，供受试者紧急护理或其他医学护理用。应在CRF以及其他文件中对受试者的任何治疗进行记录。

18.3　如果发生了不良反应事件，研究者应负责做出医学判断，并立即通报相关医疗管理机构、研究申办者，适当的情况下还应通知伦理委员会，不得有延误。如果出现严重的不良反应，应当遵照各国的法规，在规定的时限内向有关机构报告。

18.4　合同研究机构应该有对不良反应进行登记和报告的表格。应向研究者提供这些表格。该表格可作为病例报告表的一部分。如有需要，也可能要使用相关的申办者表格。

第三部分　生物分析

注意：可以由实施临床研究的同一家 CRO，也可与其他的实验室或 CRO 签约来进行药物浓度（药物活性成分或者代谢产物）的分析。

19. 方法开发

19.1　生物分析实验室应提供开发生物分析方法的详细内容。实验室应保存在方法开发中所用任何文件的副本。应记录（应有程序文件）所有对方法的修订与变更。

19.2　应采用合理、科学的原则选择内标。通常，内标的理化性质应尽量与被测物相近。采用质谱方法时，尽管推荐使用稳定的放射性核素内标，但是稳定的非放射性核素标记内标也是可以的。选择放射性核素标记内标物时应考虑的因素包括放射性核素标记的位置以减少互换反应。

19.3　开发方法时应保证所建立的方法能将潜在的人为过失最小化。

20. 方法验证

应遵守严格监管机构（SRAs）关于生物分析方法验证的最新指导原则。

20.1　应在方案中规定分析方法的验证要求，分析方法的验证应有单独的操作方法。

20.2　最好在研究开始之前，应获得样品稳定性的数据以支持所规定环境条件与储存时期。

20.3　与待用分析样品方法一样，应至少每一轮进行一次方法验证。

21. 样本的采集、贮存以及生物材料的处置

21.1　应在临床试验方案中规定样本性质（血清、血浆或尿样）、取样方法、取样体积和样本量，并把这些信息提供给受试者。如对于血浆样本需要使用抗凝血剂，应在临床试验方案中

说明。

21.2 对于样本的采集、制备、运输和贮存，应有程序文件。

21.3 任何其他特殊的可预见的情况应按照方案或其他文件执行，应有程序文件。

21.4 应记录实际取样次数以及与计划取样次数的差异，在研究报告中应备注偏差，并在计算药代参数时给与考虑。

21.5 采集的样本的标签应该清晰，保证每个样本的正确识别和追溯。

21.6 样本贮存的条件要根据受试药物的性质确定。尽管如此，所有的贮存条件（例如，冷冻的温度）都应在研究方案中进行规定，并在贮存期间和运输当中对贮存条件进行控制、监测并记录。当然，还应有相关的程序，在贮存系统发生故障时，保证样本的完好。

21.7 应保存样本的贮存和取用记录。

21.8 推荐保存双倍或备份样本，并分别贮存和运输。

21.9 生物材料的处置、破坏或销毁应该符合当地的规定。

21.10 处理和销毁任何剩余的生物材料应符合当地法规。

22. 研究样品的分析

应遵守严格监管机构（SRAs）关于生物分析方法验证的最新指导原则。另外：

22.1 除非评价具有长期稳定性的分析物，否则应在分析研究样品开始之前获得方法验证的结果，并应在研究报告发布之前获得这些结果，并应在申请时与验证报告一起提交。

22.2 每一次分析运行应包括标准曲线（CC），并同时进行QC样本与受试者样本的处理。应记录所处理的真实序列。除非经过科学的评估（例如：稳定性不好的样品需要分析完一份样品再进行下一份样品）应在一次运行中分析所有的试验期间所采集的全部样品。

22.3 应使用容量足够大的仪器以便能够在一次运行中同时处理所有样品。然而，如果无法避免将不同提取批次的样品在一次运行中分析，每一批都需要包括QC样品。在SOP中规定的判定标准首先是针对所有的样品运行，如果都合格，再规定每一提取批次的评判标准。

22.4 在方法开发的过程中应尽一切努力避免残留的影响，如果无法避免，应制定方法减少其影响，比如，在高浓度样品运行后插入清洗样品程序。

22.5 关于空白血浆在 CCs 以及 QCs 中的应用：

□应提供空白血浆的冻融循环次数以及储存期限，并尽可能的限制，以保证其不发生降解以及任何性质的改变。应考虑使用小体积的冷冻空白血浆以减少冻融循环的次数。

□应记录空白血浆的抗凝剂，并与研究样品实际所使用的抗凝剂性质与比例是一致的。

22.6 关于真实样品的再分析

□应按照欧洲药品管理局（EMA）关于生物分析方法验证（13）指南进行真实样品的再分析。

□分析结果的显著差异说明分析方法有问题，应进行研究。

23. 数据处理与记录

23.1 积分设置应基于科学并完全合理。应保持足够低的平滑以免掩盖峰形中可能的干扰与改变。

23.2 应保存 CC 的不同迭代次数，如果规定的 CC 失败了，为了校准或者通过 QC 标准，将符合要求的 CCs 排除在外是不被接受的，同样使用不符合要求的 CC 标准也是不能被接受的。源数据应包括原始的，首次运行的评估（包括所有的校准样品）。如果按顺序排除了几个校准样品，应在文件中记录每一步骤的 CC，排除的样品应符合规定。在现场检查中，当使用电子原始数据时，如果可以恢复成初始校准状态则只保存最后的校准是可被接受的。应在 SOP 中规定接受与排除 CC 标准的过程与评判标准。

23.3 如果排除了第一个或者最后一个校准样品，应缩小校准范围，例如，第二个校准样品成为了最低检出限或者倒数第二个校准样品成为最高检出限。应重新分析低于修订后的最低检出限以及高于修订后的最高检出限的样品。或者，将整个运行序列再重复一次，但是这不是首选。

23.4 应对内标的变化进行趋势分析，可作为结果有效性的确认资料。内标物响应的显著变化表明分析方法有问题，需要研究或者重新分析。CC 标准或者 QC 标准测定的内标结果与样品结果的差异，也表明有影响结果可靠性的问题。

23.5 在研究方法验证之前，之中以及之后，应始终在所有的分析仪器上打开所有的审计追踪功能。

23.6 应按顺序记录所有原始的分析数据（例如：计算、色谱图以及相关的审计追踪），保证可使用样品编号、所用仪器设备，分析的日期与时间，技术员的名字等追溯。如果生成了多个审计追踪文件，则需全部保留（例如：结果、项目和仪器的审计追踪）

23.7 每一个数据都能追溯到相应的样品，包含样品的编号、采集时间、离心时间、样品放入冰柜的时间以及分析样品的时间都应被记录，任何异常的结果都可能有样品混淆造成的。

24. 药物非临床研究质量管理规范（GLP）

24.1 通常，尽管大多数 GLP 指导原则[2]仅用于与非临床的安全性研究，在 BE 研究中生物分析部分也应遵守 GLP 原则。

24.2 应在建立有 QA 体系[14]的实验室进行分析。

24.3 关键样品的存储以及其他需要环境控制的区域应是符合规定，并经过校准与维护。应有警报系统以及足够的监控系统控制关键阶段区域与关键样品储存系统（如冰柜）的温度。如果采用自动报警系统，则应定期检测。应记录日常监控结果以及所有的报警检查。应有一个系统确保在报警后能采取及时且适当的措施。

24.4 为了认证与再认证，应记录冰柜和冰箱 24～72 小时或者更长时间的温度分布，并应在对存储单元进行重大修改后重新分布。

24.5 当温度监控记录分析显示无法解释的变异超出的正常操作限度，应考虑修复或者将样品转移到同等条件的储存单元。

24.6 在使用之前，应定期对实验中所使用的天平或者其他计量器具、设备或者仪器进行校准，这些仪器应符合其预期用途。

24.7 设备的操作、使用、校准及预防性维护都应有 SOP，并且保存设备的使用等记录。临床试验中所使用的设备都应进行标识，以确认该设备通过了适当的评定和校准并具有可溯源性。

24.8 化学药品、试剂、溶剂和溶液需要贴上表明其成分、纯度（如果适用）、有效日期以及指定的贮存条件的标签。标签还应提供物料来源、制备日期和稳定性等相关信息。

第四部分 药物代谢动力学、统计计算及报告

25. 药物代谢动力学与统计计算

25.1 应在方案或者统计分析计划中说明任何 BE 使用的统计模型，应该清楚表明哪些因素是固定的，哪些是随机的，是采用混合效应模型、正常的线性模型或其他模型。如果在方案批准后对统计分析方法进行了修订，则应在修正方案中记录，并应在临床研究报告中说明变更的原因。

25.2 应该由有资质的人员来进行计算。请参见第 8 节（人员）。

25.3 应在研究方案和（或）药物代谢动力学分析计划或者统计分析计划中，规定药物代谢动力学和统计计算（用软件或者手工计算）的方法。数据分析应符合上述要求。应包括从零时到无穷大的曲线下面积（AUC_{inf}）的获得方法（例如：如何选择外推的点）。

25.4 应使用经过验证的软件或手工计算。应采用 SOP 对软件或者手工计算公式进行验证或者确认，理想情况下使用变化复杂的数据集或者 α 水平。应证明自己设计的软件可以达到预期用途。有关计算的使用指南（见第 4 章：计算机化系统）[8]。

25.5 应有第二个有资质的人员按照 SOP 对数据输入进行复核。

25.6 应保留实验记录的数据库，并在完成研究后闭锁起来。一旦锁闭，研究就可揭盲并进行统计分析。应记录闭锁的时间及统计分析的时间，并在研究报告中说明，应在适当的程序中规定上述流程。

26. 研究报告

26.1 研究报告应准确地反映所有的研究程序和结果。

26.2 应认真撰写研究报告并注意行文格式。试验过程中所有偏离试验方案的情况均应在研究报告中体现。

26.3 报告中的结果应与原始记录一致。

26.4 研究报告应遵循相关的法规要求，并按标准格式书写。

26.5 研究报告应包括一个生物分析报告、生物分析方法的描述以及该方法的验证报告。

26.6 应由研究者和申办者批准临床研究报告，应由研究主管批准生物分析报告。

26.7 报告应由相关负责人签字批准并注明日期。

26.8 在最终研究报告发表之前应有监查报告和审计报告。

参考文献

［1］Guidelines for good clinical practice for trials on pharmaceutical products. In：WHO Expert Committee on Selection and Use of Essential Medicines：sixth report. Geneva：World Health Organization；1995：Annex 3（WHO Technical Report Series，No. 850），pp. 97－137.

［2］WHO handbook on good laboratory practice：Quality practices for regulated non－clinical research and development. Geneva：World Health Organization；2009.

［3］OECD series on principles of good laboratory practice and compliance monitoring，number 1：OECD principles on good laboratory practice（as revised in 1997）. Paris：Organisationfor Economic Co－operation and Development；1998（ENV/MC/CHEM（98）17. 26）.

［4］Additional guidance for organizations performing in vivo bioequivalence studies. In：WHO Expert Committee on Selection and Use of Essential Medicines：fortieth report. Geneva：World Health Organization；2006：Annex 9（WHO Technical Report Series，No. 937）.

［5］Guidance on the selection of comparator pharmaceutical products for equivalence assessment of interchangeable multisource（generic）products. In：WHO Expert Committee on Specifications for Pharmaceutical Preparations：forty－ninth report. Geneva：World Health Organization；2015：Annex 8（WHO Technical Report Series，No. 992）.

［6］WHO Operational guidelines for ethics committees that review biomedical research. Geneva：World Health Organization；2000（WHO，TDR/PRD/ETHICS/2000. 1）（http：//www. who. int/tdr/publications/ documents/ethics. pdf? ua＝1，accessed 11 January 2016）.

［7］The good automated manufacturing practice（GAMP）guide － A risk－based approach to compliant GxP computerized systems（GAMP5）. Tampa（FL）：International Society for Pharmaceutical Engineering（ISPE）；2009.

［8］Good practices for computerised systems in regulated "GXP" environments，PIC/S Guidance. Geneva：Pharmaceutical Inspection Convention Pharmaceutical Inspection Co－operation Scheme；2007（PI 011－3，25）.

［9］ Guidance for industry: part 11, electronic records; electronic signatures – scope and application. US Food and Drug Administration; 2003（http：//www. fda. gov/downloads/RegulatoryInformation/Guidances/ucm125125. pdf, accessed 27 February 2016）.

［10］ EU guidelines for good manufacturing practice and medicinal products for human and veterinary use. Annex 11, Computerised systems. Brussels: European Commission（SANCO/C8/AM/sl/ares（2010）1064599）.

［11］ Guidance on good data and record management practices. In: WHO Expert Committee on Specifications for Pharmaceutical Preparations: fiftieth report. Geneva: World HealthOrganization; 2016: Annex 5（WHO Technical Report Series, No. 996）.

［12］ WHO good manufacturing practices: supplementary guidelines for the manufacture of investigational pharmaceutical products for clinical trials in humans. In: WHO Expert Committee on Specifications for Pharmaceutical Preparations: thirty – fourth report. Geneva: World Health Organization; 1996: Annex 7（WHO Technical Report Series, No. 863）.

［13］ Guidelines on bioanalytical method validation. London: Committee for Medicinal Products for Human Use（CHMP）; 2012（EMEA/CHMP/EWP/192217/2009 Rev. 1 Corr. ＊）.

［14］ Reflection paper for laboratories that perform the analysis or evaluation of clinical trial samples. London: European Medicines Agency; 2012（EMA/INS/GCP/532137/2010）.

附件1 合同研究机构标准操作规程目录样版

以下是SOPs目录样板并应在合同研究机构（CRO$_s$）使用。表格也许不完善，需要额外的步骤，这取决于实际情况以及设施的相关要求。

所有CRO与生物等效/临床研究相关的文件都是受控文件（应有版本日期、批准日期等）。如果这些文件符合标准操作规范（SOP）格式或附属于SOP，就容易实现对文件的控制。

生物等效/临床研究中的所有关键和主要实施人员至少应能方便地获得SOP。

编号	SOP 名称
1	生物等效研究（BE）的实施
2	BE 研究相关文件的归档和检索
3	BE 研究的质量保证；研究及研究报告中临床和生物分析部分的检查

4	研究文件
5	研究方案的制定和审核
6	研究方案的修订
7	偏离（违反）研究方案的记录和报告
8	申办者/CRO 就实施 BE 研究的质量保证协议
9	伦理委员会批准研究计划的程序
10	生物利用度（BA）/BE 报告
11	研究报告
12	书面知情同意
13	为筛选受试者从研究志愿者获得书面知情同意
14	在 BE 研究的不同阶段对志愿者进行识别的代码分配
15	研究者手册（IB）
16	病例报告表（CRF）
17	病例报告表的填写、审阅和完成
18	数据收集和 CRF 的完成
19	不良（严重不良）反应事件的监查、记录和报告
20	研究的组织框架图
21	人员的培训
22	研究团队成员的职责
23	申办者对研究的监查
24	研究前会议的召开
25	研究的启动
26	受试者管理
27	动员个体注册进入志愿者库的 SOP
28	注册的合格标准以及个体注册进入志愿者
29	受试者退出的处置
30	在生物研究的不同阶段对志愿者进行识别的代码分配
31	为实施研究，对登记的志愿人员进行筛选的 SOP
32	为药物滥用检查收集受试者尿样以及向病理实验室传递样本的 SOP
33	管理人员职责

34	向 BA/BE 研究受试者支付费用的 SOP
35	进出临床机构的程序
36	处理受试者入住和离开的 SOP
37	临床机构的内务管理
38	生物研究用标准试验餐的计划、制备、评价和服务
39	向研究受试者配送标准试验餐
40	医护呼叫系统的操作和维护
41	BA/BE 研究期间，受试者服用口服固体制剂的 SOP
42	对研究受试者进行插管的 SOP
43	采集研究受试者血样的 SOP
44	生物样本的编号系统
45	记录受试者生命体征的 SOP
46	火警报警系统的操作和确认
47	从医用氧气储罐向受试者供氧的 SOP
48	BA/BE 研究期间对受试者进行紧急救护的 SOP
49	BA/BE 期间使用救护车
50	血样的离心和分离
51	血浆/血清样本的保存
52	生物样本的隔离
53	向生物分析实验室传递血浆/血清样本的 SOP
54	玻璃仪器的清洗程序
55	室温及相对湿度的记录
56	临床机构所有设备的使用和维护 SOP
57	临床机构设备的编号和使用登记
58	进入药房的控制
59	药房区域的要求
60	为 BE 研究，获得保存、配制和取得药品的相关授权
61	研究用药品接收、退回和管理的记录
62	研究用药品的接受和退回程序
63	药房中药品的保存
64	药品配制前后场地的清理

65	场地清洗和配制记录；配制后药品的包装和发放记录
66	研究用药品的留样
67	有档案记录的研究用药品的处理
68	生物材料的处理
69	生物分析实验室程序（为不同设备、分析方法和试剂制备而制定的 SOP）
70	实验室结果超标（OOS）
71	可接受的分析轮次的判断标准：标准曲线的接受、基于 QC 样本结果，分析轮次的接受
72	可接受的色谱分析结果的判断条件、色谱图的积分
73	样本的再检测
74	来自生物分析数据的药物代谢动力学数据
75	BE 研究中的统计学

附录 10 WHO **多来源药品变更指导原则**

1. 简介

药品上市许可（MA）持有人或申请人应对药物制剂成品（FPP）全生命周期内的安全性、有效性和质量可控性（QSE）负责。药品获准上市后，生产企业会因多种原因希望对药品做出改变（变更）。如采用新技术和新工艺，提高药品质量，缩短原料药再检测周期，延长药物制剂成品有效期，根据市场需求扩大生产规模或增加生产地点；更新产品信息（如不良反应信息）等。以上改变无论出于何种目的均被称为变更。变更需获得国家药品监督管理部门（NMRA）批准方可执行。

国家药品监督管理部门和上市许可持有人都应意识到：

– 原料药（API）或 FPP 生产环节的变更影响药物制剂成品的安全性、有效性和质量可控性（QSE）。

– 与 FPP 相关的信息变化（如药品标签信息）影响药品使用的安全性和有效性。

本文件旨在为建立药品批准后变更的国家管理要求提供指南。指南提供了推荐的变更分类和报告程序，各国 NMRA 可根据本国的政策法规和实际情况权衡利弊对其进行适当调整。

2. 适用范围

本文为国家药品监督管理部门监管多来源药品的上市许可或上市许可文件变更提供指导。包括：

■ 变更分类及变更报告的标准和程序；

■ 国家药品监督管理部门如何建立对已批准上市的药物制剂成品的变更管理程序。

国家药品监督管理部门可参考该指导原则，并结合"多来源药物制剂成品（仿制药）申报资料提交指导原则：质量部分[1]"及 WHO 或其他各国相关指导原则，对产品资料中质量部分的变更进行监管。上述指导原则旨在为各国药品监督管理部门建立药品变更管理程序时，提供通用原则。因各国药品监督管理部门需要结合本国的法规和实际情况执行变更监管，本文未提供某个具体变更在数据要求或者风险分类上的具体指导，但在"认证产品变更指导原则[2]"和其他国家指导原则中，给出了国家药品监督管理部门评估变更对产品 QSE 产生影响所要求提供数据的具体实例。

以上指导原则仅适用于通过化学合成和半合成得到的原料药，及含有这些原料药的制剂成品。通过发酵和生物技术得到的原料药、生物制品或植物药均不在该指导原则的适用范围内。对于疫苗，国家药品监督管理部门可参考"WHO 关于已上市疫苗变更程序及数据要求的指导原则[3]"。

3. 术语

下面给出的所有定义仅适用于本指导原则中涉及的术语。在其他的文本和文件中可能具有不同的含义。

原料药　用于药品制剂生产的任何一种物质或物质的混合物，并作为药品制剂的一种活性成分。该物质在疾病的诊断、治疗、症状减缓、疗程或预防中具有药理活性或其他直接作用，或能影响身体的功能和结构。

原料药的起始物料　用于生产原料药的原料、中间体或原料药，并且以主要结构片段的形式被结合进原料药结构中，原料药的起始物料可以是在市场上有售、能够通过合同或商业协议从一个或多个供应商处购得，或由生产厂家自制。

生物批　在生物等效性或生物等效性豁免研究中，用于考察是否与参比制剂具有生物等效性或相似性的实验批次。

药物制剂成品　药物制剂经历了包括最终容器包装和标签在内的所有生产环节后的成品。

过程控制　为确保最终产品质量，在生产过程中执行的检查，以便监控或者调节工艺参数。

生产厂家　对药品实施生产、包装、分包装、贴标签、分贴标签等操作的企业。

上市许可持有人　是指通过提交注册药品或已获准上市药品的相关要求性文件，对该药品承担法律责任的个人或实体。

多来源药品（仿制药）　药效学等效或者药效学可替代产品，它们治疗等效或治疗不等效，其中治疗等效的多来源药品可相互替代。

法定药典　国家监管机构认可的药典（如国家药典，英国药典、欧洲药典、国际药典、日本药典、美国药典等）。

中试批次　能够完全代表和模拟完整的规模化生产的原料药或药物制剂成品批次。比如，对于口服固体制剂，如无另外规定，中试批次的量应至少为大生产量的 10/1 或者 100000 片（粒），取两者间较大的量。

生产批次　在获准生产的车间内采用获批的生产设备按生产申请规定批量生产出的原料药或药物制剂成品批次。

注册信息　在一个国家获准上市的所有药品的列表。由国家药品监管部门负责药品注册信息的管理。

已注册药品　已经获准上市的药品。

验证　证明任何程序、过程、设备、物料、活动或系统确实能达到预期结果的证据和书面证明。

变更　药品任何方面的改变（包括但不限于）：起始物料，处方、生产工艺、生产地址，药物制剂成品及辅料质量标准的改变，包装容器、容器标签和产品信息的改变等。

4. 总则

上市许可持有人应考虑任何变更可能对药物制剂成品 QSE 带来的潜在影响。从这个角度考虑，上市许可持有人应根据指导原则的建议，决定是否需要补充药品最初上市许可的信息，及是否需要向药品监督管理部门提出正式变更申请或更改申请资料。在执行变更以前，上市许可人应对变更后效果进行评估，并通过合理的研究证明该变更对药品 QSE 不产生负面影响。上市许可人需注意的是有些变更会产生后续的变化，所以可能需要申请关联变更。因此，上市许可持有人应根据所有可能的变化考量是否需要进行多个变更的申请。一般来说，未经药品监管部门批准，不允许执行任何变更，除非在国家指导原则中明确豁免。

资源丰富的机构也难以全面评估所有产品发生的所有药学变更。这导致了由上市许可持有人对变更进行自我评估的趋势性导向。因此，基于对风险的认知及风险管控，药品监管部门应规定哪些变更可以不经批准执行（经自我评估的变更），哪些变更必须经过批准后方可执行。药品监管部门可能还需要建立一个介于两者之间的变更分类，该类变更可不经事先批准但必须向药品监管部门进行报告（需备案的变更），以及需要或不需要进行评估。

上市许可持有人应对计划进行的特定变更按其实际境况进行评估，以确定其对产品 QSE 产生的影响。在上市许可的变更申请中，上市许可持有人应将其进行的变更上报药品监管部门，并提交合理的支持性数据。为了鼓励上市许可持有人优先关注这些变更，应尽快处理变更申请。药品监管部门应对处理变更申请的时间做出规定。

变更指导原则的执行不应影响药品的正常供应及采购。因此，强烈建议药品监管部门建立和公众健康优先权、监管能力及资源相匹配的监管制度。药品监管部门应就拟定的程序和制度与制药行业进行良好的沟通，以便合理部署确保新指导原则的实施。

区域级药品监管部门协会或网络可作为分享信息、技术和监管决策交流的平台。各国药品监管部门可利用网络学习其他国家的工作经验，政策解读，收集相关法规信息，以提升自身的监管能力，避免同一变更在不同国家的重复审评。

关于报告分类的描述在本指导原则第 5 小节介绍；关于上报药品监管部门的变更报告推荐的监管程序在第 8 小结中讨论。

5. 质量变更报告分类

为了提高可预测性，应该按照科学和技术的进展，建立变更报告分类以及关于数据要求的指导原则并定期更新。在建立指导原则时，需要考虑变更对产品 QSE 带来的影响和如何控制风险。

除了需要考虑变更对产品 QSE 产生的影响之外，药品监管部门还可以通过要求上市许可持有人必须达到一些前提要求的方式，来调整某个变更的风险类别。按照这种方式，有些通常被认为高风险的变更，在具体情况下有可能被划分为其他风险类别。总的来说，药品监管部门对某个变更提出的前提要求越多、内容越具体，那么上市许可持有人可自行评估该变更（的风险）的可能性就越大。

当药品监管部门制定变更报告程序时，需要考虑的另外一点是对变更报告程序中没有阐述的变更的默认（自然）风险类别进行判断。比如，当一个变更本身（默认）属于重大变更时，那么变更报告程序中就应该重点强调当这个变更属于低风险类别情况下，对数据和上报的要求。反之，当一个变更本身（默认）属于一般变更时，那么就必须要明确阐述重大变更和低风险变更的数据和上报要求。

在以下报告分类中概括的定义旨在为药品监管部门提供监管质量相关的变更可采纳的变更分类策略的应用实例。具体变更数据和条件要求的实例可参考 WHO 认证产品变更指导原则（2）或其他国家监管指南。应额外关注特定指导原则的默认风险分类。

药品监管部门应当声明：当上市许可持有人不清楚某一变更的具体分类，应联系相应的药监部门。

变更可被分为重大变更，一般变更和备案变更。药监部门可根据各自国家的要求增加或者减少分类。

5.1 备案变更

当变更对产品的 QSE 不存在潜在的负面影响或影响很小时，可以对产品进行备案式变更。上市许可持有人在执行这些变更时，可以不预先通过药监部门的批准。药监部门规定上市许可持有人在执行变更后立刻或者在规定时间内及时提交变更备案，或者每年提交一次变更备案即可。

5.2 一般变更

是指对产品的 QSE 有潜在的中度或负面影响的变更。因此在执行这些变更以前，必须向药监部门申请，并提交所有规定的变更申请文件。若上市许可持有人在规定时间内没有收到药监部门发出的拒绝函，即可执行变更。

5.3 重大变更

是指对产品的 QSE 存在明显的潜在负面影响的变更。重大变更必须经药监部门审评和批准后方可执行。

正常情况下各个变更要求独立提交变更申请，但是为了提高效率，在一些特定条件下，药品监管部门也接受多个变更一起提交。例如：

■ 当变更之间相互关联，例如引入一个新杂质的检查，要求建立一个新的分析测试方法；

■ 当同一变更影响同一上市许可持有人的多个药物制剂成品，例如为多个药物制剂成品增加新的原料药生产地；

■ 当所有的变更都属于年度备案的变更；

■ 当变更与某一通用技术相关，例如，因遵从药典标准导致的药品主要文件的更新或分析方法和质量标准的变更。

任何时候，上市许可持有人和药监部门都应关注一个药物制剂成品同时发生的多个变更。尽管每个独立变更会按照特定的分类规则进行分类，但对于高风险类别的变更分类，应尽可能根据多个变更的组合效应结果进行划分。在这种情况下，建议上市许可持有人在提交变更申请之前联系药监部门了解相应的指南来进行这些变更分类。

如果文件档案上的变更只涉及文本编辑的变化，这些变更不需要作为独立变更而提出申请，但是可以作为变更通知和随后的变更一起提交。在这种情况下，需要发表声明，说明除了提交的变更内容有变化，文件档案相关部分的内容并没有因为编辑上的改变而发生变更。

"时间表"和"变更的实施"属于药监部门的有关规定，应可以公开获得。

6. 新申请

有些变更发生了本质的改变，以至于改变了已批准的档案文件相关条款，因此不能再视为变更。在这种情况下，应该按照相应的国家规定，考虑提交一个新的文件，提出新的上市许可申请。

这些改变，例如：

- 将一个原料药变更为另一个不同的原料药；
- 在一个复方药品中添加一个原料药；
- 在一个复方制剂中除去一个原料药；
- 一个或多个原料药的规格和/或剂量的改变；
- 从普通药品变更为缓释剂型，反之亦然；
- 将液体制剂变更为粉末制剂，反之亦然；
- 给药途径的改变。

7. 产品信息及标签变更的注意事项

药品监管部门应被告知产品信息[1]的任何变更（药品说明书（SmPC），患者使用说明书（PIL），和（或）标签变更等），应按每个国家相应的要求提交修订后的产品信息和/或标签信息。

当变更导致 SmPC、PIL 和/或标签的修订，更新后的信息应该作为变更的一部分进行提交。药品监管部门会要求上市许可持有人提交产品信息变化前后的对比表。

需要注意的是，多来源药品的临床使用的变化，比如适应症或适用人群发生改变，将导致该药品不再与参比药品可替代使用，因此，NMRAs 在批准这些变更前，需要考虑到这一点。

8. 变更程序

8.1 概述

药品监管部门应该制定变更程序以及变更准则以更好的监管已获批药品的变更。变更程序应包括当上市许可持有人提交变更申请做出咨询时应准备的书面说明及相关时间安排表。根据不同的变更类别，可适用不同的时间安排表。

对获批药品的变更监管是整个药品监管工作的一部分。药品监管还包括对上市许可的管理，GMP 检查和药品上市后监督等，这些职能往往是由 NMRA 不同的部门负责。各部门之间应职责清晰明确，并能够进行有效的沟通和交流，当各部门独立办公时，沟通交流就尤其至关重要。当多个部门参与到药品的变更评估中时，需要有一个正式的决策过程取代商议过程，比如：需要讨论某个变更是否需要进行 GMP 检查，或是留待下一次检查中再议。所以，应制定相应的变更程序，以便在变更批准之前就能验证或考虑到检查的结果。药品监管部门多个部门之间良好的协调和沟通至关重要。

8.2 申报前会议

药品监管部门应建立程序使上市许可持有人能在递交变更申请前获得咨询，并应该鼓励上市许可持有人接洽药品监管部门，告知已获批药品的未来变更计划和预计提交变更申请的时间，以利于药品监管部门合理安排工作计划和配置审评资源。

8.3 推荐的一般变更申报文件

如果变更不需要事先批准，需提供下列材料，在适用情况下，也可作为变更通知即时报告或年度报告的一部分内容：

－申请函（包括所有变更列表，每处变更需要进行具体描述以便能快速评估报告类别是否合适）；

－申请表；

－现行文件受变更影响的内容列表；

－所有变更描述、变更理由和各变更实施日期列表（每处变更需要具体描述以便能快速评估报告类别是否适当）；

－评估每处变更对药品质量影响的相关研究和测试数据汇总

文件［包括变更控制的前后对照列表、变更验证方案以及用来评估变更影响的标准操作规程（SOPs）］；

－原文件更新部分的复印件。

以下内容也需要包括：

－变更中受影响的一个或多个药物制剂成品的名称。（如：不同标签规格/产品说明）；

－如果变更影响多个产品，列出已批准的变更参考。

评估变更影响所开展的研究数据以及生产批记录、SOPs 都应该归档，当药品监管部门检查需要时务必能够提供这些资料。

如果变更的报告类别属于最低风险等级的年度报告，且无变更关键数据，可不要求提供数据汇总。

8.4　推荐的事先批准的变更申报文件

需要在实施前获得批准的变更，应提交的基础文件如下：

－申请函（包括所有变更列表，每处变更需要具体描述以便能快速评估报告类别是否合适）；

－申请表；

－现行文件受变更影响的内容列表；

－所有变更描述、变更条件、变更理由的文件资料；

－现有已批准信息与所提出的变更信息的并行比较；

－根据药品监管部门规定的文档格式，提交文件的替代部分，并在其中清楚标明所提出的变更；

－SmPC、PIL 和标签的副本；

－相关研究和测试数据汇总，以评估每处变更对药品质量的影响［包括变更控制的前后对照列表、变更验证方案以及用来评估变更影响的标准操作程序（SOPs）］；

－提供变更在其他国家和（或）机构已被批准的注册状态和批准日期，尤其是在原产地国家已批准的相同变更。

8.5　审核程序

药品监管部门应基于国情和自身审评能力采取风险评估策略，将时间精力集中用于有较高风险的变更审核。减少审评工作量的关键因素是确保变更文件准则可允许变更的快速评估。此外，药品监管部门可考虑：

－依靠其他国家对变更的决定；

－依靠其他国家药监机构的变更评估报告；

－制订本国的全面变更评估报告；

－或是采取以上方法的组合。

如果采用其他国家药品监管部门的变更决定，那么提供某些小的具体信息是十分必要的。如果药品监管部门同意上市许可按照参考的药品监管部门或 WHO 药品认证规定进行变更申报，则建议任何此类产品的任何批准后变更应遵从参考的药品监管部门或 WHO 认证[4,5]规定进行变更审查。

参考文献

［1］ Guidelines on submission of documentation for a multisource（generic）nished pharmaceutical product：quality part. In：WHO Expert Committee on Speci cations for Pharmaceutical Preparations：forty – eighth report. Geneva：World Health Organization；2014：Annex 6（WHO Technical Report Series，No. 986）.

［2］ Guidelines on variations to a prequali ed product. In：WHO Expert Committee on Speci cations for Pharmaceutical Preparations：forty – seventh report. Geneva：World Health Organization；2013：Annex 3（WHO Technical Report Series，No. 981）.

［3］ Guidelines for procedures and data requirements for changes to approved vaccines. In：WHO Expert Committee on Biological Standardization：sixty – fth report. Geneva：World Health Organization；2015：Annex 4（Technical Report Series，No. 993）.

［4］ Guidelines on submission of documentation for prequali cation of nished pharmaceutical products approved by stringent regulatory authorities. In：WHO Expert Committee on Speci cations for Pharmaceutical Preparations：forty – eighth report. Geneva：World Health Organization；2014：Annex 5（WHO Technical Report Series，No. 986）.

［5］ Collaborative procedure between the World Health Organization Prequali cation Team and national regulatory authorities in the assessment and accelerated national registration of WHO – prequali ed pharmaceutical products and vaccines. In：WHO Expert Committee on Speci cations for Pharmaceutical Preparations：ftieth report. Geneva：World Health Organization；2016：Annex 8（WHO Technical Report Series，No. 996）.